全国高等医药院校教材配套辅导用书

生物化学与分子生物学
核心考点与同步题集

主　编　王雅梅　孔　璐　李　纤
副主编　刘　华　张晨光　秦　琼
编　者(以姓氏拼音为序)
　　　　黄　蔚 (首都医科大学)
　　　　孔　璐 (首都医科大学)
　　　　李　纤 (首都医科大学)
　　　　刘　华 (首都医科大学)
　　　　刘舒萌 (首都医科大学)
　　　　卢雅彬 (首都医科大学)
　　　　牛　静 (首都医科大学)
　　　　秦　琼 (首都医科大学)
　　　　单　琳 (首都医科大学)
　　　　滕　旭 (首都医科大学)
　　　　王雅梅 (首都医科大学)
　　　　杨传真 (首都医科大学)
　　　　余和芬 (首都医科大学)
　　　　张晨光 (首都医科大学)
　　　　张　静 (首都医科大学)
　　　　周　妍 (首都医科大学)

中国健康传媒集团
中国医药科技出版社

内容提要

本书是《全国高等医药院校教材配套辅导用书》之一。根据教学大纲要求进行编写。每章首以【知识框架】提纲挈领概括全章主旨，另外还包括两大版块：一是【核心知识点纵览】，按照章节权重和教学大纲要求，归纳梳理本章节主要知识点，以图表为主，展现知识脉络，提炼学习要点；二是【典型题突破】，选取临床医学专业院校结课或期末考试常规题型，覆盖高频考点，利用试题及其解析将核心知识点串联起来，方便学生同步练习及考前复习和自测，同时提高答题和应试能力。

本书适合开设此课程的西医临床医学专业及其相关专业医学生在校学习、备考通关之用，也可作为西医执业医师考试和相关专业考研的复习参考用书。

图书在版编目（CIP）数据

生物化学与分子生物学核心考点与同步题集/王雅梅，孔璐，李纤主编．—北京：中国医药科技出版社，2023.11

全国高等医药院校教材配套辅导用书

ISBN 978-7-5214-4267-0

Ⅰ.①生… Ⅱ.①王… ②孔… ③李… Ⅲ.①生物化学—医学院校—教学参考资料②分子生物学—医学院校—教学参考资料 Ⅳ.①Q5 ②Q7

中国国家版本馆 CIP 数据核字（2023）第 202336 号

美术编辑 陈君杞
责任编辑 刘 鹤
版式设计 易维鑫

出版 **中国健康传媒集团** | 中国医药科技出版社
地址 北京市海淀区文慧园北路甲 22 号
邮编 100082
电话 发行：010-62227427 邮购：010-62236938
网址 www.cmstp.com
规格 880×1230mm ¹⁄₃₂
印张 10⅜
字数 415 千字
版次 2023 年 11 月第 1 版
印次 2023 年 11 月第 1 次印刷
印刷 三河市万龙印装有限公司
经销 全国各地新华书店
书号 ISBN 978-7-5214-4267-0
定价 50.00 元

获取新书信息、投稿、为图书纠错，请扫码联系我们。

前　言

　　临床医学是公认学习负担较重的专业，医学院校学生在校期间要经历各种考试，考查范围广泛；命题思路变幻莫测，学生难以摸准考试脉络。如何快速、高效掌握并牢记学科知识重点、难点，如何在结课考试中得心应手、取得良好成绩是众多学生的难题，为此特编写此书。

　　本书由具有丰富教学和临床实践的高等医药院校老师编写而成，根据教学大纲要求，提炼、梳理本学科考试的重点、难点知识，在融入老师授课教案中对核心考点的精炼与总结的同时，选取临床医学专业院校结课或期末考试的常规题型作为典型题突破，全面覆盖各章节的高频考点内容，并利用试题及其解析将核心知识点串联起来，方便学生同步练习及考前复习和自测。

　　本书具有实用性、权威性和先进性，既可用作随堂笔记与同步题集，也可作为考前高效突破核心考点的备考冲刺用书。

　　由于编者经验水平有限，书中错误和疏漏之处在所难免，恳请广大师生和读者批评指正。

编者

目 录

绪　　论

知识框架

```
概述 ┬ 定义
     └ 学科定位

生物化学与分子    ┬ 叙述生物化学阶段
生物学发展史      ├ 动态生物化学阶段 ┬ 蛋白质结构与生物合成
                 ├ 机能生物化学阶段 ├ DNA双螺旋结构和中心法则
                 └ 中国科学家对生物  ├ 重组DNA技术得到广泛应用
                   化学发展的贡献     └ 基因组学及其他组学研究

当代生物化学与    ┬ 生物分子的结构与功能
分子生物学研究    ├ 物质代谢及其调节
的主要内容        └ 基因信息传递及其调控

当代生物化学与    ┬ 生物化学已成为生物学、医学
分子生物学与其      各学科之间联系的共同语言
他学科的关系      └ 生物化学为推动医学各学科发
                   展做出重要贡献
```

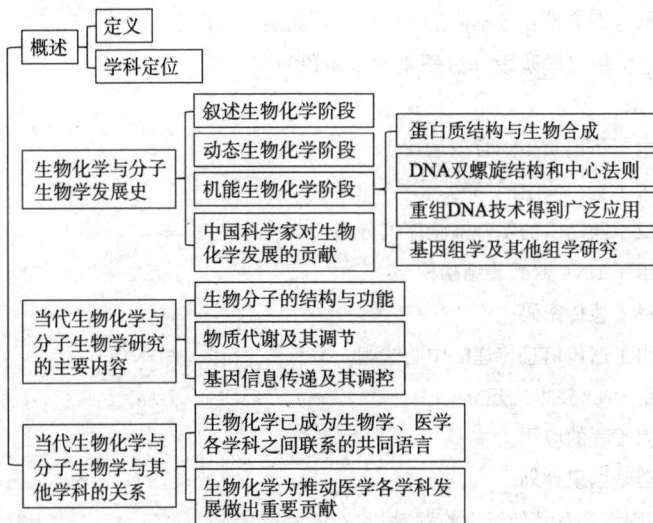

核心知识点纵览

一、生物化学的概念

1. 定义　生物化学（biochemistry）：即生命的化学，是一门研究生物体的化学组成、体内发生的化学反应和过程的学科。

2. 揭示　组成生物体的物质，特别是生物大分子的结构规律。

3. 研究和阐明　生长、分化、遗传、变异、衰老和死亡等基本生命活动的规律。

二、生物化学发展史

1. 叙述生物化学阶段

（1）主要研究：生物体的化学组成。

（2）重要成果

1）对糖、脂、氨基酸进行了系统研究。

2）发现了核酸。

3）化学合成了简单的多肽。

4）奠定了酶学基础。

2. 动态生物化学阶段

重要成果：

1）营养学方面：发现了必需氨基酸、脂肪酸、维生素。

2）内分泌学方面：发现了激素，并分离合成。

3）酶学方面：酶结晶成功。

4）物质代谢方面：基本确定了体内主要物质的代谢途径。

3. 机能生物化学阶段（分子生物学阶段）

重要成果：

1）揭示了蛋白质生物合成途径。

2）发现了蛋白质空间结构。

3）完成了胰岛素的氨基酸全序列分析。

4）提出了 DNA 双螺旋结构模型。

5）破译了遗传密码。

6）提出了遗传信息传递的中心法则。

7）重组 DNA 技术的建立。

8）基因工程的应用。

9）人类基因组计划。

10）基因组学及其他组学的发展。

4. 中国科学家对生物化学发展的贡献

（1）1965 年，我国科学家首先采用人工方法合成了具有生物活性的牛胰岛素。

（2）1981 年，我国科学家采用了有机合成和酶促相结合的方法成功地合成了酵母丙氨酸转移核糖核酸。

（3）2018 年，中国科学家在国际上首次人工创建了单条染色体的真核细胞。

三、当代生物化学与分子生物学研究的主要内容

1. 生物分子的结构与功能

（1）研究对象：所有生物体中的生物大分子包括蛋白质、核酸、糖、脂。

（2）研究内容：结构、组成、性质、功能。

2. 物质代谢及其调节

（1）物质代谢（合成与降解）。

（2）能量代谢。

（3）代谢调节。

3. 基因信息传递及其调控 遗传信息的复制、转录和翻译；基因的鉴定、改造和调控；相关基因工程技术的发展和应用。

四、当代生物化学与分子生物学与其他学科的关系

1. 生物化学已成为生物学、医学各学科之间联系的共同语言。

2. 生物化学为推动医学各学科发展做出重要贡献。

（李纤）

第一章　蛋白质的结构与功能

知识框架

- 概述
  - 定义
  - 蛋白质研究历史
- 蛋白质的分子组成
  - 蛋白质的生物学重要性
  - 蛋白质元素组成
    - 主要元素
    - 元素组成的特点
  - 蛋白质的基本结构单位——L-α-氨基酸
    - 氨基酸的分类
      - 结构通式
      - 氨基酸的分类
        - 非极性脂肪族氨基酸
        - 极性中性氨基酸
        - 含芳香环的氨基酸
        - 酸性氨基酸
        - 碱性氨基酸
    - 理化性质
      - 等电点
      - 紫外吸收
      - 与茚三酮反应
    - 生物活性肽
      - 氨基酸通过肽键连接而成蛋白质或肽
      - 谷胱甘肽
      - 多肽类激素及神经肽
- 蛋白质的分子结构
  - 一级结构
    - 定义与化学键
  - 二级结构
    - 肽平面
    - 种类
      - α-螺旋
      - β-折叠
      - β-转角
      - 无规卷曲
  - 三级结构
    - 定义与化学键
    - 模体与结构域
    - 折叠
  - 四级结构
  - 蛋白质分类
- 蛋白质结构与功能的关系
  - 蛋白质的主要功能
  - 一级结构是基础
    - 一级结构是空间构象的基础
    - 相似一级结构具有相似功能
    - 氨基酸序列与进化
    - 氨基酸序列改变与疾病
  - 功能依赖空间结构
    - 血红蛋白与肌红蛋白
    - 协同效应
    - 构象改变与疾病
- 蛋白质的理化性质
  - 两性电离
  - 胶体性质
  - 变性与复性
  - 紫外吸收特性
  - 呈色反应

核心知识点纵览

一、蛋白质概述

定义：蛋白质（protein）是由许多氨基酸（amino acids）通过肽键（peptide bond）相连形成的高分子含氮化合物。

二、蛋白质的分子组成

1. 蛋白质的生物学重要性

（1）蛋白质是生物体重要组成成分（结构蛋白质）。

（2）蛋白质具有重要的生物学功能（功能蛋白质）。

2. 元素组成

（1）主要元素：碳（C）、氢（H）、氧（O）、氮（N）、硫（S）。

（2）特征元素：N（平均含氮量为16%）。

意义：根据含氮量推算蛋白质的大致含量。

每克样品中蛋白质的含量（g）＝每克样品含氮克数×6.25

应用案例：因肾病综合征导致尿毒症的一位患者，只喜欢吃某外卖食品。该食物样品的含氮量为9g，则该样品中蛋白质的含量？该饮食蛋白量是否超过肝肾负荷？

3. 蛋白质的基本结构单位——氨基酸

（1）氨基酸的结构

氨基酸的结构通式为：L-α-氨基酸。

基本编码氨基酸：20种L-α-氨基酸。

新发现的编码氨基酸：硒代半胱氨酸（Sec）、吡咯赖氨酸。

（2）氨基酸的分类（图1-1）

$$\begin{cases} \text{非极性脂肪族氨基酸: Gly、Ala、Val、Leu、Ile、Pro} \\ \text{极性不带电氨基酸: Ser、Thr、Cys、Met、Asn、Gln} \\ \text{芳香族氨基酸: Trp、Tyr、Phe} \\ \text{酸性氨基酸: Asp、Glu} \\ \text{碱性氨基酸: Lys、Arg、His} \end{cases}$$

图1-1 20种氨基酸的分类

特殊氨基酸：脯氨酸是亚氨基酸，半胱氨酸可以氧化成胱氨酸。

（3）氨基酸的性质

1）两性电离与等电点（pI）

等电点（isoelectric point）：在某一pH的溶液中，氨基酸解离成阳离子和阴离子的趋势及程度相等，成为兼性离子，呈电中性。此时溶液的pH值称为该氨基酸的等电点。

2) 氨基酸的紫外吸收性质：酪氨酸、色氨酸在 280nm 有吸收峰。

3) 呈色反应：茚三酮反应。

4. 氨基酸通过肽键连接而形成蛋白质或肽

（1）肽键：由一个氨基酸的羧基与另一个氨基酸的氨基，脱去一分子水形成的键。

（2）肽（peptide）：氨基酸之间通过肽键连接而成的化合物称为肽。

两分子氨基酸缩合形成二肽，三分子氨基酸缩合则形成三肽……。由 2～20 个氨基酸相连而成的肽称为寡肽（oligopeptide），蛋白质的氨基酸残基数通常在 50 个以上，50 个氨基酸残基以下则称为多肽（polypeptide）。

多肽链（polypeptide chain）是指许多氨基酸之间以肽键连接而成的一种结构。多肽链中有游离 α - 氨基的一端为 N - 末端，有游离 α - 羧基的一端为 C - 末端。

5. 生物活性肽

（1）谷胱甘肽（glutathione，GSH）：由谷氨酸、半胱氨酸和甘氨酸形成的三肽。GSH 为体内重要的还原剂。

（2）多肽类激素及神经肽。

三、蛋白质的分子结构

1. 一级结构（primary structure）

（1）定义：在蛋白质分子中从 N - 端至 C - 端的氨基酸排列顺序。

（2）主要的化学键：肽键，有些蛋白质还包括二硫键。

2. 二级结构（secondary structure）

（1）定义：蛋白质分子中某一段肽链的局部空间结构，即该段肽链主链骨架原子的相对空间位置，并不涉及氨基酸残基侧链的构象。

（2）主要的化学键：氢键。

（3）肽平面：也叫肽单元，参与肽键的 6 个原子 $C_{\alpha 1}$、C、O、N、H、$C_{\alpha 2}$ 位于同一平面，$C_{\alpha 1}$ 和 $C_{\alpha 2}$ 在平面上所处的位置为反式构型，此同一平面上的 6 个原子构成了所谓的肽单元（peptide unit）。

（4）二级结构的种类

1) α - 螺旋：右手螺旋，一周 3.6 个氨基酸残基，链内氢键稳定螺旋，侧链分布在螺旋外侧。

2) β - 折叠：肽键平面折叠成锯齿状结构，一条或多条肽链，逆向或顺向平行排列，链间氢键稳定结构、侧链向片层上下伸出。

3) β - 转角。

4) 无规则卷曲。

3. 三级结构（tertiary structure）

（1）定义：整条肽链中全部氨基酸残基的相对空间位置。即肽链中所有原子在三维空间的排布位置。

（2）主要的化学键：疏水键、离子键、氢键和范德华力等。

（3）模体（motif）：二个或三个具有二级结构的肽段，在空间上相互接近，形成一个特殊的空间构象，称为模体。

（4）结构域（domain）：分子量较大的蛋白质常可折叠成多个结构较为紧密且稳定的区域，并各行其功能，称为结构域。

（5）蛋白质的多肽链须折叠成正确的空间构象。

分子伴侣（molecular chaperone）通过提供一个保护环境从而加速蛋白质折叠成天然构象或形成四级结构。

4. 四级结构

（1）定义：许多功能性蛋白质分子含有 2 条或 2 条以上多肽链。每一条多肽链都有完整的三级结构，称为蛋白质的亚基（subunit）。蛋白质分子中各亚基的空间排布及亚基接触部位的布局和相互作用，称为蛋白质的四级结构。

（2）维系四级结构的化学键：氢键和离子键。

5. 蛋白质的分类

四、蛋白质结构与功能关系

1. 蛋白质的主要功能

2. 蛋白质一级结构是高级结构与功能的基础

（1）一级结构是空间结构的基础。

举例：牛核糖核酸酶结构及变性复性特性。

（2）一级结构相似的蛋白质具有相似的高级结构与功能。

举例：胰岛素。

1965 年 9 月 17 日，我国科学家在极其困难的环境下，实验室内首次人工合成了具有全部生物活力的结晶牛胰岛素，震惊世界。

（3）氨基酸序列提供重要的生物进化信息。

（4）一级结构的改变与分子病。

分子病：由于遗传物质的突变导致其编码蛋白质分子的氨基酸序列异常而导致的遗传性疾病。

举例：镰状细胞贫血。

3. 蛋白质的功能依赖特定空间结构

（1）血红蛋白和肌红蛋白结构相似。

（2）协同效应（cooperativity）：一个寡聚体蛋白质的一个亚基与其配体结合后，

能影响此寡聚体中另一个亚基与配体结合能力的现象，称为协同效应。

1）如果是促进作用则称为正协同效应（positive cooperativity）。

2）如果是抑制作用则称为负协同效应（negative cooperativity）。

3）别构效应（allosteric effect）：当某种物质特异性地与蛋白特定部位结合后，改变蛋白构象从而改变蛋白生物活性的现象。蛋白质构象的改变伴随其功能的变化，称为别构效应，也叫变构效应。

（3）构象改变与疾病。

举例：疯牛病与朊病毒。

五、蛋白质的理化性质

1. 两性解离性质　等电点：当蛋白质溶液处于某一 pH 时，蛋白质解离成正、负离子的趋势相等，即成为兼性离子，净电荷为零，此时溶液的 pH 称为蛋白质的等电点。

2. 蛋白质具有胶体性质

分子量大；水溶液中形成胶体；不能透过半透膜。

蛋白质亲水胶体溶液的稳定因素：水化膜与表面电荷。

3. 蛋白质的变性与复性

（1）蛋白质变性（denaturation）

1）定义：在某些物理和化学因素作用下，其特定的空间构象被破坏，也即有序的空间结构变成无序的空间结构，从而导致其理化性质改变和生物学活性的丧失。

2）变性的本质：破坏次级键，改变空间构象。

3）变性因素：物理因素（加热、高压、振荡、搅拌、紫外线等）和化学因素（强酸、强碱、重金属离子、尿素、有机溶剂）。

（2）蛋白质的复性（renaturation）：若蛋白质变性程度较轻，去除变性因素后，蛋白质仍可恢复或部分恢复其原有的构象和功能，称为复性。

举例：牛核糖核酸酶的变性与复性。

（3）蛋白质的沉淀：在一定条件下，蛋白疏水侧链暴露在外，肽链融汇相互缠绕继而聚集，因而从溶液中析出。

（4）蛋白质的凝固作用（protein coagulation）。

4. 紫外吸收特性　由于蛋白质分子中含有共轭双键的酪氨酸和色氨酸，因此在 280nm 波长处有特征性吸收峰。蛋白质的 A_{280} 与其浓度呈正比关系，因此可作蛋白质定量测定。

5. 蛋白质的呈色反应

（1）双缩脲反应。

（2）茚三酮反应。

（3）Folin – 酚试剂反应。

典型题突破

一、选择题

【A 型题】

1. 含有对称碳原子的氨基酸是
   A. 丙氨酸　　　　 B. 酪氨酸
   C. 甘氨酸　　　　 D. 蛋氨酸
   E. 谷氨酸

2. 测出某蛋白质样品的含氮量为 0.4g，此样品约含蛋白质多少克
   A. 8　　　　　　　 B. 2
   C. 4　　　　　　　 D. 5
   E. 2.5

3. 关于蛋白质三级结构的叙述，错误的是
   A. 具有三级结构的多肽链都有生物学活性
   B. 亲水基团多位于三级结构的表面
   C. 结构的稳定性主要由疏水键、氢键等非共价键维系
   D. 疏水基团位于分子内部
   E. 三级结构是指整条多肽链中全部原子的空间排布位置

4. 下列哪种因素不能使蛋白质变性
   A. 有机溶剂
   B. 重金属盐
   C. 剧烈震荡
   D. 生物碱制剂
   E. 硫酸铵

5. 欲使血清白蛋白（pI 为 4.7）在电泳时向负极移动，缓冲液的 pH 值应该是
   A. pH 4.0　　　　 B. pH 5.0
   C. pH 6.0　　　　 D. pH 7.0

   E. pH 8.0

6. 下列哪种氨基酸是碱性氨基酸
   A. 精氨酸　　　　 B. 半胱氨酸
   C. 谷氨酸　　　　 D. 天冬氨酸
   E. 丙氨酸

7. 下列关于蛋白质四级结构的叙述，不正确的是
   A. 由两个或两个以上亚基组成
   B. 组成蛋白质的多个亚基一定相同
   C. 有疏水键参与各亚基间的连接
   D. 各亚基均有独立的三级结构
   E. 各亚基单独存在时均没有活性

8. 蛋白质变性后其特性会发生改变，下列不属于变性蛋白质的特性有
   A. 溶解度下降
   B. 黏度增加
   C. 出现增色效应
   D. 易被蛋白酶水解
   E. 结晶能力消失

9. 下列关于 α - 螺旋，叙述正确的是
   A. 肽键平面充分伸展
   B. 靠离子键维持稳定
   C. 螺旋方向与长轴垂直
   D. 为右手螺旋
   E. 每个螺旋含 10 个氨基酸

10. 常出现于肽链转角结构中的氨基酸是
    A. 丙氨酸　　　　 B. 半胱氨酸
    C. 谷氨酸　　　　 D. 甲硫氨酸
    E. 脯氨酸

11. 在一个肽平面中含有的原子数为
    A. 3　　　　　　　 B. 4

C. 5　　　　　　D. 6

E. 7

12. 氨基酸与蛋白质共同的性质是

　　A. 胶体性质　　B. 沉淀性质

　　C. 变性性质　　D. 两性电离性质

　　E. 双缩脲反应

13. 下列关于还原型谷胱甘肽结构或性质的叙述，哪项是错误的

　　A. 含有两个肽键

　　B. "胱"代表胱氨酸

　　C. 谷氨酸的 γ – COOH 参与了肽键的形成

　　D. 含有一个巯基

　　E. 变成氧化型谷胱甘肽时脱去的两个氢原子是由 2 个还原型谷胱甘肽分子的巯基各提供 1 个

14. 蛋白质吸收紫外光的大小取决于

　　A. 非极性疏水性氨基酸的含量

　　B. 酸性氨基酸的含量

　　C. 芳香族氨基酸的含量

　　D. 脂肪族氨基酸的含量

　　E. 碱性氨基酸的含量

15. 盐析法沉淀蛋白质的原理是

　　A. 由于不同蛋白质的等电点不同，故盐析时所需盐浓度不同而分离

　　B. 调节蛋白质溶液到其等电点，故蛋白质沉淀出来

　　C. 中和电荷，破坏水化膜

　　D. 降低蛋白质溶液的黏度，故蛋白质沉淀出来

　　E. 盐和蛋白质结合成不溶性蛋白盐

【X 型题】

1. 蛋白质变构是指其分子中哪些结构和生物活性的改变

　　A. 一级结构

　　B. 空间结构

　　C. 生物学活性丧失

　　D. 肽键被水解

　　E. 溶解度下降

2. 体内蛋白质中含有羟基的氨基酸有

　　A. 甘氨酸　　　B. 苏氨酸

　　C. 丝氨酸　　　D. 半胱氨酸

　　E. 酪氨酸

3. 具有四级结构的蛋白质特征是

　　A. 分子中必定含有辅基

　　B. 依赖次级键维系四级结构的稳定性

　　C. 每条多肽链都具有独立的三级结构

　　D. 各亚基单独存在时均没有活性

　　E. 组成蛋白质的多个亚基可以相同也可以不同

4. 肽单元中能够旋转的键有

　　A. C＝O 双键

　　B. N—H 单键

　　C. C—N 肽键

　　D. C_α—N 单键

　　E. C_α—C 单键

5. 蛋白质的二级结构包括

　　A. 肽单元　　　B. 模体

　　C. α – 螺旋　　D. β – 折叠

　　E. 分子伴侣

二、名词解释

1. 蛋白质的等电点

2. 蛋白质的一级结构

3. 蛋白质的二级结构

4. 蛋白质的三级结构

5. 蛋白质的四级结构

6. 蛋白质变性

7. 蛋白质沉淀

8. 模体

9. 结构域

三、简答题

1. 蛋白质亲水胶体稳定的因素是什么？沉淀蛋白质的方法有哪些？

2. 什么是蛋白质的四级结构？是不是所有蛋白质都有四级结构？

3. 简述蛋白质变性的机制及变性后理化性质的变化。

4. 组成蛋白质的基本结构单位是什么？

其结构特点是什么？

5. 以血红蛋白为例，介绍蛋白质的变构效应。

四、论述题

1. 举例说明蛋白质变性与沉淀的关系。

2. 叙述 β - 转角在蛋白质结构和功能上的作用性。

3. 什么是蛋白质的一、二、三、四级结构？维系各级结构的键或力是什么？

参考答案

一、选择题

【A 型题】

1. **C**。组成人体蛋白质的 20 种氨基酸，除甘氨酸外，均属 $L-\alpha-$ 氨基酸。连在 —COOH 上的碳称为 $\alpha-$ 碳原子，为不对称碳原子。而甘氨酸的 $\alpha-$ 碳原子上连有 2 个 H，为对称碳原子。

2. **E**。各种蛋白质的含氮量很接近，平均为 16%。由于体内的含氮物质以蛋白质为主，因此，只要测定生物样品中的含氮量，就可以根据以下公式推算出蛋白质的大致含量：每克样品中蛋白质的含量（g）=每克样品含氮克数×6.25，此样品的蛋白质含量为：0.4×6.25=2.5。

3. **A**。关于蛋白质三级结构是指整条肽链中全部氨基酸残基的相对空间位置，即肽链中所有原子在三维空间的排布位置。维系三级结构的主要化学键为疏水键、离子键、氢键和范德华力等非共价键。亲水侧链多位于三级结构的表面，而疏水基团位于分子内部。对于由一条多肽链构成的蛋白质来说，具有三级结构就有生物学活性；但是对于有多条多肽链组成的蛋白质，必须具有四级结构才有生物学活性。

4. **E**。引起蛋白质变性的因素包括物理因素（加热、高压、振荡、搅拌、紫外线等）和化学因素（强酸、强碱、重金属离子、尿素、有机溶剂）。

5. **A**。当溶液 pH 值高于蛋白质等电点时，蛋白质带负电；当 pH 低于蛋白质等电点时，蛋白质带正电；当 pH 等于蛋白质等电点时，蛋白质不带点。欲使血清白蛋白（pI 为 4.7）在电泳时向负极移动，蛋白质必须带正电荷。所以 pH 小于 pI，只能是 4.0。

6. **A**。20 种编码氨基酸只有 3 种属于碱性氨基酸，分别是组氨酸、赖氨酸和精氨酸。

7. **B**。许多功能性蛋白质分子含有 2 个或 2 个以上亚基。每个亚基都有其完整的三级结构。亚基之间的结合主要是氢键和离子键。由2个亚基组成的蛋白质四级结构中，若亚基分子结构相同，称之为同二聚体，若亚基分子结构不同，则称之为异二聚体。对于2个以上亚基构成的蛋白质，单一亚基一般没有生物学功能，完整的四级结构是其发挥生物学功能的保证。

8. C。蛋白质变性后，其理化性质及生物学性质发生改变，如溶解度降低、黏度增加、结晶能力消失、易被蛋白酶水解等。

9. D。α-螺旋为右手螺旋，氨基酸侧链伸向螺旋外侧，每3.6个氨基酸残基螺旋上升一圈。靠氢键维持螺旋的稳定，氢键的方向与螺旋长轴基本平行。

10. E。β-转角通常由4个氨基酸残基组成，第二个残基常为脯氨酸，其他常见残基为甘氨酸、天冬氨酸和色氨酸。

11. D。参与肽键的6个原子$C_{\alpha 1}$、C、O、N、H、$C_{\alpha 2}$位于同一平面，$C_{\alpha 1}$和$C_{\alpha 2}$在平面上所处的位置为反式构型，此同一平面上的6个原子构成了所谓的肽单元。

12. D。氨基酸具有两性电离性质，含共轭双键的氨基酸具有紫外吸收特性，与茚三酮反应呈蓝色。蛋白质除了具有两性电离性质外，还具有胶体性质、变性、复性和沉淀性质。蛋白质经水解后产生的氨基酸可发生茚三酮反应。含肽键的蛋白质和多肽可发生双缩脲反应。

13. B。谷胱甘肽是由谷氨酸、半胱氨酸和甘氨酸组成的三肽，含有两个肽键。第一个肽键是非α-肽键，由谷氨酸的γ-羧基与半胱氨酸的氨基组成。分子中半胱氨酸的一个巯基是该化合物的主要功能基团，具有还原性。2个还原型谷胱甘肽可以还原细胞内产生的H_2O_2，生成2分子水，自身被氧化成氧化型谷胱甘肽。

14. C。由于蛋白质分子中含有共轭双键的酪氨酸和色氨酸，因此在紫外光灯280nm处有特征吸收峰。酪氨酸和色氨酸属于芳香族氨基酸，因此蛋白质紫外吸收峰的大小取决于芳香族氨基酸的含量。

15. C。维持蛋白质亲水胶体稳定性的两个因素是：水化膜和表面电荷。若去除蛋白质胶体颗粒表面电荷和水化膜，蛋白质极易从溶液中析出。盐析是指在蛋白质水溶液中加入中性盐，随着盐浓度增大而使蛋白质沉淀出来的现象。所以盐析的原理是中和电荷，破坏水化膜。

【X型题】

1. BCE。蛋白质变性是指在某些物理和化学因素作用下，其特定的空间构象被破坏，从而导致其理化性质改变和生物学活性的丧失。其实质是破坏非共价键和二硫键，不改变蛋白质的一级结构。蛋白质变性后，其理化性质及生物学性质发生改变，如溶解度降低、黏度增加、结晶能力消失、易被蛋白酶水解等。

2. BCE。20种编码氨基酸只有3种含有羟基，分别为丝氨酸、苏氨酸和酪氨酸。

3. BCDE。许多功能性蛋白质分子含有2个或2个以上亚基。每个亚基都有其完整的三级结构。亚基之间的结合主要是氢键和离子键，这些都属于次级键。这些亚基可以是相同的，也可以是不同的。对于 2 个以上亚基构成的蛋白质，单一亚基一般没有生物学功能，完整的四级结构是其发挥生物学功能的保证。

4. **BDE**。参与肽键的 6 个原子 $C_{\alpha1}$、C、O、N、H、$C_{\alpha2}$ 位于同一平面，$C_{\alpha1}$ 和 $C_{\alpha2}$ 在平面上所处的位置为反式构型，此同一平面上的 6 个原子构成了所谓的肽单元。其中 $C_{\alpha1}$—C、N—H、N—$C_{\alpha2}$ 均为单键，可以自由旋转。肽键 C—N 键长介于碳氮单键和双键之间，有部分双键性能，不能自由旋转。C＝O 为双键，不能自由旋转。

5. **CD**。蛋白质二级结构共有四种：α－螺旋、β－折叠、β－转角和无规卷曲。

二、名词解释

1. 蛋白质的等电点：当蛋白质溶液处于某一 pH 时，蛋白质解离成正、负离子的趋势相等，即成为兼性离子，净电荷为零，此时溶液的 pH 称为蛋白质的等电点。

2. 蛋白质的一级结构：指蛋白质分子从 N－端至 C－端的氨基酸排列顺序。一级结构中的主要化学键是肽键，有些蛋白质还包含二硫键。

3. 蛋白质的二级结构：指蛋白质分子中某一段肽链的局部空间结构，即该段肽链主链骨架原子的相对空间位置，并不涉及氨基酸残基侧链的构象。

4. 蛋白质的三级结构：是指整条肽链中全部氨基酸残基的相对空间位置，也就是整条肽链所有原子在三维空间的排布位置。

5. 蛋白质的四级结构：由两条或多条多肽链组成的蛋白质，各独立肽链成为亚基。各亚基的空间排布及以非共价键相互镶嵌形成的空间结构称为四级结构。

6. 蛋白质变性：在某些物理和化学因素作用下，其特定的空间构象被破坏，也即有序的空间结构变成无序的空间结构，从而导致其理化性质改变和生物学活性的丧失。

7. 蛋白质沉淀：在一定条件下，蛋白疏水侧链暴露在外，肽链融会相互缠绕继而聚集，因而从溶液中析出，这一现象称为蛋白质沉淀。

8. 模体：在许多蛋白质分子中，两个或三个具有二级结构的肽段，在空间上相互接近，形成一个特殊的空间构象，称之为模体。

9. 结构域：分子量较大的蛋白质常可折叠成多个结构较为紧密且稳定的区域，并各行其功能，称为结构域。

三、简答题

1. 维持蛋白质亲水胶体稳定的因素是水化膜和表面电荷。沉淀蛋白质的方法主要有：盐析、有机溶剂、某些酸类、重金属盐、加热凝固。

2. 由两条或多条多肽链组成的蛋白质，各独立肽链成为亚基。各亚基的空间排布及以非共价键相互镶嵌形成的空间结构称为四级结构。不是所有蛋白质都有四级结构，由单肽链组成的蛋白质只有三级结构，没有四级结构。

3. 蛋白质变性的机制是次级键断裂、空间结构破坏。但变性不涉及一级结构。

   蛋白质变性后理化性质的变化主要包括：活性丧失、易发生沉淀、易被蛋白酶水解、黏度增加。

4. 组成蛋白质的基本结构单位是 $L-\alpha-$氨基酸，即在 $\alpha-$碳原子上连有一个羧基、一个氢原子和一个侧链，故除了甘氨酸外，其他氨基酸均含有手性碳原子；组成人体的氨基酸为 L 型。不同氨基酸侧链不同，是其表现不同性质的结构特征。

5. 当配体与蛋白质亚基结合，引起亚基构象变化，从而改变蛋白质的生物活性，此种现象称为变构效应。例如一个氧分子与血红蛋白分子中一个亚基结合，导致其构象变化，进一步影响第二个亚基构象变化，使之更易与氧分子结合，依次使四个亚基均发生构象改变而与氧分子结合，起到运输氧的作用。

四、论述题

1. 蛋白质变性是指在某些理化因素作用下，其特定的空间结构被破坏，从而导致理化性质的改变和生物学活性的丧失，变性蛋白只有空间构象的破坏，不涉及一级结构的变化。蛋白质沉淀是指蛋白质从水溶液中析出的现象。变性的蛋白质易于沉淀但不一定都沉淀，而沉淀的蛋白质不一定都是变性蛋白质。分析如下：因为蛋白质在水溶液中稳定取决于两种因素，一是蛋白质表面电荷，二是蛋白质表面的水化膜，当盐析时，由于蛋白质溶液中加入了大量中性盐，破坏了蛋白质表面水化膜，如果此时蛋白质溶液的 pH 调到等电点时，使蛋白质表面电荷消除，此时蛋白质就容易沉淀出来，但这种作用没有改变蛋白质的空间结构，虽然蛋白质沉淀了但没有变性。当向蛋白质溶液中加入有机溶剂，可破坏表面水化膜，而且有机溶剂还可破坏蛋白质分子中的次级键，使其空间结构破坏而变性。由于还存在表面电荷，蛋白质颗粒之间不会相互聚集起来，因而不会沉淀。

2. $\beta-$转角是蛋白质的二级结构之一，常发生于肽链进行 $180°$ 回折时的转角上，通常由 4 个氨基酸残基组成，其第一个残基氧（O）与第四个残基的氨基氢（H）可形成氢键。$\beta-$转角大都位于蛋白质分子的表面，它是球状蛋白质形成所必需的，在 $\beta-$转角的氨基酸组成中绝大多数是亲水氨基酸，如带羟基和酰胺基氨基酸，这些氨基酸往往是蛋白质糖基化和磷酸化的位点，如果将 $\beta-$转角处的氨基酸进行突变，往往会导致 $\beta-$转角结构的消失和整个蛋白质功能的丧失；从异源同种蛋白质中氨基酸的保守性来看，$\beta-$转角处的氨基酸的保守性远大于整个蛋白质种氨基酸的保守性。

3. 蛋白质的一级结构是指多肽链中氨基酸残基的排列顺序。连接一级结构的键是肽键，还有部分二硫键。

   蛋白质的二级结构是指蛋白质主链原子的局部空间排布，并不涉及氨基酸残基侧链构象，二级结构的种类有α-螺旋、β-折叠、β-转角和无规则卷曲。氢键是维系二级结构最主要的键。

蛋白质的三级结构是指多肽链主链和侧链全部原子的空间排布。次级键维持其稳定，最主要的是疏水键。

蛋白质的四级结构是指两条以上具有三级结构的多肽链之间缔合在一起的结构。其中每条具有三级结构的多肽链称为亚基，一般具有四级结构的蛋白质才有生物学活性。维持其稳定的力量是次级键，如氢键、盐键、疏水键、范德华力等。

（余和芬）

第二章 核酸的结构与功能

核酸的化学组成和一级结构
- 核苷酸
  - 磷酸
  - 核苷或脱氧核苷
    - 碱基
      - 嘌呤
      - 嘧啶
    - 核糖或脱氧核糖
- 核苷酸各组分间的连接键
- 核苷酸各组分的名称和符号
- 核酸的一级结构
  - 概念
  - 化学键和书写方式

DNA的空间结构和功能
- DNA的二级结构
  - Chargaff规则
  - DNA双螺旋结构
  - DNA双螺旋结构的多样性
- DNA的高级结构
  - DNA的超螺旋结构
  - 原核生物DNA高级结构
  - 真核生物DNA高级结构
- DNA的功能

RNA的空间结构和功能
- 信使RNA的结构与功能
  - 5'-端帽结构
  - 3'-端多聚A尾结构
  - hnRNA的修饰和剪接
- 转运RNA的结构与功能
  - 稀有碱基
  - 空间结构
  - 识别密码子转运氨基酸
- 核蛋白体RNA的结构与功能
  - 原核生物核蛋白体的组成
  - 真核生物核蛋白体的组成
- 其他组成性非编码RNA
  - 催化小RNA
  - 核仁小RNA
  - 核小RNA
  - 胞质小RNA
- 调控性非编码RNA
  - 非编码小RNA
  - 长非编码RNA
  - 环状RNA

核酸的理化性质
- 一般理化性质
  - 紫外吸收特点
  - 含量和纯度测定
- DNA的变性
  - 增色效应
  - T_m值
- DNA的复性与分子杂交

核心知识点纵览

一、核酸的化学组成以及一级结构

1. 核酸的基本结构单位是核苷酸（图2－1）　　DNA 的基本组成单位是脱氧核糖核苷酸 dNMP，RNA 的基本组成单位是核糖核苷酸 NMP。

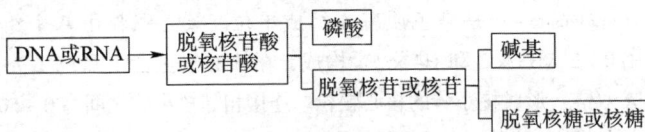

图 2－1　核酸的化学组成

（1）碱基分为嘌呤和嘧啶。嘌呤包括腺嘌呤（A）和鸟嘌呤（G），嘧啶包括尿嘧啶（U）、胸腺嘧啶（T）和胞嘧啶（C）。受到所处环境 pH 的影响，碱基可以形成酮－烯醇式或氨基－亚氨基互变异构体。

（2）核糖的碳原子标以 C－1′、C－2′…、C－5′。核糖存在于 RNA 中，而脱氧核糖存在于 DNA 中。

（3）碱基与核糖的缩合形成核苷。核苷或脱氧核苷中的核糖或脱氧核糖 C－5′原子上的羟基，与磷酸反应生成核苷酸或脱氧核苷酸。根据磷酸基团的数目，有三种形式的核苷酸。

（4）重要的游离核苷酸及其衍生物：第二信使 cAMP、cGMP；辅酶 NAD（P）、FAD。

2. 核酸的一级结构

（1）概念：核苷酸在多核苷酸链中的排列顺序。核苷酸序列因每个核苷酸都含有磷酸戊糖，可以用碱基序列代替核苷酸序列。

（2）连接键：3′,5′－磷酸二酯键。

（3）核酸链的方向：5′→3′。

二、DNA 的空间结构与功能

1. DNA 的二级结构——双螺旋结构模型

（1）Chargaff 规则：A＝T，G≡C。

（2）B－DNA 双螺旋结构模型要点：两链平行，方向相反；右手螺旋；脱氧核糖和磷酸基团构成亲水性骨架位于外侧；疏水碱基在内侧，互补配对；A＝T，G≡C 各碱基对平面彼此平行；维系力是碱基堆积力和氢键；每一螺圈含 10.5 个碱基对，螺距为 3.54nm。

（3）DNA 双螺旋结构的多样性。

A 型、B 型、Z 型双螺旋结构的特征，DNA 的三链和四链结构特点。

2. DNA 的超螺旋结构及其在染色质中的组装

（1）DNA 的超螺旋结构：DNA 以双螺旋为结构基础，进一步旋转折叠形成超螺旋结构，盘旋方向与 DNA 双螺旋方向相同为正超螺旋，盘旋方向与 DNA 螺旋方向相反则为负超螺旋。

（2）原核生物 DNA 的高级结构是环形超螺旋。

（3）DNA 在真核生物细胞核内的组装：核小体，并进一步盘曲折叠成染色体。

核小体（nucleosome）是染色质基本组成单位。核心颗粒由八个组蛋白分子（H2A×2，H2B×2，H3×2 和 H4×2）构成，在核心组蛋白上盘绕 1.75 圈长度约 146bp 的 DNA 双链，形成核小体的核心颗粒。连接相邻核小体之间为 0~50bp 连接段 DNA。组蛋白 H1 结合在盘绕在核心组蛋白上的 DNA 双链的进出口处。

3. DNA 的功能——DNA 是遗传信息的物质基础

三、RNA 的空间结构与功能

1. RNA 可以分为编码 RNA 和非编码 RNA

（1）编码 RNA：是那些从基因组上转录而来、其核苷酸序列可以翻译成蛋白质的 RNA，编码 RNA 仅有信使 RNA（mRNA）一种。

（2）非编码 RNA：不编码蛋白质，可以分为两类。

一类是确保实现基本生物学功能的 RNA，包括转运 RNA（tRNA）、核糖体 RNA（rRNA）、端粒 RNA、信号识别颗粒（SRP）RNA 等，它们的丰度基本恒定，故称为组成性非编码 RNA。另一类是调控性非编码 RNA，包括 miRNA、siRNA、lncRNA 等，它们的丰度随外界环境（应激条件等）和细胞性状（成熟度、代谢活跃度、健康状态等）而发生改变，在基因表达过程中发挥重要的调控作用。

2. 信使 RNA 的结构与功能 hnRNA、mRNA 的结构特点。

（1）概念：mRNA 的初级产物为不均一核 RNA（hnRNA），含有内含子（intron）和外显子（exon）。hnRNA 经过剪切后成为成熟的 mRNA。

（2）结构特点：大部分真核细胞 mRNA 的 5′-端都有一个反式 7-甲基鸟嘌呤-三磷酸核苷（mGppp）的起始结构，被称为 5′-帽结构，可与帽结合蛋白形成复合体。真核生物的 mRNA 的 3′-末端转录后加上一段长短不一（80~250 个）的聚腺苷酸尾，可与 poly（A）结合蛋白结合存在。

（3）功能：帽子结构和多聚 A 尾具有 mRNA 核内向胞质的转位、mRNA 的稳定性维系、和翻译起始的调控的功能。

**3. 转运 RNA 的结构与功能 转运 RNA（transfer RNA，tRNA）在蛋白质合成过程中作为各种氨基酸的载体，将氨基酸转呈给 mRNA。tRNA 含有多种稀有碱基，包括双氢尿嘧啶（DHU）、假尿嘧啶核苷（Ψ）和甲基化的嘌呤等。tRNA 具有局部的茎环结构或发夹结构，其二级结构呈现出三叶草的形状。位于两侧的发夹结构含有稀有碱基，分别称为 DHU 环和 TΨC 环；位于上方的茎称为氨基酸臂；位于下方的发夹结构则称为反密码子环。

tRNA 的三级结构呈倒 "L" 型。

4. 核蛋白体 RNA 的结构与功能 rRNA 与核糖体蛋白结合组成核糖体（ribo-some），为蛋白质的合成提供场所。

5. 其他非编码 RNA 种类及功能（miRNA，siRNA，lncRNA）

（1）微小 RNA（miRNA）多为内源性、长约为 21～23nt 的单链 RNA 分子，与 mRNA 的结合具有相对特异性，能够剪切靶 mRNA 或抑制翻译。

（2）小干扰 RNA（siRNA）分为内源性和外源性两种，内源性 siRNA 是由细胞自身产生的。外源性 siRNA 是外源入侵的双链 RNA，经 Dicer 切割所产生的具有特定长度（21～23bp）和特定序列的小片段 RNA。siRNA 可以与 AGO 蛋白结合，与靶序列完全互补，诱导靶 mRNA 的降解。

四、核酸的理化性质

1. 核酸的紫外吸收特性

紫外吸收峰：260nm。

紫外吸收的应用：测浓度和纯度。

（1）DNA 或 RNA 的定量

$A_{260}=1.0$ 相当于：

50μg/ml 双链 DNA（dsDNA）；

40μg/ml 单链 DNA（ssDNA or RNA）；

20μg/ml 寡核苷酸。

（2）确定样品中核酸的纯度

纯 DNA：$A_{260}/A_{280}=1.8$。

纯 RNA：$A_{260}/A_{280}=2.0$。

2. DNA 的变性

（1）概念：在某些理化因素作用下，DNA 分子互补碱基对之间的氢键断裂，使 DNA 双螺旋结构松散，变成单链，这一现象称为 DNA 变性。

（2）变性因素：酸碱、有机溶剂、变性剂、加热。

（3）变性特征：氢键断裂，双螺旋解开，紫外吸收↑→增色色效应。

热变性：加热（>80℃），解链曲线。

T_m 值：DNA 热变性过程中，紫外吸光值的变化达最大变化值的一半时所对应的温度。

3. DNA 的复性与分子杂交

（1）变性 DNA 在适当条件下，两条互补链可重新恢复其天然的双螺旋构象，这一现象称为 DNA 的复性（renaturation）。

（2）退火（annealing）指热变性的 DNA 经缓慢冷却后复性的过程。

（3）两条来源不同具有互补碱基序列的单核苷酸链通过碱基（全部或部分）互补配对形成双螺旋结构的过程称为杂交（hybridization）。

杂交分子：DNA/DNA，DNA/RNA，RNA/RNA。

典型题突破

一、选择题

【A 型题】

1. DNA 和 RNA 共有的成分是
   - A. D - 核糖
   - B. $D - 2$ - 脱氧核糖
   - C. 鸟嘌呤
   - D. 尿嘧啶
   - E. 胸腺嘧啶

2. 三磷酸鸟胸苷的英文简写符号为
   - A. ATP
   - B. GTP
   - C. UTP
   - D. TTP
   - E. CTP

3. 核苷酸中碱基（N）、戊糖（R）和磷酸（P）之间的连接关系是
   - A. N - R - P
   - B. N - P - R
   - C. R - N - P
   - D. P - N - R
   - E. R - P - P - N

4. 作为第二信使的核苷酸是
   - A. UMP
   - B. AMP
   - C. cAMP
   - D. cTMP
   - E. cCMP

5. 连接核酸结构单位的化学键是
   - A. 氢键
   - B. 肽键
   - C. 二硫键
   - D. 3′,5′ - 磷酸二酯键
   - E. 糖苷键

6. 下列关于 DNA 双螺旋结构的叙述，正确的是
   - A. 磷酸脱氧核糖在双螺旋外侧，碱基位于内侧
   - B. 碱基对平面与螺旋轴平行
   - C. 遵循碱基配对原则，但有摆动现象
   - D. 两条链走向相同，平行排列
   - E. 维系双螺旋结构主要化学键是磷酸二酯键

7. 真核细胞染色质的基本结构单位是
   - A. 组蛋白
   - B. 核心颗粒
   - C. 核小体
   - D. 超螺旋筒
   - E. α - 螺旋

8. 稀有核苷酸碱基最常见于下列哪一核酸
   - A. mRNA
   - B. rRNA
   - C. tRNA
   - D. 核仁 DNA
   - E. 线粒体

9. 有关核酶的正确解释是
   - A. 它是由 RNA 和蛋白质构成的
   - B. 它是 RNA 分子，但具有酶的催化活性
   - C. 是专门水解核酸的蛋白质
   - D. 它是由 DNA 和蛋白质构成的
   - E. 位于细胞核内的酶

10. 与 mRNA 中的 ACG 密码相对应的 tRNA 反密码子的是
   - A. CGU
   - B. TGC
   - C. UGC
   - D. GCA
   - E. TGU

11. tRNA 的二级结构为

　　A. 双螺旋　　　　B. 超螺旋

　　C. 线型　　　　　D. 三叶草型

　　E. 倒 L 型

12. 真核生物 mRNA 的 3′-末端尾巴结构是

　　A. 约 200 个核苷酸的 poly（C）

　　B. 约 200 个核苷酸的 poly（A）

　　C. 约 100 个核苷酸的 poly（G）

　　D. 约 200 个核苷酸的 poly（U）

　　E. 约 300 个核苷酸的 poly（U）

13. 在下列哪一波长下 DNA 的紫外吸收
值最大

　　A. 280nm　　　　B. 250nm

　　C. 230nm　　　　D. 260nm

　　E. 220nm

14. DNA 变性时，断开的键是

　　A. 磷酸二酯键　　B. 氢键

　　C. 糖苷键　　　　D. 肽键

　　E. 疏水键

15. 下列哪种情况下，互补的两条 DNA
单链将会结合成 DNA 双链

　　A. 退火　　　　　B. 变性

　　C. 加聚合酶　　　D. 加连接酶

　　E. 延伸

【X 型题】

1. DNA 中的共价键包括

　　A. 3′,5′-磷酸二酯键

　　B. 糖苷键

　　C. 磷酸 – 脱氧核糖的 5′-OH 的酯键

　　D. 磷酸 – 脱氧核糖的 2′-OH 的酯键

　　E. 2′,5′-磷酸二酯键

2. 关于 J. Watson 和 F. Crick 提出的 DNA
双螺旋模型的叙述，正确的是

　　A. 是 DNA 的二级结构

　　B. 两链碱基间 A 与 G，T 与 C 配对

　　C. 碱基对之间以非共价键相连

　　D. 碱基对之间存在范德华力

　　E. 是左手螺旋结构

3. DNA 与 RNA 的区别在于

　　A. 戊糖

　　B. 碱基

　　C. 对紫外线的最大吸收波长

　　D. 生物学功能

　　E. 磷酸

4. 下列关于 RNA 的叙述，正确的是

　　A. 共有 rRNA、tRNA、mRNA 三种类型

　　B. mRNA 中含有遗传密码子

　　C. rRNA 是含量最多的一类核酸

　　D. tRNA 分子量较小

　　E. mRNA 有三叶草形结构

5. 直接参与蛋白质生物合成的 RNA 是

　　A. rRNA　　　　　B. tRNA

　　C. mRNA　　　　 D. siRNA

　　E. snoRNA

6. 核酸杂交是

　　A. 原来完整的 DNA 链变性后复性

　　B. 来源不同的 DNA 链某些区域能建
立碱基配对

　　C. 突变的 DNA 所缺失的部分

　　D. 单链 DNA 与其转录的 RNA 之间建
立的碱基配对

　　E. 被测 DNA 与有同源性探针之间的
碱基配对

二、名词解释

1. hnRNA

2. DNA 超螺旋

3. 核酶

4. T_m 值

5. 增色效应

6. DNA 变性

7. DNA 复性

8. 退火

9. 核酸分子杂交

三、简答题

1. 简述核小体的构成。

2. 比较 RNA 与 DNA 的结构差异。

3. 简述 tRNA 的二级结构的基本特点。

4. 简述成熟的真核生物 mRNA 的结构特点。

5. 简单比较 miRNA 与 siRNA 的差异。

四、论述题

1. 阐述 J. Watson 和 F. Crick 提出的 DNA 双螺旋模型结构要点。

2. 试述 RNA 的分类。

参考答案

一、选择题

【A 型题】

1. **C**。核糖存在于 RNA 中，而脱氧核糖存在于 DNA 中。A、G、C 和 T 是构成 DNA 的碱基；A、G、C 和 U 是构成 RNA 的碱基。

2. **B**。参照命名规则，碱基、核苷三磷酸和脱氧核苷三磷酸的符号简写分别是 A – G – C – T – U，ATP – GTP – CTP – TTP – UTP，dATP – dGTP – dCTP – dTTP – dUTP。其中，鸟嘌呤简写为 G，鸟苷单磷酸、鸟苷二磷酸、鸟苷三磷酸和脱氧鸟苷三磷酸分别简写为 GMP、GDP、GTP 和 dGTP。故选 B。

3. **A**。本题考查的是核苷酸的结构。碱基与（脱氧）核糖的缩合形成（脱氧）核苷。核苷或脱氧核苷中的核糖或脱氧核糖 C – 5′ 原子上的羟基，与磷酸反应生成核苷酸或脱氧核苷酸。

4. **C**。第二信使：cAMP、cGMP 是重要的游离核苷酸。

5. **D**。核酸结构单位是核苷酸，连接核苷酸的化学键是 3′,5′ – 磷酸二酯键。

6. **A**。B – DNA 双螺旋结构模型要点：两链平行，方向相反；右手螺旋；脱氧核糖和磷酸基团构成亲水性骨架位于外侧，疏水碱基在内侧，互补配对；A = T，G ≡ C，无摆动现象；各碱基对平面彼此平行，并与螺旋轴垂直；维系力是碱基堆积力和氢键；每一螺圈含 10.5 个碱基对，螺距为 3.54nm。

7. **C**。核小体是染色质基本组成单位。核心颗粒由八个组蛋白分子构成，在核心组蛋白上盘绕 1.75 圈长度约 146bp 的 DNA 双链，形成核小体的核心颗粒。连接相邻核小体之间为 0 ~ 50bp 连接段 DNA。组蛋白 H1 结合在盘绕在核心组蛋白上的 DNA 双链的进出口处。

8. **C**。tRNA 含有多种稀有碱基，包括双氢尿嘧啶（DHU）、假尿嘧啶核苷（Ψ）和甲基化的嘌呤等。

9. **B**。某些 RNA 分子本身具有自我催化能力，可以完成 rRNA 的剪接。这种具有催化

第二章　核酸的结构与功能

作用的 RNA 称为核酶。

10. **A**。反密码环位于 tRNA 三叶草形二级结构的下方，中间的 3 个碱基称为反密码子，与 mRNA 上相应的三联体密码可形成碱基互补。mRNA 中的 5′–ACG–3′密码相对应的 tRNA 反密码子是 3′–UGC–5′，默认的书写方式为 5′→3′，所以与 mRNA 中的 ACG 密码相对应的 tRNA 反密码子是 CGU。

11. **D**。tRNA 具有局部的茎环结构或发卡结构，其二级结构呈现出三叶草的形状。位于两侧的发夹结构含有稀有碱基，分别称为 DHU 环和 TψC 环；位于上方的茎称为氨基酸臂；位于下方的发夹结构则称为反密码子环。

12. **B**。核生物的 mRNA 的 3′–末端转录后加上一段长短不一（80～250 个）的 poly（A）尾，可与 poly（A）结合蛋白结合存在。

13. **D**。考查核酸的紫外吸收特性。核酸碱基中的共轭双键在具有强烈的紫外吸收，峰值在 260nm。

14. **B**。DNA 变性是指双股 DNA 分子在热、酸或碱等因素作用下，互补配对碱基间的氢键被破坏，成为单链的现象。

15. **A**。退火是热变性的 DNA 缓慢冷却后复性的过程，即当逐渐降温时，变性 DNA 的二条链重新缔合形成原来的双螺旋结构，并恢复其原有的理化性质和生物学活性，又称为 DNA 复性。

【X 型题】

1. **ABC**。DNA 的基本组成单位是脱氧核苷酸，DNA 分子中的共价键包括脱氧核苷酸之间的共价键和脱氧核苷酸内部的共价键。连接脱氧核苷酸之间的化学键是 3′,5′–磷酸二酯键。脱氧核苷酸由碱基、脱氧核糖和磷酸构成，脱氧核苷酸内部的共价键包括碱基与脱氧核糖的缩合形成糖苷键，形成脱氧核苷；脱氧核苷中的脱氧核糖 C–5′原子上的羟基，与磷酸反应形成磷酸酯键，生成脱氧核苷酸。

2. **ACD**。双螺旋结构是 DNA 二级结构，为右手螺旋；碱基互补配对，A＝T，G≡C；各碱基对的维系力是碱基堆积力和氢键，而碱基堆积力属于碱基分子间的相互作用，属于范德华力。

3. **ABD**。RNA 与 DNA 除了生物学功能的差异之外，结构上的差别主要有以下三点：①组成它的核苷酸中的戊糖成分不是脱氧核糖，而是核糖；②RNA 中的嘧啶成分为胞嘧啶和尿嘧啶，而不含有胸腺嘧啶，所以构成 RNA 的基本的四种核苷酸是 AMP、GMP、CMP 和 UMP，其中 U 代替了 DNA 中的 T；③RNA 的结构以单链为主，而非双螺旋结构。紫外吸收峰均在 260nm 附近。

4. **BCD**。RNA 种类丰富，rRNA、tRNA、mRNA 是其中含量较高的三种类型，此外还有许多非编码 RNA，如 miRNA、lncRNA 等。干扰项 E，具有三叶草形二级结构的是 tRNA，而不是 mRNA。

5. **ABC**。注意题眼"直接",所以选 rRNA、tRNA、mRNA,分别是蛋白质合成时的场所、转运氨基酸工具和翻译模板。

6. **BDE**。核酸分子杂交是指不同来源的核酸变性后,混合在一起进行复性,当这些核酸分子中存在一定程度的碱基互补时(全部或部分),就会重新形成碱基互补双链,即杂交的双链。杂交过程可以发生在 DNA 和 DNA 之间、DNA 与 RNA 之间以及 RNA 与 RNA 之间。

二、名词解释

1. hnRNA:hnRNA 即核内不均一 RNA。是指在真核细胞核内合成的 mRNA 初级产物,这种初级的 RNA 分子大小不一,但比成熟的 mRNA 分子大得多。hnRNA 在细胞核内存在时间极短,经过剪接成为成熟的 mRNA,并依靠特殊的机制转移到细胞质中。

2. DNA 超螺旋:DNA 本身的卷曲一般是 DNA 双螺旋的弯曲欠旋(负超螺旋)或过旋(正超螺旋)的结果。

3. 核酶:是细胞内具有催化功能的一类小分子 RNA 统称,具有催化特定 RNA 降解的活性,在 RNA 合成后的剪接修饰中具有重要作用。

4. T_m 值:即解链温度或熔解温度,紫外线吸收值达到最大值的 50% 时的温度或使 50%DNA 分子发生变性的温度称为解链温度(用 T_m 表示)。

5. 增色效应:加热使 DNA 变性并达到一定温度时,DNA 分子的两条链会快速的分开,成为单链,由于此时大量碱基暴露,使 260nm 的吸收值迅速增加,这叫增色效应。

6. DNA 变性:双股 DNA 分子在热、酸或碱等因素作用下,氢键被破坏,成为单股螺旋的现象称为 DNA 变性。变性后其理化性质和生物学活性均有改变。

7. DNA 复性:DNA 变性是可逆的。当逐渐降温时,变性 DNA 的二条链重新缔合形成原来的双螺旋结构,并恢复其原有的理化性质和生物学活性,称为 DNA 复性或称退火。

8. 退火:热变性的 DNA 缓慢冷却后复性的过程。

9. 核酸分子杂交:不同来源的核酸变性后,混合在一起进行复性,当这些核酸分子中存在一定程度的碱基互补时(全部或部分),就会重新形成碱基互补双链,即杂交的双链。杂交过程可以发生在 DNA 和 DNA 之间、DNA 与 RNA 之间以及 RNA 与 RNA 之间。

三、简答题

1. 核小体的构成:真核细胞染色质的基本结构单位是核小体(DNA 的一种三级结构)。核小体是由核心颗粒和连接区构成。组蛋白 H2A、H2B、H3 和 H4 各二分子组成八聚体,外绕 1.75 圈 DNA(140bp)构成核心颗粒;组蛋白 H1 和 60~100bp

DNA 形成连接区。

2. RNA 与 DNA 的结构差别主要有以下三点：①组成 RNA 核苷酸中的戊糖成分不是脱氧核糖，而是核糖；②RNA 中的嘧啶成分为胞嘧啶和尿嘧啶，而不含有胸腺嘧啶，所以构成 RNA 的基本的四种核苷酸是 AMP、GMP、CMP 和 UMP，其中 U 代替了 DNA 中的 T；③RNA 的结构以单链为主，而非双螺旋结构。

3. tRNA 的二级结构是三叶草型结构。其基本特点是：①二氢尿嘧啶环：环中含有稀有碱基 DHU，此环与氨基酰 – tRNA 合成酶的特异性辨认有关。②反密码环：上有反密码子。不同的 tRNA，构成反密码子的核苷酸不同，它可辨认 mRNA 上的密码子，使氨基酸正确入位。③额外环：含稀有碱基较多，不同的 tRNA，此环碱基组成差异较大。④氨基酸臂：3′ – 端为 CCA – OH，是携带氨基酸的部位。

4. 成熟真核生物 mRNA 的结构特点是：①大多数真核生物 mRNA 在 5′ – 端有 mGpppN 的帽子结构。帽子结构在 mRNA 作为模板翻译成蛋白质的过程中，具有促进核糖体与 mRNA 的结合，加速翻译起始速度的作用，同时可以增加 mRNA 的稳定性。②在真核生物 mRNA 的 3′ – 端大多数有一段长短不一的多聚腺苷酸结构，通常称为 poly A 尾。一般由数十个至一百多个腺苷酸连接而成。随着 mRNA 存在时间的延续，这段 poly A 尾巴慢慢变短。因此，目前认为这种 3′ – 末端结构可能与 mRNA 从核内向胞质的转位及 mRNA 的稳定性有关。

5. 比较 miRNA 与 siRNA 的差异。

(1) 微小 RNA（miRNA）多为内源性、长为 21～23nt 的单链 RNA 分子，与 mRNA 的结合具有相对特异性，能够剪切靶 mRNA 或抑制翻译。在转录后水平上，通过两种机制下调靶基因的表达。如果 miRNA 与靶基因 mRNA 完全互补，miRISC 将双链中的 mRNA 降解，沉默基因转录后的表达；如果 miRNA 与靶基因 mRNA 不完全互补，miRISC 紧紧地结合在杂交双链上，特异性地抑制基因表达。

(2) 小干扰 RNA（siRNA）分为内源性和外源性两种，内源性 siRNA 是由细胞自身产生的。外源性 siRNA 是外源入侵的双链 RNA，经 Dicer 切割所产生的具有特定长度（21～23bp）和特定序列的小片段 RNA。siRNA 可以与 AGO 蛋白结合，与靶序列完全互补，诱导靶 mRNA 的降解。是研究基因功能的有力工具。

四、论述题

1. J. Watson 和 F. Crick 提出的 DNA 双螺旋（B 型 DNA 双螺旋）结构具有下列特征：

(1) DNA 由两条多聚脱氧核苷酸链组成。两条多聚脱氧核苷酸链围绕着同一个螺旋轴形成反平行的右手螺旋的结构。两条链中一条链的 5′→3′方向是自上而下，而另一条链的 5′→3′方向是自下而上，呈现出反向平行的特征。DNA 双螺旋结构的直径为 2.37nm，螺距为 3.54nm。

(2) DNA 的两条多聚脱氧核苷酸链之间形成了互补碱基对。碱基的化学结构特征决定了两条链之间的特有相互作用方式：一条链上的腺嘌呤与另一条链上的胸腺嘧啶形成了两对氢键；一条链上的鸟嘌呤与另一条链上的胞嘧啶形成了三对氢键。这种特定的碱基之间的作用关系称为互补碱基对，DNA 的两条链则称为互补链。碱基对平面与双螺旋结构的螺旋轴近乎垂直。平均而言，每一个螺旋有 105 个碱基对，碱基对平面之间的垂直距离为 0.34nm。

（3）两条多聚脱氧核苷酸链的亲水性骨架将互补碱基对包埋在 DNA 双螺旋结构内部。多聚脱氧核苷酸链的脱氧核糖和磷酸基团构成了亲水性骨架，该骨架位于双螺旋结构的外侧，而疏水性的碱基对包埋在双螺旋结构的内侧 DNA 双链的反向平行走向使得碱基对与磷酸骨架的连接呈现非对称性，从而在 DNA 双螺旋结构的表面上产生大沟和小沟。

（4）两个碱基对平面重叠产生了碱基堆积作用。在 DNA 双螺旋结构的旋进过程中，相邻的两个碱基对平面彼此重叠，由此产生了疏水性的碱基堆积力。这种碱基堆积作用十分重要，它和互补链之间碱基对的氢键共同维系着 DNA 双螺旋结构的稳定。

2. RNA 可以分为编码 RNA 和非编码 RNA。

（1）编码 RNA 是从基因组上转录而来、其核苷酸序列可以翻译成蛋白质的 RNA，编码 RNA 仅有信使 RNA（mRNA）一种。

（2）非编码 RNA 不编码蛋白质，可以分为两类。一类是确保实现基本生物学功能的 RNA，包括转运 RNA（tRNA）、核糖体 RNA（rRNA）、端粒 RNA、信号识别颗粒（SRP）RNA 等，它们的丰度基本恒定，故称为组成性非编码 RNA。另一类是调控性非编码 RNA，包括微小 RNA、siRNA、lncRNA 等，它们的丰度随外界环境（应激条件等）和细胞性状（成熟度、代谢活跃度、健康状态等）而发生改变，在基因表达过程中发挥重要的调控作用。

（滕旭）

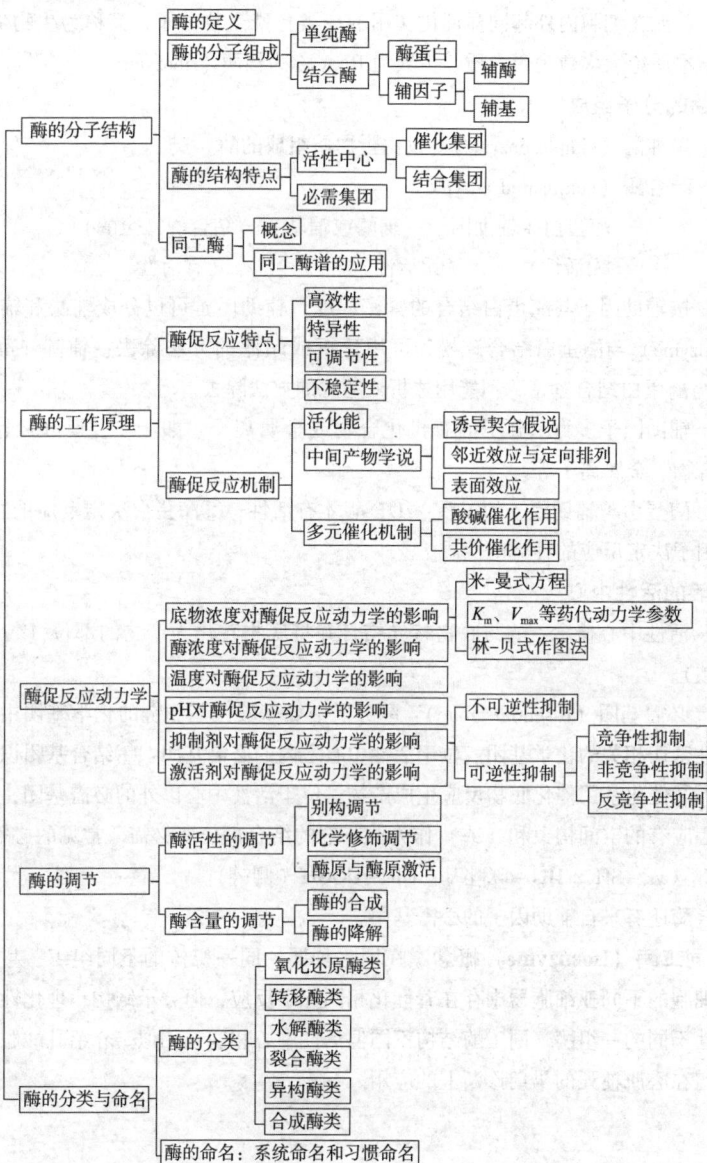

第三章　酶

```
                              ┌─ 酶的定义
                              │                    ┌─ 单纯酶
          ┌─ 酶的分子结构 ─────┤  酶的分子组成 ─────┤              ┌─ 酶蛋白
          │                   │                    └─ 结合酶 ─────┤           ┌─ 辅酶
          │                   │                                   └─ 辅因子 ──┤
          │                   │                                               └─ 辅基
          │                   │                    ┌─ 活性中心 ──┬─ 催化集团
          │                   │  酶的结构特点 ─────┤             └─ 结合集团
          │                   │                    └─ 必需集团
          │                   │              ┌─ 概念
          │                   └─ 同工酶 ─────┤
          │                                  └─ 同工酶谱的应用
          │
          │                                  ┌─ 高效性
          │                   ┌─ 酶促反应特点 ┤─ 特异性
          │                   │              │─ 可调节性
          │                   │              └─ 不稳定性
          │                   │
          │  酶的工作原理 ─────┤              ┌─ 活化能
          │                   │              │                    ┌─ 诱导契合假说
          │                   │              │  中间产物学说 ─────┤─ 邻近效应与定向排列
          │                   └─ 酶促反应机制 ┤                    └─ 表面效应
          │                                  │                    ┌─ 酸碱催化作用
          │                                  └─ 多元催化机制 ─────┤
          │                                                       └─ 共价催化作用
          │
          │                   ┌─ 底物浓度对酶促反应动力学的影响    ┌─ 米-曼式方程
          │                   │                                    │─ $K_m$、$V_{max}$等药代动力学参数
          │                   │                                    └─ 林-贝式作图法
          │                   │─ 酶浓度对酶促反应动力学的影响
          │  酶促反应动力学 ──┤─ 温度对酶促反应动力学的影响
          │                   │─ pH对酶促反应动力学的影响           ┌─ 不可逆性抑制
          │                   │─ 抑制剂对酶促反应动力学的影响       │              ┌─ 竞争性抑制
          │                   └─ 激活剂对酶促反应动力学的影响       └─ 可逆性抑制 ┤─ 非竞争性抑制
          │                                                                       └─ 反竞争性抑制
          │
          │                                  ┌─ 别构调节
          │                   ┌─ 酶活性的调节 ┤─ 化学修饰调节
          │  酶的调节 ────────┤              └─ 酶原与酶原激活
          │                   │              ┌─ 酶的合成
          │                   └─ 酶含量的调节 ┤
          │                                  └─ 酶的降解
          │
          │                                  ┌─ 氧化还原酶类
          │                   ┌─ 酶的分类 ────┤─ 转移酶类
          │                   │              │─ 水解酶类
          └─ 酶的分类与命名 ──┤              │─ 裂合酶类
                              │              │─ 异构酶类
                              │              └─ 合成酶类
                              └─ 酶的命名：系统命名和习惯命名
```

核心知识点纵览

一、酶的分子结构与功能

1. 酶的概念，核酶 酶是由活细胞产生，对其作用物具有极高催化效能和高度专一性，并能在细胞内外起同样催化作用的一类特殊生物分子，又称为生物催化剂。酶的化学本质绝大多数为蛋白质。少数为 RNA 称为核酶（ribozyme）。

2. 酶的分子组成

（1）单纯酶（simple enzyme）：仅由蛋白质组成的酶。

（2）结合酶（conjugated enzyme）

$$酶蛋白 + 辅助因子（辅酶或辅基）= 结合酶（全酶）$$
$$（无活性）\quad（无活性）\quad\quad\quad（有活性）$$

（3）按辅助因子与酶蛋白结合的紧密程度，辅助因子可以分成辅酶和辅基。辅酶（coenzyme）与酶蛋白结合疏松，可用透析或超滤的方法除去；辅基（prosthetic group）与酶蛋白结合紧密，不能用透析或超滤的方法除去。

（4）辅助因子多为小分子的有机化合物或金属离子。如：维生素 B 族衍生物、卟啉化合物、金属离子等。

（5）酶蛋白与辅助因子的关系：①全酶才有活性；②酶蛋白决定反应的特异性；③辅助因子决定反应的种类与性质。

3. 酶的活性中心

（1）活性中心概念：酶与底物特异结合并将底物转化为产物的部位（特定三维空间区域）。

（2）必需基团（essential group）：酶分子中氨基酸残基侧链的化学基团中，一些与酶活性密切相关的化学基团。位于活性中心之内的必需基团：①结合基团识别并结合底物；②催化基团催化底物反应生成产物。位于活性中心以外的必需基团，维持酶活性中心应有的空间构象和（或）作为调节剂的结合部位所必需。常见的必需基团：Ser – OH、Cys – SH 、His – 咪唑基、Glu – COOH（侧链）。

结合酶还有来自辅助因子的必需基团。

4. 同工酶（isoenzyme）概念 在同一种属、同一机体的不同组织，甚至在同一组织细胞的不同亚细胞器中存在着催化相同化学反应，但分子结构、理化性质和免疫学特性不同的一组酶。同工酶结构不同但活性中心相同或相似。介绍乳酸脱氢酶同工酶酶谱在心肌梗死的早期诊断上的应用。

二、酶的工作原理

1. 酶促反应的特点

（1）催化效率极高

机理：大大降低反应活化能。

（2）具高度特异性（specificity）：酶对所催化反应的底物和反应类型具有选择性，这种现象称为酶的特异性或专一性。

1）绝对特异性（absolute specificity）：仅催化一种底物发生一种化学反应。

2）相对特异性（relative specificity）：催化一类底物或一种化学键发生一种化学反应。

3）立体异构特异性（stereo specificity）：仅对底物某种构型起催化作用。

（3）酶蛋白易失活。

（4）酶活性可调节。

2. 酶促反应的机制

（1）酶－底物复合物的形成：中间产物学说、诱导契合学说。

（2）酶促反应的机制：①邻近效应与定向排列；②表面效应；③多元催化：酸－碱催化作用；④共价催化作用：亲核催化，亲电子催化。

三、酶促反应动力学

1. 底物浓度对反应速度的影响

（1）在其他因素不变的情况下，底物浓度对反应速率的影响呈矩形双曲线关系。

（2）反应速率与底物浓度关系的数学方程式，即米－曼氏方程，简称米氏方程：

$$v = \frac{V_{max} \; [S]}{K_m + [S]}$$

1）K_m（米氏常数）的意义

①K_m值是酶促反应为最大速度一半时的底物浓度，单位为 mol/L 或 mmol/L。

②K_m是酶的特征常数。K_m值多在 0.01～10mmol/L，它只与酶的性质、底物的种类和酶促反应条件有关，与酶的浓度无关。

③K_m值反映酶与底物的亲和力。在一定条件下，K_m值与酶对底物的亲和力呈反比关系。

2）V_{max}是酶被底物完全饱和时的反应速率。

3）K_m、V_{max}测定法：双倒数作图法。

2. 酶浓度对反应速度的影响　曲线特征：直线正比（当 [S] ≫ [E] 时）。

3. 温度对反应速度的影响

（1）曲线特征：钟罩形。

（2）最适温度。

（3）低温酶活性↓；高温酶失活。

4. pH 对反应速度的影响

（1）曲线特征：钟罩形。

（2）最适 pH。

5. 抑制剂对反应速度的影响 抑制剂（inhibitor, I）指能特异性抑制酶活性，从而抑制酶促反应的物质。

（1）不可逆抑制作用

特点：抑制剂与酶活性中心内必需基团共价结合使酶活性丧失。不能通过透析、超滤等物理方法除去，必须通过化学反应才能除去，使酶活性恢复。

1）巯基酶抑制剂：重金属离子（Hg^{2+}、Ag^+、Pb^{2+}、As^{3+} 等）能与酶分子中的巯基共价结合，使酶活性丧失。

2）丝氨酸酶（羟基酶）抑制剂。

（2）可逆性抑制作用

特点：抑制剂通常与酶或中间产物非共价键结合使酶活性降低或丧失；能通过透析和超滤等方法除去，使酶活性恢复。

1）竞争性抑制作用（competitive inhibition）。

2）非竞争性抑制作用（non – competitive inhibition）。

3）反竞争性抑制作用（uncompetitive inhibition）。

4）三种可逆性抑制剂作用特点比较（表 3 – 1）

表 3 – 1　三种可逆性抑制作用的特点

抑制剂	竞争性	非竞争性	反竞争性
结合位点	E	E 及 ES	ES
对 V_{max} 的影响	不变	降低	降低
对 K_m 的影响	增加	不变	降低

6. 激活剂对反应速度的影响 激活剂是使酶活性从无到有或增加的物质。

（1）必需激活剂。

（2）非必需激活剂。

7. 酶活性测定

（1）酶活性单位：1 个国际单位（IU）指在标准条件下，每分钟催化 1mmol 底物转变为产物的酶量。

（2）酶的比活性：每毫克蛋白所具有的酶活性单位。

四、酶的调节

1. 酶活性的调节

（1）酶的变构调节（allosteric regulation）

概念：某些小分子物质能与酶分子活性中心以外的某一特殊部位结合（非共价、可逆），引起酶构象改变，从而改变酶的活性。

变构酶：受变构调节的酶。

变构调节剂：与酶分子结合引起酶分子活性改变的小分子物质。

（2）酶的共价修饰调节（covalent modification）

概念：某些酶蛋白在其他酶的催化下，通过共价键可逆地结合某种化学基团，从而引起酶活性改变。

活性中心含羟基的酶容易受磷酸化/去磷酸化修饰。

（3）酶原与酶原的激活

1）酶原（zymogen）：无催化活性的酶的前身物。

2）酶原的激活：无活性的酶原在一定条件下转变成有活性酶的过程。

3）酶原激活的机理：酶原经水解去除部分肽段，使分子构象改变，形成或暴露出活性中心。

4）生理意义：①避免细胞产生的酶对细胞自身结构物质进行消化水解；②便于运输。

2. 酶含量的调节

（1）酶的合成：诱导与阻遏。

（2）酶的降解。

五、酶的命名与分类

1. 酶的命名 包括系统名称、推荐名称两种方式。

2. 酶的分类 ①氧化还原酶类；②转移酶类；③水解酶类；④裂解（裂合）酶类；⑤异构酶类；⑥合成（连接）酶类。

典型题突破

一、选择题

【A型题】

1. 下列有关酶的概念哪项正确

　　A. 所有蛋白质都有酶活性

　　B. 酶都有活性中心

　　C. 其催化活性都需特异的辅助因子

　　D. 酶的活性是不可以调节控制的

　　E. 酶本质是蛋白质

2. 下列关于 ribozyme 的叙述哪项正确

　　A. 即核糖核酸酶

　　B. 本质是蛋白质

　　C. 本质是核糖核酸

　　D. 最早发现的一种酶

　　E. 其辅酶是辅酶 A

3. 由酶蛋白和辅助因子两部分组成的酶是

　　A. 结合酶　　　　B. 单体酶

　　C. 寡聚酶　　　　D. 多功能酶

　　E. 单纯酶

4. 酶促反应中决定酶特异性的是

　　A. 酶蛋白　　　　B. 酶作用物的类别

　　C. 辅酶或辅基　　D. 催化基团

　　E. 金属离子

5. 下列有关辅酶与辅基的论述，错误的是

　　A. 辅基常以共价键与酶蛋白牢固结合

B. 辅酶以非共价键与酶蛋白疏松结合

C. 辅酶与辅基都是酶的辅助因子

D. 辅酶和辅基的差别在于它们与酶蛋白结合的紧密程度与反应方式不同

E. 不论辅酶或辅基都可以用透析或超滤的方法除去

6. 酶分子中使底物转变为产物的基团称为

  A. 结合基团　　　B. 催化基团

  C. 碱性基团　　　D. 酸性基团

  E. 疏水基团

7. 关于酶必需基团的正确叙述是

  A. 酶分子中所有的功能基团

  B. 酶分子中的疏水基团

  C. 酶分子中的亲水基团

  D. 酶分子中能结合底物、辅酶（基）的功能基团

  E. 酶分子中与酶活性相关的功能基团

8. 有关酶的活性中心正确的论述是

  A. 酶的活性中心包括结合基团和催化基团

  B. 酶的活性中心是由一级结构上相互邻近的基团组成的

  C. 酶的活性中心在与底物结合时不应发生构象改变

  D. 酶的活性中心与酶的催化活性无关

  E. 酶的活性中心外的必需基团也参与对底物的催化作用

9. 酶的活性中心是指

  A. 酶分子立体结构中心部位

  B. 酶分子与底物结合的部位

  C. 酶分子结合底物并发挥催化作用的关键性三维结构区

D. 酶分子中心部位的一种特殊结构

E. 酶分子催化底物变成产物的部位

10. 同工酶是

  A. 催化作用相同，但分子组成和理化性质不同的一类酶

  B. 催化相同反应，分子组成相同，但辅酶不同的一类酶

  C. 催化同一底物起不同反应的酶的总称

  D. 多酶体系中酶组分的统称

  E. 催化作用、分子组成及理化性质相同，但组织分布不同的酶

11. 有关同工酶的正确叙述是

  A. 组成同工酶的亚基一定不同

  B. 同工酶对同种底物亲和力相同

  C. 同工酶的空间结构一定相同

  D. 组成同工酶的亚基一定相同

  E. 不同组织中同工酶谱不同

12. 酶作为一种生物催化剂，其催化活性本质上是

  A. 降低反应活化能

  B. 增加反应活化能

  C. 增加产物的能量水平

  D. 降低反应物的能量水平

  E. 降低反应的自由能变化

13. 下列哪项不是酶具有高催化效率的因素

  A. 加热

  B. 普通酸碱催化

  C. 诱导契合作用

  D. 共价催化

  E. 邻近效应与定向排列

14. 影响酶促反应速度的因素不包括

  A. 底物浓度

B. 酶的浓度

C. 反应环境的酸碱度

D. 反应温度

E. 酶原的浓度

15. 关于 K_m 值的意义，不正确的是

A. K_m 是酶的特征性常数

B. K_m 值与酶的浓度有关

C. K_m 值与底物浓度有关

D. K_m 值等于反应速度为最大速度一半时的底物的浓度

E. K_m 值等于反应速度为最大速度一半时的酶的浓度

16. K_m 值与酶和底物亲和力大小的关系是

A. K_m 值越小，酶与底物亲和力越大

B. K_m 值越大，酶与底物亲和力越大

C. K_m 值越小，酶与底物亲和力越小

D. K_m 值大小与酶和底物亲和力无关

E. 酶对不同亲和力的底物 K_m 值是一定的

17. 已知某酶 K_m 值为 0.05mol/L，欲使其所催化的反应速率达 V_{max} 的 80%时，底物浓度应是多少

A. 0.04mol/L   B. 0.05mol/L

C. 0.1mol/L   D. 0.2mol/L

E. 0.8mol/L

18. 如按 Lineweaver-Burk 方程作图测定 K_m 和 V_{max} 时，X 轴上实验数据应示以

A. $1/v$ B. v

C. $[S]$ D. $1/[S]$

E. $v/[S]$

19. 温度对酶的影响，错误的论述是

A. 酶是蛋白质，即使反应的时间很短也不能提高反应温度

B. 最适温度不是酶的特征性常数

C. 酶制剂应在低温下保存

D. 酶的最适温度与反应时间有关

E. 从生物组织中提取酶时应在低温下操作

20. 关于 pH 对酶促反应速度影响的论述，错误的是

A. pH 影响酶、底物或辅助因子的解离程度，从而影响酶促反应速度

B. 最适 pH 是属于酶的不变常数

C. 最适 pH 不是酶的特征性常数

D. pH 过高或过低会使酶发生变性

E. 最适 pH 是酶促反应速度最大时的环境 pH

21. 酶不可逆性抑制剂的作用机制是

A. 与酶的催化中心以共价键结合

B. 使酶蛋白变性

C. 与酶的必需基团结合

D. 与活性中心的次级键结合

E. 与酶表面的极性基团结合

22. 有机磷农药中毒时，下列哪种酶受到抑制

A. 己糖激酶   B. 碳酸酐酶

C. 乳酸脱氢酶   D. 胆碱酯酶

E. 含巯基的酶

23. 有关竞争性抑制剂的论述，错误的是

A. 结构与底物相似

B. 与酶的活性中心相结合

C. 与酶的结合是可逆的

D. 抑制程度只与抑制剂的浓度有关

E. 与酶非共价结合

24. 酶原激活的生理意义是

A. 避免细胞自身损伤

B. 抑制生长

C. 促进生长

D. 加速代谢

E. 保护酶的活性

25. 酶原之所以没有活性是因为

    A. 缺乏辅助因子

    B. 活性中心未形成或未暴露

    C. 已经变性

    D. 酶原分子被其他物质包裹

    E. 肽链合成不完全

【X 型题】

1. 酶的活性中心是

    A. 由一级结构上相互接近的一些基团组成，分为催化基团和结合基团

    B. 平面结构

    C. 裂缝或凹陷

    D. 由空间结构上相邻近的催化基团与结合基团组成的结构

    E. 线状结构

2. 酶的辅助因子可以是

    A. 金属离子

    B. 某些小分子有机化合物

    C. 一碳单位

    D. 维生素

    E. 核酸

3. 遵守米 – 曼氏方程的酶应具有的特点有

    A. 反应速度与底物浓度应一直呈直线关系

    B. 当底物浓度很高时，产物与反应间不是直线关系

    C. 当底物浓度很高时，反应速度等于 K_m

    D. 当反应速度为最大速度一半时，底物浓度等于 K_m

E. 当底物浓度很低时，反应速度与底物浓度呈直线关系

4. 敌敌畏中毒

    A. 使体内含羟基的酶失活

    B. 使体内含巯基的酶失活

    C. 可用解磷定解毒

    D. 可用二巯基丙醇解毒

    E. 是与酶的活性中心发生了非共价结合，及时用药可解除，属于酶的竞争性抑制剂

5. 组成酶活性中心的功能基团，常见的有

    A. 巯基

    B. —OH

    C. 甲基

    D. 咪唑基

    E. 羧基

6. 酶快速调节可以通过

    A. 改变酶的合成速度

    B. 腺苷化与脱腺苷化

    C. 改变酶的降解速度

    D. 磷酸化与脱磷酸化

    E. 别构调节

7. 酶的化学修饰包括

    A. 磷酸化与脱磷酸化

    B. 乙酰化与脱乙酰化

    C. 抑制剂的共价结合与去抑制作用

    D. 甲基化与脱甲基化

    E. —SH 与—S—S—互变

二、名词解释

1. 酶

2. 单纯酶

3. 单体酶

4. 结合酶

5. 金属酶

6. 金属激活酶

7. 酶的活性中心

8. 酶的必需基团

9. 米 - 曼氏方程

10. K_m

11. 酶的抑制剂

12. 酶的激活剂

13. 酶的别构调节

14. 酶的共价修饰调节

15. 酶原

三、简答题

1. 酶可逆性抑制作用类型有哪些？请简述各种类型的特点。

2. 说明温度对酶促反应速度的影响。

3. 简述酶的"诱导契合假说"。

4. 酶的必需基团有哪几种？各有什么作用？

5. 金属离子作为酶的辅助因子有哪些作用？

6. 说明酶原与酶原激活的意义。

7. 请简单叙述酶与一般催化剂相比有何异同？

8. 简述 K_m 和 V_{max} 的意义。

9. 什么叫同工酶？同工酶有何临床意义？

四、论述题

1. 酶能降低活化能、提高反应速度的机制是什么？

2. 影响酶促反应速度的因素有哪些？这些因素是如何影响酶促反应的反应速度的？

参考答案

一、选择题

【A 型题】

1. **B**。酶是生物催化剂，活性中心是酶执行催化功能的部件。酶具有可调节性。酶绝大多数为蛋白质，少数为 RNA 称为核酶。结合酶含有辅助因子，单纯酶不含辅助因子。

2. **C**。核酶是具有催化作用的 RNA，也就是核糖核酸。A 选项核糖核酸酶是能够水解 RNA 的酶，是蛋白质，不是核酶。

3. **A**。结合酶由蛋白质部分和非蛋白质部分共同组成，蛋白质部分称为酶蛋白，非蛋白质部分称为辅助因子，两者共同存在，酶才具有催化活性。单纯酶不含辅助因子。BCD 选项并非一定含有辅助因子。

4. **A**。酶蛋白与辅助因子的关系：①全酶才有活性；②酶蛋白决定反应的特异性；③辅助因子决定反应的种类与性质。

5. **E**。酶的辅助因子分辅酶和辅基。辅酶与酶蛋白以非共价键结合，结合疏松，可用透析或超滤的方法除去；辅基与酶蛋白以共价键结合，结合紧密，不能用透析或超滤的方法除去。

6. **B**。位于活性中心之内的必需基团：①结合基团识别并结合底物；②催化基团催化底物反应生成产物。

7. **E**。必需基团指酶分子中氨基酸残基侧链的化学基团中,一些与酶活性密切相关的化学基团,并非所有功能基团。选项 D 没有包括催化基团,不完整。

8. **A**。位于活性中心之内的必需基团:①结合基团识别并结合底物;②催化基团催化底物反应生成产物。这些基团在一级结构上可能相距很远,但在空间结构上彼此靠近。当酶与底物结合时,彼此诱导契合,构象都发生改变。

9. **C**。酶的活性中心是酶发挥生物催化剂功能的关键结构,并非一级结构或三级结构的中心部位。酶的活性中心包括结合基团和催化基团两类必需基团。

10. **A**。同工酶概念:在同一种属、同一机体的不同组织,甚至在同一组织细胞的不同亚细胞器中存在着催化相同化学反应,但分子结构、理化性质和免疫学特性不同的一组酶。同工酶结构不同但活性中心相同或相似。

11. **E**。不同组织中,同工酶的种类和含量不同,即同工酶谱不同。故选 E。

12. **A**。酶比一般催化剂更高效是因更有效地降低了反应的活化能。

13. **A**。酶的高效性有以下机制:诱导契合学说、邻近效应与定向排列、表面效应、多元催化(普通酸-碱催化作用;共价催化作用——亲核催化、亲电子催化)。而加热易使酶蛋白变性。

14. **E**。酶促反应速度的影响因素有:底物浓度、酶浓度、温度、pH、抑制剂、激活剂等。酶原不具有催化活性,酶原浓度不影响酶促反应速度。

15. **E**。K_m 即米氏常数。是单底物反应中酶与底物可逆地生成中间产物和中间产物转化为产物这三个反应的速度常数的综合。米氏常数等于反应速度为最大速度一半时的底物浓度。是酶的特征性常数,与酶和底物的浓度无关。

16. **A**。当 ES 解离成 E 和 S 的速度大大超过分解成 E 和 P 的速度时,K_m 值近似于 ES 的解离常数 K_s。在这种情况下,K_m 值可用来表示酶对底物的亲和力。此时,K_m 值愈大,酶与底物的亲和力愈小;K_m 值愈小,酶与底物的亲和力愈大。

17. **D**。将 $K_m = 0.05 \text{mol/L}$,$V = 0.8 V_{max}$ 带入米氏方程,化简整理后得 0.2mol/L。

18. **D**。林-贝作图法,又称双倒数作图法,横纵坐标分别为 $1/[S]$ 和 $1/v$。

19. **A**。高温下,蛋白(酶)易变性失活,故温度对酶反应速度具有双重影响,使酶促反应达到最大时的环境温度为酶促反应的最适温度。在最适温度之前,随温度升高,酶促反应速度不断增加;在最适温度之后,随温度升高,反应速度不断下降。温度与反应速度的曲线呈钟形。酶促反应的时间会影响最适温度,最适温度不是酶的特征性常数。

20. **B**。pH 可影响酶活性中心必需基团的解离以及底物与辅酶的解离,从而影响酶与底物的结合,进而影响到酶促反应的速度。对一种酶来说,一般有一个最适 pH,在此 pH 下,反应速度最快,高于或低于此 pH 反应速度都会降低。最适 pH 并非不变常数，离子浓度和反应物浓度都会影响最适 pH。最适 pH 不是酶的特征性常数。

21. **A**。抑制剂是抑制酶活性而不引起酶蛋白变性的物质。不可逆抑制作用特点：抑制剂与酶活性中心内必需基团共价结合使酶活性丧失。

22. **D**。有机磷农药（敌百虫、敌敌畏、乐果和马拉硫磷等）特异地与胆碱酯酶活性中心丝氨酸残基的羟基结合，使胆碱酯酶失活，导致乙酰胆碱堆积，引起胆碱能神经兴奋，患者可出现恶心、呕吐、多汗、肌肉震颤、瞳孔缩小、惊厥等一系列症状。

23. **D**。竞争性抑制剂属于可逆性抑制剂，与酶非共价结合。竞争性抑制剂的结构与底物结构相似，共同竞争酶的活性中心。抑制作用大小与抑制剂和底物的浓度比以及酶对它们的亲和力有关。K_m 升高，V_{max} 不变。

24. **A**。酶原的激活具有重要的生理意义。消化管内蛋白酶以酶原形式分泌出来，不仅保护消化器官本身不被酶的水解破坏，而且保证酶在其特定的部位和环境发挥其催化作用。

25. **B**。酶原必须在一定的条件下，水解开一个或几个特定的肽键，致使其构象发生改变，才能表现出酶的活性。酶原向酶的转化过程称为酶的激活。酶原的激活实质上是酶的活性中心形成或暴露的过程。

【X 型题】

1. **CD**。酶的必需基团在一级结构上可能相距很远，但在空间结构上彼此靠近，组成具有特定空间结构的区域，能与底物特异地结合并将底物转化为产物，该区域即为酶的活性中心。活性中心并非平面结构，而是三维空间结构，多为裂隙或凹陷。位于活性中心之内的必需基团：①结合基团识别并结合底物；②催化基团催化底物反应生成产物。位于活性中心以外的必需基团，维持酶活性中心应有的空间构象和（或）作为调节剂的结合部位所必需。

2. **ABD**。辅助因子多为小分子的有机化合物或金属离子。如：维生素 B 族衍生物、卟啉化合物、金属离子等。

3. **DE**。在酶浓度和其他反应条件不变的情况下，反应速率（v）对底物浓度 [S] 作图呈矩形双曲线。当 [S] 很低时，v 随 [S] 的增加而升高，呈一级反应。随着 [S] 的不断增加，v 上升的幅度不断变缓，呈现出一级反应与零级反应的混合级反应；再随着 [S] 的不断增加，以至于所有酶的活性中心均被底物所饱和，v 便不再增加，此时 v 达最大反应速率（V_{max}）此时的反应可视为零级反应。此时的产物与反应时间成正比，是直线关系。K_m 等于反应速度为最大速度一半时的底物浓度。

4. **AC**。敌敌畏属有机磷农药，是胆碱酯酶的不可逆性抑制剂。中毒时，敌敌畏农药特异地与胆碱酯酶活性中心丝氨酸残基的羟基共价结合，使胆碱酯酶失活，导致乙酰胆碱堆积，引起胆碱能神经兴奋，患者可出现恶心、呕吐、多汗、肌肉震颤、瞳孔缩小、惊厥等一系列症状。可用胆碱酯酶复活剂解磷定解救中毒。

5. **ABDE**。必需基团指酶分子中氨基酸残基侧链的化学基团中，一些与酶活性密切相关的化学基团。常见的必需基团：Ser – OH、Cys – SH、His – 咪唑基、Glu 和 AsP – COOH（侧链）等。

6. **BDE**。酶的快速调节包括共价修饰调节和别构调节。BD 都属于共价修饰调节。AC 属于酶的慢速调节。

7. **ABDE**。酶的共价修饰调节包括选项 ABDE 多种形式，其中以选项 A 磷酸化和脱磷酸化最为常见。

二、名词解释

1. 酶：是由活细胞产生，对其作用物具有极高催化效能和高度专一性，并能在细胞内外起同样催化作用的一类特殊生物分子，又称为生物催化剂。酶的化学本质绝大多数为蛋白质。少数为 RNA 称为核酶。

2. 单纯酶：仅由蛋白质组成的酶。

3. 单体酶：指只由一条多肽链构成的酶，如淀粉酶、核糖核酸酶等。

4. 结合酶：是指由蛋白质部分和非蛋白质部分共同组成，蛋白质部分称为酶蛋白，非蛋白质部分称为辅助因子，两者共同存在，酶才具有催化活性。

5. 金属酶：是指金属离子与酶结合紧密，提取过程中不易丢失的一类酶。

6. 金属激活酶：是指金属离子为酶的活性所必需，但与酶的结合不甚紧密，而是通过底物相连接的一类酶。

7. 酶的活性中心：酶的必需基团在一级结构上可能相距很远，但在空间结构上彼此靠近，组成具有特定空间结构的区域，能与底物特异地结合并将底物转化为产物，该区域称为酶的活性中心。

8. 酶的必需基团：酶分子中存在的化学基团中与酶的活性密切相关的基团，缺少将影响酶活性。

9. 米 – 曼氏方程：反应速率与底物浓度关系的数学方程式，即米 – 曼氏方程，简称米氏方程。

10. K_m：即米氏常数。是单底物反应中酶与底物可逆地生成中间产物和中间产物转化为产物这三个反应的速度常数的综合，即 $K_m = (k_2 + k_3) / k_1$。米氏常数等于反应速度为最大速度一半时的底物浓度。

11. 酶的抑制剂：凡能使酶活性下降而不引起蛋白变性的物质统称为酶的抑制剂。

12. 酶的激活剂：使酶由无活性变为有活性或使酶活性增加的物质称为酶的激活剂。

13. 酶的别构调节：体内有的代谢物可以与某些酶分子活性中心外的某一部位可逆地

结合，使酶发生变构并改变其催化活性，对酶催化活性的这种调节方式称为别构调节。

14. 酶的共价修饰调节：酶蛋白肽链上的一些基团可以在另一种酶的催化下，与某种化学基团发生可逆的共价结合，从而改变酶的催化活性，这一过程称为酶的共价修饰调节。

15. 酶原：有些酶在细胞内合成或初分泌时只是酶的无活性前体，必须在一定的条件下，这些酶的前体水解开一个或几个特定的肽键，致使其构象发生改变，表现出酶的活性。这种无活性的酶的前体称为酶原。

三、简答题

1. 酶可逆性抑制作用类型有以下三种类型：

（1）竞争性抑制：抑制剂的结构与底物结构相似，共同竞争酶的活性中心。抑制作用大小与抑制剂和底物的浓度比以及酶对它们的亲和力有关。K_m 升高，V_{max} 不变。

（2）非竞争性抑制：抑制剂与底物结构不相似或完全不同，只与酶活性中心以外的必需基团结合。不影响酶在结合抑制后与底物的结合。该抑制作用的强弱只与抑制剂的浓度有关。K_m 不变，V_{max} 下降。

（3）反竞争性抑制：抑制剂只与酶-底物复合物结合，生成的三元复合物不能解离出产物。K_m 和 V_{max} 均下降。

2. 酶是生物催化剂，温度对酶促反应速度具有双重影响。升高温度一方面可加快酶促反应速度，但同时也增加酶变性的机会，使酶促反应速度降低。温度升高到 60℃ 以上时，大多数酶开始变性；80℃ 时，多数酶的变性已不可逆。综合这两种因素，酶促反应速度最大时的环境温度为酶促反应的最适温度。在环境温度低于最适温度时，温度加快反应速度这一效应起主导作用，温度每升高 10℃，反应速度可加大 1~2 倍。温度高于最适温度时，反应速度则因酶变性而降低。临床上低温麻醉就是利用酶的这一性质以减慢组织细胞代谢速度，提高机体对氧和营养物质缺乏的耐受性，利于手术治疗。低温保存生物制品和菌种也是基于这一原理。生化实验中测定酶的活性时，应严格控制反应体系的温度。酶制剂应保存在冰箱中，从冰箱中取出后应立即应用，以免因酶的变性而影响测定结果。

3. "诱导契合假说"主要内容如下：酶在发挥其催化作用之前，必须先与底物密切结合。这种结合不是锁与钥匙式的机械关系，而是在酶与底物相互接近时，其结构相互诱导、相互变形和相互适应，这一过程称为酶-底物结合的诱导契合假说。酶的构象改变有利于与底物结合；底物也在酶的诱导下发生变形，处于不稳定状态，易受酶的催化攻击。这种不稳定状态称为过渡态。过渡态的底物与酶的活性中心在结构上最相吻合。从而降低反应的活化能。

4. 酶的必需基团有活性中心内的必需基团和活性中心外的必需基团。活性中心内的必需基团有催化基团和结合基团。催化基团使底物分子不稳定，形成过渡态，并最终将其转化为产物。结合基团与底物分子相结合，将其固定于酶的活性中心。活性中心外的必需基团为维持酶活性中心的空间构象所必需。

5. 金属离子作为酶的辅助因子，主要发挥以下作用：

   (1) 作为酶活性中心的催化基团参加反应。

   (2) 作为连接酶与底物的桥梁，便于酶对底物起作用。

   (3) 为稳定酶的空间构象所必需。

   (4) 中和阴离子，降低反应的静电斥力。

6. 有些酶在细胞内合成或初分泌时只是酶的无活性前体，必须在一定的条件下，这些酶的前体水解开一个或几个特定的肽键，致使构象发生改变，表现出酶的活性。这种无活性的酶的前体称为酶原。酶原向酶的转化过程称为酶原的激活。酶原的激活实质是酶的活性中心形成或暴露的过程。酶原的激活具有重要的生理意义。消化管内蛋白酶以酶原形式分泌出来，不仅保护消化器官本身不被酶的水解破坏，而且保证酶在其特定的部位和环境发挥其催化作用。此外，酶原还可以视为酶的贮存形式。如凝血和纤维蛋白溶解酶类以酶原的形式在血液循环中运行，一旦需要便不失时机地转化为有活性的酶，发挥其对机体的保护作用。

7. 酶与一般催化剂的相同点：①反应前后无质和量的改变；②只催化热力学允许的反应；③不改变反应的平衡点；④作用的机理都是降低反应的活化能。

   不同点：①酶的催化效率高；②对底物有高度特异性；③酶在体内处于不断地更新之中；④酶的催化作用受多种因素的调节；⑤酶是蛋白质，对热不稳定，对反应的条件要求严格。

8. K_m 值等于酶促反应速度为最大速度一半时的底物浓度。

   (1) 当 ES 解离成 E 和 S 的速度大大超过分解成 E 和 P 的速度时，K_m 值近似于 ES 的解离常数 K_s。在这种情况下 K_m 值可用来表示酶对底物的亲和力。此时，K_m 值愈大，酶与底物的亲和力愈小；K_m 值愈小，酶与底物的亲和力愈大。K_s 值和 K_m 值的含义不同，不能互相代替使用。

   (2) K_m 值是酶的特性常数之一，只与酶的结构、酶所催化的底物和外界环境（如温度、pH、离子强度）有关，与酶的浓度无关。各种酶的 K_m 值范围很广，大致在 $10^{-6} \sim 10^{-2}$ mol/L 之间。

   (3) 最大速度 (V_{max})：V_{max} 值是酶完全被底物饱和时的反应速度。如果酶的总浓度已知，便可从 V_{max} 计算酶的转换数。其定义是：当酶被底物充分饱和时，单位时间内每个酶分子（或活性中心）催化底物转变为产物的分子数。

9. 同工酶是长期进化过程中基因分化的产物。同工酶是指催化的化学反应相同，酶蛋白的分子结构、理化性质乃至免疫学性质不同的一组酶。根据国际生化学会的建议，同工酶是由不同基因或等位基因编码的多肽链，或同一基因转录生成的不同 mRNA 翻译的不同多肽链组成的蛋白质。不同的同工酶在不同组织器官中的含量与分布比例不同。这主要是不同组织器官合成同工酶各亚基的速度不同和各亚基之间杂交的情况不同所致。不同的同工酶对底物的亲和力不同。这使不同的组织与细胞具有不同的代谢特点。当某组织发生疾病时，可能有某种特殊的同工酶释放出来，同工酶谱的改变有助于对疾病的诊断。例如心肌梗死后 6 ~ 18 小时，CK2 释放人血，而 LDH 的释放比 CK2 迟 1 ~ 2 天。正常血浆 LDH2 的活性高于 LDH1，心肌梗死时可见 LDH1 大于 LDH2。这些改变可见于所有的心肌梗死病例。

四、论述题

1. 酶降低活化能、提高反应速度的机制可能有下列几种。

（1）酶与底物的诱导契合：酶与底物的结合过程中发生相互诱导、相互变形、相互适应，最后相互结合。相互诱导的变形使底物处于不稳定状态，即过渡态，活化能大大降低。

（2）邻近定向效应：底物反应基团与酶的活性中心相互靠近，形成了正确的定向排列，使酶活性部位的底物浓度大大高于溶液中的浓度。邻近定向效应将分子间的反应变成类似于分子内的反应，从而提高反应的速度。

（3）多元催化酸碱催化，酶是良性电解质，所含的多种功能基团有不同的解离常数，有的是质子供体（酸），有的是质子受体（碱），它们可以发挥酸碱催化作用，加快反应速度。这个中间产物极易变成过滤态，因而大大降低了活化能。共价催化分为亲核催和亲电子催化。

（4）表面效应酶的活性中心是酶分子中具有三维结构的区域，形如裂隙或凹陷。此裂隙或凹陷深入酶分子内部，且多为疏水性基团，形成疏水环境，可排除水分子对酶与底物基团的干扰性，防止在底物与酶之间形成水化膜，利于酶与底物的密切接触。

2. 酶促反应速度的影响因素有：底物浓度、酶浓度、温度、pH、抑制剂、激活剂等。

（1）底物浓度对酶促反应速度的影响：底物浓度的变化对反应速度的影响呈矩形双曲线，在底物浓度较低时，反应速度随底物浓度的增加而急剧上升，两者呈正比关系，反应为一级反应。随着底物浓度的进一步增高，反应速度不再成正比例增加。反应速度增加的幅度不断下降。如果继续增加底物浓度反应速度将不再增加，表现出零级反应，此时酶的活性中心已被底物饱和。

（2）酶浓度对反应速度的影响：当底物浓度大大超过酶浓度，使酶被底物饱和时，反应速度与酶浓度变化成正比。

（3）温度的影响：温度对酶促反应速度具有双重影响，使酶促反应达到最大时的环境温度为酶促反应的最适温度。在最适温度之前，随温度升高，酶促反应速度不断增加；在最适温度之后，随温度升高，反应速度不断下降。温度与反应速度的曲线呈钟形。

（4）pH 的影响：pH 可影响酶活性中心必需基团的解离以及底物与辅酶的解离，从而影响酶与底物的结合，进而影响到酶促反应的速度。对一种酶来说，一般有一个最适 pH，在此 pH 下，反应速度最快，高于或低于此 pH 反应速度都会降低。

（5）抑制剂的影响：凡能使酶的催化活性下降而不引起酶蛋白变性的物质统称酶的抑制剂。抑制剂多与酶的活性中心内外的必需基团相结合，从而抑制酶的活性，使反应速度下降。

（6）激活剂的影响：使酶由无活性变为有活性或使酶活性增加的物质称为酶的激活剂，激活剂可使反应速度增加。

（滕旭）

第四章 聚糖的结构与功能

知识框架

糖蛋白分子中聚糖及其合成过程
- 糖蛋白定义
- 糖蛋白中单糖种类
  - 葡萄糖
  - N-乙酰半乳糖胺
  - 甘露糖
  - N-乙酰葡糖胺
  - 岩藻糖
  - N-乙酰神经氨酸
- 聚糖连接方式
  - N-连接型聚糖
    - 糖基化位点
    - 聚糖结构
    - 聚糖合成
  - O-连接型聚糖
    - 聚糖合成
  - O-GlcNAc修饰
    - β-N-乙酰葡糖胺
- 聚糖的功能
  - 稳固多肽链的结构及延长半衰期
  - 参与糖蛋白新生肽链的折叠或聚合
  - 影响糖蛋白在细胞内的靶向运输
  - 参与分子间相互识别

蛋白聚糖分子中的糖胺聚糖
- 蛋白聚糖定义
- 蛋白聚糖结构及组成
  - 聚糖
    - 糖胺聚糖
    - N-或O-连接型聚糖
  - 核心蛋白
    - 含有结合糖胺聚糖结构域
- 蛋白聚糖合成
  - 先合成核心蛋白的多肽链
- 蛋白聚糖的功能
  - 构成细胞间基质
  - 特殊功能

糖脂的组成
- 糖脂定义
- 糖脂分类
  - 鞘糖脂
    - 脑苷脂
    - 硫苷脂
    - 神经节苷脂
  - 甘油糖脂
  - 类固醇衍生糖脂

聚糖结构中蕴藏大量生物信息
- 聚糖组分是糖蛋白执行功能所必需
- 结构多样性的聚糖富含生物信息

📋 **核心知识点纵览**

一、复合糖类（glycoconjugate）

1. 复合糖类 糖基分子与蛋白质或脂以共价键连接而形成的化合物，即糖蛋白、蛋白聚糖、肽聚糖、糖脂及脂多糖等含有糖类的复合生物大分子的统称，又称为糖复合体。主要包括糖蛋白（glycoprotein）、蛋白聚糖（proteoglycan）和糖脂（glycolipid）等。

2. 聚糖（glycan） 由单糖通过糖苷键聚合而成的寡糖或多糖。

3. 复合糖类的组成

（1）糖蛋白和蛋白聚糖：由共价连接的蛋白质和聚糖两部分组成。糖蛋白分子中蛋白质重量百分比大于聚糖；而蛋白聚糖中聚糖所占重量在一半以上。糖蛋白和蛋白聚糖中的聚糖结构迥然不同，两者在合成途径和功能上存在显著差异。

（2）糖脂：由聚糖与脂质组成。

二、糖蛋白（glycoprotein）

1. 聚糖的组成分类 组成糖蛋白分子中聚糖的单糖有 7 种，分别是葡萄糖（glucose，Glc）、半乳糖（galactose，Gal）、N – 乙酰半乳糖胺（N – acetylgalactosamine，GalNAc）、甘露糖（mannose，Man）、N – 乙酰葡糖胺（N – acetylglucosamine，GlcNAc）、岩藻糖（fucose，Fuc）、N – 乙酰神经氨酸（N – acetylneuraminic acid，NeuAc）。

2. 糖形（glycoform） 糖蛋白分子中聚糖结构的不均一性称为糖形。

3. 聚糖的连接方式

（1）N – 连接型聚糖（N – linked glycan）：与蛋白质分子中天冬酰胺残基的酰胺氮相连的聚糖。

（2）O – 连接型聚糖（O – linked glycan）：与蛋白质分子中丝氨酸或苏氨酸羟基相连的聚糖。

4. 糖基化位点

糖基化：蛋白质等非糖生物分子与糖形成共价结合的反应过程。

（1）N – 连接型糖蛋白：Asn – X – Ser/Thr（X 为脯氨酸以外的任何氨基酸）。

（2）O – 连接型糖蛋白：可能存在于 Ser 和 Thr 比较集中且周围有脯氨酸的序列中。

5. 聚糖结构

（1）N – 连接型聚糖：高甘露糖型、复杂型和杂合型。都有一个由 2 个 N – GlcNAc 和 3 个 Man 形成的五糖核心，呈分支。

（2）O - 连接型聚糖：由 N - GalNAc 和半乳糖构成核心二糖，再重复延长、分支。

6. 聚糖合成

（1）N - 连接型聚糖：在内质网上以长萜醇作为聚糖载体，先合成含 14 个糖基的寡糖链，然后转移至肽链的糖基化位点上，进一步在内质网和高尔基复合体进行加工而成。每一步加工都由特异的糖基转移酶或糖苷酶催化完成，糖基必须活化为 UDP 或 GDP 的衍生物。

（2）O - 连接型聚糖：在 N - 乙酰半乳糖基转移酶的作用下，在多肽链的丝/苏氨酸的羟基上连接上 N - 乙酰半乳糖基，然后逐个加上糖基，每一种糖基都有其专一性转移酶，直至 O - 连接寡糖链的形成。整个过程在内质网开始，到高尔基复合体内完成。

7. β - N - 乙酰葡糖胺（O - GlcNAc）的糖基化

（1）定义：是通过 O - GlcNAc 糖基转移酶（O - GlcNAc transferase，OGT）作用，将 β - N - 乙酰葡糖胺以共价键方式结合于蛋白质的 Ser/Thr 残基上，这种糖基化修饰主要存在于细胞质或胞核中。主要发生于膜蛋白和分泌型蛋白质。

（2）位点：位于蛋白质 Ser/Thr 磷酸化位点处或其邻近部位。糖基化后即会影响磷酸化的进行。

（3）特点：动态可逆。

8. 糖蛋白分子中聚糖的功能

（1）聚糖可稳固多肽链的结构及延长半寿期。

（2）聚糖参与糖蛋白新生肽链的折叠或聚合。

（3）聚糖可影响糖蛋白在细胞内的靶向运输。

（4）聚糖参与分子间的相互识别，如白细胞表面的选凝素、免疫球蛋白。

三、蛋白聚糖（proteoglycan）

1. 定义 以聚糖含量为主，由糖胺聚糖共价连接于不同核心蛋白质形成的糖复合体。糖占比例大，约一半以上，具有多糖性质。

2. 分布 分布于软骨、结缔组织、角膜基质、关节滑液、黏液、眼玻璃体等组织。

3. 糖胺聚糖的结构 二糖单位重复连接而成，一个是糖胺（N - GlcNAc 或 N - GalNAc），一个是糖醛酸（葡糖醛酸或艾杜糖醛酸），还有一些 N - 或 O - 连接型聚糖。

4. 糖胺聚糖分类

（1）硫酸软骨素（chordroitin sulfates）：二糖单位由 N - 乙酰半乳糖胺和葡糖醛酸组成。

（2）硫酸角质素（keratan sulfate）：与硫酸软骨素共同组成蛋白聚糖，分布于软骨、角膜和结缔组织中。

（3）硫酸皮肤素（dermatan sulfate）：二糖转变由差向异构酶催化，分布于角膜的胶原纤维中。

（4）透明质酸（hyaluronic acid）：聚糖不带硫酸，分布于关节滑液、眼的玻璃体及疏松结缔组织中。

（5）肝素（heparin）：分布于肥大细胞，有抗凝作用。

（6）硫酸类肝素（heparan sulfate）：细胞膜成分，突出于细胞外。

5. 核心蛋白质（core protein） 核心蛋白质为与糖胺聚糖链共价结合的蛋白质，均含有相应的糖胺聚糖取代结构域，一些蛋白聚糖通过这一结构锚定在细胞表面或细胞外基质的大分子中。

6. 蛋白聚糖分类

（1）丝甘蛋白聚糖：是典型的细胞内蛋白聚糖，存在于造血细胞和肥大细胞贮存颗粒。

（2）饰胶蛋白聚糖：为小分子富含亮氨酸的蛋白聚糖，调节胶原纤维的形成和细胞外基质的组装。

（3）黏结蛋白聚糖：是跨膜胞内蛋白聚糖，含有胞质结构域、插入质膜的疏水结构域和胞外结构域。

（4）蛋白聚糖聚合体：为细胞外基质的重要成分之一，由于糖胺聚糖上的羧基或硫酸根均带负电荷，彼此相斥，在溶液中呈瓶刷状。

7. 蛋白聚糖合成

（1）多肽链合成：在内质网上合成，多肽链合成的同时即以 O-连接或 N-连接的方式在丝氨酸或天冬酰胺残基上逐一加上糖基。

（2）聚糖的延长：主要在高尔基复合体进行。糖醛酸由尿苷二磷酸葡萄糖醛酸（uridine diphosphateglucuronic acid，UDPGA）提供；单糖要由 UDP 活化；硫酸由 3′-磷酸腺苷-5′-磷酸硫酸（3′-phosphoadenosine-5′-phosphosulfate，PAPS）提供；糖胺氨基来自于谷氨酰胺。

8. 蛋白聚糖的作用

（1）蛋白聚糖最主要的功能是构成细胞间基质，参与细胞黏附、迁移、增殖、分化等；结合 Na^+、K^+，吸收水分，形成凝胶。

（2）各种蛋白聚糖有其特殊功能：抗凝血（肝素）、参与细胞识别结合与分化（细胞表面的硫酸素）、维持软骨机械性能（硫酸软骨素）等、肿瘤组织中各种蛋白聚糖的合成发生改变，与肿瘤的增殖和转移有关。

四、糖脂（glycolipid）

1. 定义　携有一个或多个以共价键连接糖基的复合脂质，泛指甘油糖脂、鞘糖脂、类固醇衍生糖脂等。

2. 分类　①鞘糖脂（sphingolipid）；②甘油糖脂；③类固醇衍生糖脂。

3. 鞘糖脂

（1）定义：以神经酰胺为母体。其分子中的神经酰胺 1 - 位羟基被糖基化。

（2）单糖种类：D - 葡萄糖、D - 半乳糖、N - 乙酰葡糖胺、N - 乙酰半乳糖胺、岩藻糖和唾液酸。

（3）根据分子中是否含有唾液酸或硫酸基成分分为：中性鞘糖脂（脑苷脂）和酸性鞘糖脂（硫苷脂、神经节苷脂）。

脑苷脂（cerebroside）：发挥血型抗原、组织或器官特异性抗原、分子与分子间相互识别的作用。

硫苷脂（sulfatide）：可能参与血液凝固与细胞黏附等过程。

神经节苷脂（ganglioside）：主要分布在神经系统中，在神经冲动传递，在细胞生长、分化甚至癌变时具有重要作用。

4. 甘油糖脂

（1）定义：甘油糖脂（glyceroglycolipid）也称糖基甘油脂，由甘油二酯分子 3 位上的羟基与糖基连接而成。

（2）种类：单半乳糖基甘油二酯和二半乳糖基甘油二酯。

（3）作用：甘油糖脂是髓磷脂的重要成分。髓磷脂（myelin）是包绕在神经元轴突外侧的脂质，起到保护和绝缘的作用。

典型题突破

一、选择题

【A 型题】

1. 下面哪个不是糖蛋白分子中聚糖的单糖
   A. 乳糖
   B. N - 乙酰葡糖胺
   C. 岩藻糖
   D. N - 乙酰神经氨酸
   E. 甘露糖

2. 下列关于糖蛋白的叙述正确的是
   A. 糖蛋白中聚糖所占重量在一半以上
   B. 组成糖蛋白分子中的聚糖为 7 种
   C. 合成糖蛋白链必须有长萜醇参与
   D. 同一种糖蛋白，其相同糖基化位点的聚糖结构相同
   E. 糖链的合成是在内质网中进行的

3. 糖胺聚糖中的氨基来自于哪种氨基酸
   A. 天冬氨酸　　B. 谷氨酰胺
   C. 精氨酸　　　D. 脯氨酸
   E. 天冬酰胺

4. N - 连接糖蛋白的糖基化位点不可能是

A. Asn – leu – Ser/Thr

B. Asn – Asp – Ser/Thr

C. Asn – Pro – Ser/Thr

D. Asn – Leu – Ser/Thr

E. Asn – Cys – Ser/Thr

5. 下列糖胺聚糖合成中，不需要 PAPS 参与的是

A. 硫酸皮肤素

B. 透明质酸

C. 肝素

D. 硫酸角质素

E. 硫酸软骨素

6. 蛋白聚糖合成时，单糖的供体形式为

A. GDP 衍生物

B. TDP 衍生物

C. UDP 衍生物

D. CDP 衍生物

E. ADP 衍生物

7. ABO 血型物质 A 和 B 是在 O 的聚糖非还原端各加上（   ），产生不同血型

A. GalNAc 或 Gal

B. GalNAc 或 Glc

C. GlcNAc 或 Gal

D. GalNAc 或 Glc

E. GlcNAc 或 Man

8. 下列哪种不是鞘糖脂分子中单糖的形式

A. D – 葡萄糖   B. 唾液酸

C. 甘露糖   D. N – 乙酰半乳糖胺

E. 岩藻糖

9. 下列糖脂中参与血液凝固的是

A. 神经节苷脂   B. 脑苷脂

C. 髓磷脂   D. 硫苷酯

E. 鞘氨醇

10. 下列哪些是 O – 糖链中核心二糖的组成成分

A. N – 乙酰葡糖胺——甘露糖

B. N – 乙酰葡糖胺——葡萄糖

C. N – 乙酰半乳糖胺——半乳糖

D. N – 乙酰葡糖胺 – 半乳糖

E. N – 乙酰半乳糖胺 – 岩藻糖

11. N – 糖链在合成过程中作为糖链载体的是

A. 整合素   B. 长萜醇

C. 岩藻糖   D. 糖醛酸

E. 唾液酸

12. 存在于造血细胞和肥大细胞贮存颗粒中的蛋白聚糖是

A. 蛋白聚糖聚合体

B. 丝甘蛋白聚糖

C. 黏结蛋白聚糖

D. 饰胶蛋白聚糖

E. 透明质酸

13. 硫酸皮肤素中将葡糖醛酸转变为艾杜糖醛酸的酶是

A. 糖基转移酶   B. 糖原合酶

C. 差向异构酶   D. 变位酶

E. 分支酶

14. 为何在溶液中，蛋白聚糖聚合物呈瓶刷状

A. 糖胺聚糖上的羧基和硫酸根均带负电荷

B. 核心蛋白种类颇多

C. 各种糖胺聚糖围绕着核心蛋白排列，再与透明质酸组合成刷状物

D. 透明质酸比较长

E. 糖的羟基亲水

15. 下列不属于糖蛋白分子中聚糖功能的是

A. 保护肽链，延长其半寿期
B. 帮助蛋白质准确折叠
C. 构成细胞间基质的重要成分
D. 维持溶酶体活性
E. 介导细胞和细胞的结合

【X 型题】

1. 糖蛋白中聚糖合成的场所是
   A. 线粒体　　　B. 内质网
   C. 高尔基体　　D. 微粒体
   E. 核糖体

2. 下列关于蛋白聚糖的说法错误的是
   A. 蛋白含量大于聚糖含量
   B. 由糖胺聚糖和核心蛋白组成
   C. 糖胺聚糖可呈分支结构
   D. 蛋白聚糖的合成是在多肽链上逐一加上糖基
   E. 糖胺聚糖的硫酸基团来自半胱氨酸

3. 哪几种糖胺聚糖存在于角膜的胶原纤维之间
   A. 硫酸角质素　B. 硫酸皮肤素
   C. 硫酸软骨素　D. 透明质酸
   E. 硫酸类肝素

4. 属于糖蛋白的是
   A. 酪蛋白　　　B. 免疫球蛋白 G
   C. 选凝素　　　D. 肝素
   E. 纤连蛋白

5. 关于 O – GlcNAc 单糖基修饰的说法，错误的是

A. 发生于膜蛋白和分泌蛋白
B. 是不可逆的单糖基修饰
C. 合成场所在内质网和高尔基体中
D. 糖基化位点在蛋白质的丝/苏氨酸残基上
E. 与蛋白质的磷酸化互不干扰

二、名词解释

1. N – 连接型糖蛋白
2. 蛋白聚糖
3. 糖脂
4. 核心蛋白质
5. O – 连接型糖蛋白

三、简答题

1. 组成糖蛋白分子中聚糖的单糖有几种？各是什么？
2. 简述 N – 连接型聚糖和 O – 连接型聚糖的区别。
3. 简述糖蛋白分子中聚糖的生理功能。
4. 简述核心蛋白质不同的蛋白聚糖分类、结构特点及功能。
5. 举例回答蛋白聚糖的功能有哪些？

四、论述题

1. 比较糖蛋白与蛋白聚糖在分子组成、与蛋白质的连接方式、糖链结构、合成以及生理功能方面的差异？
2. 论述糖脂的分类及其各自在体内的分布及意义。

参考答案

一、选择题

【A 型题】

1. **A**。乳糖为糖酵解的产物，不是糖蛋白；其他几种均为组成糖蛋白分子中聚糖的单糖。
2. **B**。A：应为蛋白聚糖中聚糖所占重量在一半以上；C：O – 连接型聚糖合成时可无

载体参与；D：同一种糖蛋白，其相同糖基化位点的聚糖结构不一定相同；E：糖链的合成是在内质网和高尔基体中进行的。

3. **B**。糖胺的氨来自谷氨酰胺。

4. **C**。N-连接糖蛋白的糖基化位点为 Asn-X-Ser/Thr（X 为脯氨酸以外的任何氨基酸）。

5. **B**。除透明质酸，其他的糖胺聚糖都带有硫酸；PAPS 是硫酸根的供体。

6. **C**。聚糖的延长和加工修饰主要在高尔基体内进行，以单糖的 UDP 衍生物为供体，其他几种均不正确。

7. **A**。ABO 系统中血型物质 A 和 B 均是在血型物质 O 的聚糖非还原端各加上 GalNAc 或 Gal，使红细胞能分别识别不同的抗体，产生不同血型。

8. **C**。组成糖鞘酯的单糖种类为 D-葡萄糖、D-半乳糖、N-乙酰葡糖胺、N-乙酰半乳糖胺、岩藻糖和唾液酸，不含甘露糖。

9. **D**。硫苷酯可能参与血液凝固和细胞黏着等过程。

10. **C**。O-连接型聚糖常由 N-乙酰半乳糖胺和半乳糖构成核心二糖，在此基础上与其他单糖连接。

11. **B**。N-连接型聚糖在内质网上以长萜醇作为聚糖载体，先合成含 14 个糖基的寡糖链，然后转移至肽链的糖基化位点上，进一步在内质网和高尔基复合体进行加工而成。

12. **B**。核心蛋白质最小的蛋白聚糖称为丝甘蛋白聚糖，含有肝素，主要存在于造血细胞和肥大细胞的贮存颗粒中。

13. **C**。硫酸皮肤素含有两种糖醛酸，葡糖醛酸转变为艾杜糖醛酸是在聚糖合成后进行，由差向异构酶催化。糖原合酶和分支酶是糖原合成和分解的关键酶。糖基转移酶参与糖蛋白聚糖的合成。

14. **A**。由于糖胺聚糖上羧基或硫酸根均带有负电荷，彼此排斥，所以在溶液中蛋白聚糖聚合物呈瓶刷状。

15. **C**。蛋白聚糖而非糖蛋白是构成细胞间基质的重要成分，其他选项均正确。

【X 型题】

1. **BC**。糖蛋白中聚糖合成的场所为内质网与高尔基体。线粒体为能量代谢细胞器，微粒体参与肝的生物转化，核糖体为蛋白合成场所。

2. **ACE**。蛋白聚糖中聚糖含量大于蛋白质；糖胺聚糖是二糖结构，不分支；糖胺聚糖的硫酸基团来自于 PAPS。

3. **AB**。角膜的胶原纤维之间充满硫酸角质素和硫酸皮肤素，使角膜透明。

4. **BCE**。酪蛋白不是糖蛋白；肝素为糖胺聚糖；免疫球蛋白 G 属于 N-连接糖蛋白，其聚糖主要存在 Fc 段。纤连蛋白是一种细胞外基质中的高分子量糖蛋白。

5. **BCE**。O-GlcNAc 单糖基修饰是可逆的、动态平衡过程。合成场所不在内膜系统中（内质网和高尔基体），主要存在于细胞质和胞核中；O - GlcNAc 糖基化会影响磷酸化的进行，可能是一种相互拮抗的作用。

二、名词解释

1. N – 连接型糖蛋白：聚糖中的 N – 乙酰葡糖胺与蛋白质中天冬酰胺残基的酰胺氮以共价键连接，形成 N – 连接型糖蛋白。

2. 蛋白聚糖：以聚糖含量为主，由糖胺聚糖共价连接于不同核心蛋白质形成的糖复合体。糖占比例大，约一半以上，具有多糖性质。

3. 糖脂：携有一个或多个以共价键连接糖基的复合脂质，泛指甘油糖脂、鞘糖脂、类固醇衍生糖脂等。

4. 核心蛋白质：为与糖胺聚糖链共价结合的蛋白质，均含有相应的糖胺聚糖取代结构域，一些蛋白聚糖通过这一结构锚定在细胞表面或细胞外基质的大分子中。

5. O – 连接型糖蛋白：聚糖中的 N – 乙酰半乳糖胺与多肽链的丝氨酸或苏氨酸残基以共价键相连而形成 O – 连接型糖蛋白。

三、简答题

1. 组成糖蛋白分子中聚糖的单糖有 7 种，分别为葡萄糖、半乳糖、N – 乙酰半乳糖胺、甘露糖、N – 乙酰葡糖胺、岩藻糖、N – 乙酰神经氨酸。

2. 聚糖的连接方式：

	N – 连接型聚糖	O – 连接型聚糖
聚糖的连接方式	与蛋白质天冬酰胺残基的酰胺氮相连	与蛋白质丝氨酸或苏氨酸羟基相连
糖基化位点	Asn – X – Ser/Thr（X 为脯氨酸以外的任何氨基酸）	可能存在于 Ser 和 Thr 比较集中且周围有脯氨酸的序列中
聚糖结构	甘露糖型、复杂型和杂合型。都有一个由 2 个 N – GlcNAc 和 3 个 Man 形成的五糖核心	由 N – GalNAc 和半乳糖构成核心二糖，再重复延长、分支
聚糖合成	与蛋白质肽链合成同时进行，以长萜醇作为聚糖载体	在多肽链合成后进行，无需载体

3. 糖蛋白分子中聚糖的生理功能为：聚糖可稳固多肽链的结构及延长半寿期；参与糖蛋白新生肽链的折叠或聚合；可影响糖蛋白在细胞内的靶向运输；参与分子间的相互识别。

4. ①丝甘蛋白聚糖：含有肝素，是典型的细胞内蛋白聚糖。存在于造血细胞和肥大细胞贮存颗粒。②饰胶蛋白聚糖：为小分子富含亮氨酸的蛋白聚糖，调节胶原纤维的形成和细胞外基质的组装。③黏结蛋白聚糖：是跨膜胞内蛋白聚糖，含有胞质结构域、插入质膜的疏水结构域和胞外结构域，是细胞膜表明主要蛋白聚糖之一。④蛋白聚糖聚合体：由透明质酸长聚糖两侧经连接蛋白而结合许多蛋白聚糖，呈平刷状。

5. 蛋白聚糖最主要的功能是构成细胞间基质；基质中含有透明质酸，影响细胞与细胞的黏附、细胞迁移、增殖和分化等细胞行为；吸引、保留水而形成凝胶，容许小分子自由扩散（细菌除外）；硫酸肝素在神经发育、细胞识别结合和分化等方面起调节作用；在软骨中，硫酸软骨素含量丰富，维持软骨的机械性能。角膜的胶原纤维之间充满硫酸角质素和硫酸皮肤素，使角膜透明。

四、论述题

1. 糖蛋白与蛋白聚糖在分子组成、与蛋白质的连接方式、糖链结构、合成以及生理功能方面的差异如下：

	糖蛋白	蛋白聚糖
分子组成	蛋白质与糖链共价连接，分子中蛋白质含量大于聚糖	糖胺聚糖与核心蛋白共价连接，聚糖含量大于蛋白质
与蛋白质的连接方式	聚糖中的 N – 乙酰葡糖胺与蛋白质中天冬酰胺残基的酰胺氮以共价键连接，形成 N – 连接型糖蛋白，糖基化位点为 Asn – X – Ser/Thr（X 为脯氨酸以外的任何氨基酸）；聚糖中的 N – 乙酰半乳糖胺与多肽链的丝氨酸或苏氨酸残基以共价键相连而形成 O – 连接型糖蛋白，糖基化位点可能为 Ser、Thr 比较集中且周围有脯氨酸的区域	核心蛋白质均含有相应的糖胺聚糖取代结构域，也含有 N – 或 O – 连接型聚糖
糖链的结构特点	N – 连接型聚糖：10 ~ 15 个单糖单位，分为高甘露糖型、复合型、杂合型三类，由一个带两个分支的五糖核心和外链的若干个糖基组成 O – 连接型聚糖：常由 GalNAc 和 Gal 组成核心二糖，糖蛋白重复延长且分支，再连接 Fuc、GlcNAc 等单糖	糖胺聚糖：由重复的二糖单位连接而成的杂多糖，二糖单位中一个是糖胺（ N – GlcNAc 或 N – GalNAc ），一个是糖醛酸（葡糖醛酸或艾杜糖醛酸）；体内重要的有 6 种糖胺聚糖，除透明质酸外，其他均带有硫酸。分子中的羧基和硫酸根均带负电荷，使彼此排斥成刷子状

续表

	糖蛋白	蛋白聚糖
合成	N-糖链：以长萜醇作为糖链载体，与肽链合成同时进行 O-糖链：不需载体，在肽链合成后进行	先合成核心蛋白多肽链，再逐个加上单糖，而不是先合成二糖单位
生理功能	糖链：稳固多肽链的结构及延长半寿期；参与糖蛋白新生肽链的折叠或聚合；影响糖蛋白的靶向运输；参与分子间的相互识别	构成细胞间基质的特殊结构；与细胞的识别、黏附、迁移、增殖和分化等有关；吸引、保留水而形成凝胶，容许小分子自由扩散（细菌除外）；构成结缔组织、肌腱、软骨的组织间质，起润滑剂、防护剂的作用

2. 糖脂的分类：鞘糖脂、甘油糖脂和类固醇衍生糖脂。鞘糖脂根据分子中是否含有唾液酸或硫酸基成分分为：中性鞘糖脂（脑苷脂）和酸性鞘糖脂（硫苷脂、神经节苷脂）。脑苷脂：发挥血型抗原、组织或器官特异性抗原、分子与分子间相互识别的作用。硫苷脂：可能参与血液凝固与细胞黏附等过程，广泛分布于各个器官，以脑中含量最多。神经节苷脂：主要分布在神经系统中，神经末梢含量丰富，在神经冲动传递，在细胞生长、分化甚至癌变时具有重要作用。甘油糖脂：分为单半乳糖基甘油二酯和二半乳糖基甘油二酯。甘油糖脂是髓磷脂的重要成分。髓磷脂是包绕在神经元轴突外侧的脂质，起到保护和绝缘的作用。

（周妍）

第五章　糖代谢

- **概述**
  - 吸收和转运
  - 糖代谢涉及分解、储存和合成三方面
    - 分解：无氧氧化、有氧氧化、磷酸戊糖途径
    - 储存：糖原
    - 合成：糖异生

- **无氧氧化**
  - 无氧氧化的定义
  - 两个阶段
    - 糖酵解
      - 10步反应，3个关键酶
      - 生理意义
    - 乳酸生成
      - 其他单糖转变为糖酵解中间产物

- **有氧氧化**
  - 有氧氧化的定义
  - 三个阶段
    - 糖酵解生成丙酮酸
    - 丙酮酸氧化脱羧生成乙酰CoA
    - 乙酰CoA进入柠檬酸循环及氧化磷酸化：柠檬酸循环及其特点
      - 8步反应，3个关键酶
      - 消耗1分子乙酰CoA
      - 经四次脱氢，二次脱羧，一次底物水平磷酸化
      - 每循环一周产生10分子ATP
  - ATP的生成
  - 生理意义
  - 有氧氧化主要受能量供需平衡调节
  - 糖氧化产能方式的选择有组织偏好
    - 巴斯德效应
    - Warburg效应

- **磷酸戊糖途径**
  - 定义
  - 两个阶段
    - 氧化阶段：两步脱氢生成磷酸戊糖、NADPH和CO_2
    - 非氧化阶段：生成磷酸己糖和磷酸丙糖
  - 关键酶：葡糖-6-磷酸脱氢酶
  - 生理意义

- **糖原的合成与分解**
  - 糖原合成
    - 定义
    - 过程
    - 关键酶：糖原合酶
    - 特点：耗能，UDPG是葡萄糖的供体
  - 糖原分解
    - 定义
    - 过程
    - 关键酶：糖原磷酸化酶
    - 特点：肝糖原可直接补充血糖，肌肉缺乏葡萄糖-6-磷酸酶，不能分解成葡萄糖

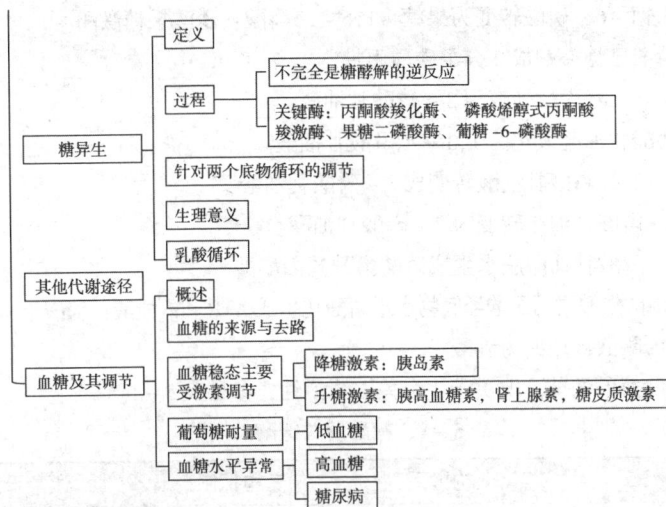

核心知识点纵览

一、糖的摄取与利用

1. 糖消化后以单体形式吸收。

2. 细胞摄取葡萄糖需要转运蛋白。

3. 体内糖代谢涉及分解、储存和合成三方面，参见图 5-1。

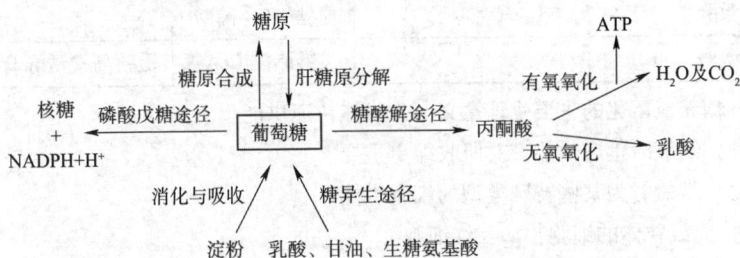

图 5-1　糖代谢概况 - 分解、储存和合成

二、糖的无氧氧化

1. 定义　缺氧时，葡萄糖在胞质中生成乳酸并释放出少量 ATP 的过程。

2. 过程　糖的无氧氧化分两阶段：糖酵解和乳酸生成。

（1）葡萄糖经糖酵解分解为两分子丙酮酸。

1）葡萄糖磷酸化为葡糖 -6- 磷酸：己糖激酶。

2）葡糖 -6- 磷酸转变为果糖 -6- 磷酸。

3）果糖 – 6 – 磷酸转变为果糖 – 1,6 – 二磷酸：磷酸果糖激酶 – 1。

4）磷酸己糖裂解成 2 分子磷酸丙糖。

5）磷酸二羟丙酮转变为 3 – 磷酸甘油醛。

6）磷酸甘油醛氧化为 1,3 – 二磷酸甘油酸。

7）1,3 – 二磷酸甘油酸转变成 3 – 磷酸甘油酸。

8）3 – 磷酸甘油酸转变为 2 – 磷酸甘油酸。

9）2 – 磷酸甘油酸脱水生成磷酸烯醇式丙酮酸。

10）磷酸烯醇式丙酮酸经底物水平磷酸化生成 ATP 和丙酮酸：磷酸果糖激酶 – 1。

（2）丙酮酸被还原为乳酸。

3. 糖酵解的调节　取决于 3 个关键酶活性，参见表 5 – 1。

表 5 – 1　糖酵解关键酶的调节

关键酶	变构激活剂	变构抑制剂	激素调节
磷酸果糖激酶 – 1（最重要）	AMP、ADP、果糖 – 1,6 – 二磷酸、果糖 – 2,6 – 二磷酸（最强激活剂）	ATP、柠檬酸	受胰高血糖素抑制
丙酮酸激酶	果糖 – 1,6 – 二磷酸、丙氨酸（肝）	ATP	受胰高血糖素抑制
己糖激酶		葡糖 – 6 – 磷酸	
葡糖激酶（肝）		长链脂酰 CoA	受胰岛素诱导合成

4. 糖无氧氧化的主要生理意义　为机体快速供能。

（1）缺氧时迅速供能，对肌收缩更重要。

（2）常氧时为某些特殊类型的细胞供能。

1）无线粒体的细胞，如：红细胞。

2）代谢活跃的细胞，如：白细胞、骨髓细胞。

三、糖的有氧氧化

1. 定义　葡萄糖或糖原在有氧条件下彻底氧化成 CO_2 和 H_2O 并产生大量 ATP 的过程，它是糖氧化供能的主要方式。其反应过程分为三个阶段：第一阶段反应在胞浆中进行；第二、三阶段反应在线粒体中进行。

2. 过程

（1）第一阶段：葡糖糖→2 分子丙酮酸。

特点：同糖酵解过程。

（2）第二阶段：丙酮酸氧化脱羧生成乙酰 CoA。

特点：在有氧情况下发生，催化丙酮酸氧化脱羧的丙酮酸脱氢酶系为由三种酶和五种辅助因子组成的多酶复合体。

（3）第三阶段：乙酰 CoA 进入柠檬酸循环（8 步反应，参见图 5-2）及氧化磷酸化。

1）乙酰 CoA 与草酰乙酸缩合成柠檬酸。

2）柠檬酸经顺乌头酸转变为异柠檬酸。

3）异柠檬酸氧化脱羧转变为 α-酮戊二酸。

4）α-酮戊二酸氧化脱羧生成琥珀酰 CoA。

5）琥珀酰 CoA 合成酶催化底物水平磷酸化反应。

6）琥珀酸脱氢生成延胡索酸。

7）延胡索酸加水生成苹果酸。

8）苹果酸脱氢生成草酰乙酸。

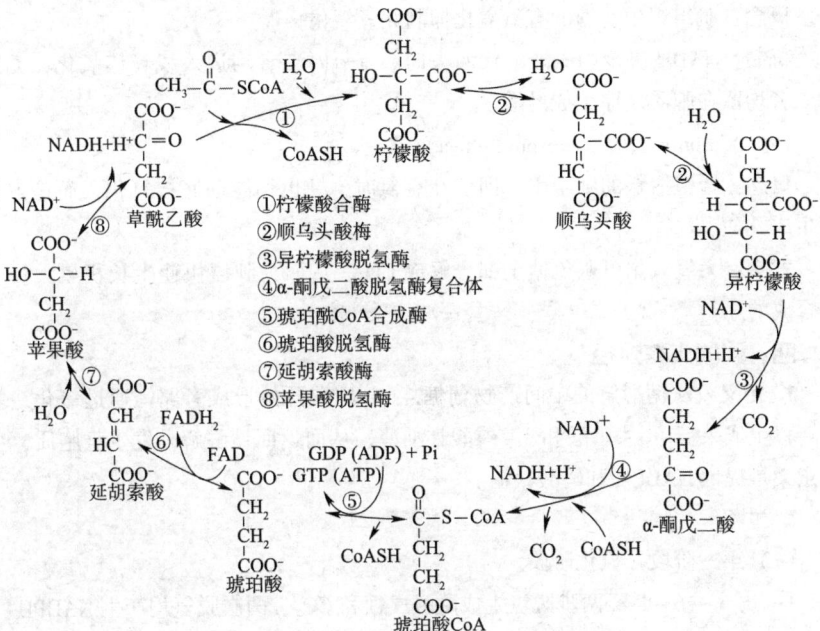

图 5-2 柠檬酸循环

3. 柠檬酸循环特点

（1）经过一次柠檬酸循环，消耗一分子乙酰 CoA。

（2）经四次脱氢，二次脱羧，一次底物水平磷酸化。

（3）生成 1 分子 $FADH_2$，3 分子 $NADH + H^+$，2 分子 CO_2，1 分子 GTP；每循环一周产生 10 分子 ATP。

（4）关键酶有：柠檬酸合酶，α-酮戊二酸脱氢酶复合体，异柠檬酸脱氢酶。

4. ATP 的生成

（1）数量：1 分子葡萄糖经有氧氧化可净生成 30~32 分子 ATP。

（2）产生方式：氧化磷酸化和底物水平磷酸化。

5. 生理意义

（1）体内获得能量的最主要途径。

（2）三大营养物质分解产能的共同通路；糖、脂肪、氨基酸代谢联系的枢纽，三大营养物质通过柠檬酸循环在一定程度上相互转变。

6. 糖的有氧氧化主要受能量供需平衡调节

7. 糖氧化产能方式的选择有组织偏好

（1）巴斯德效应（Pasteur effect）

概念：肌组织中，糖的有氧氧化抑制无氧氧化。

机制：NADH 决定丙酮酸的代谢去向。有氧时二者均进入线粒体氧化，无氧时二者均留在胞质还原生成乳酸。

（2）Warburg 效应（Warburg effect）

概念：增殖活跃的细胞中，即使在有氧时，糖也不能彻底被氧化，而是被分解生成乳酸。

意义：无氧氧化可避免糖全部分解成 CO_2，从而为肿瘤快速生长积累大量生物合成的原料。

四、磷酸戊糖途径

1. 定义 从糖酵解的中间产物葡糖-6-磷酸开始形成旁路，通过氧化、基团转移生成果糖-6-磷酸和 3-磷酸甘油醛，从而返回糖酵解，发生于胞质，主要意义是提供 NADPH 和磷酸核糖。

2. 过程

（1）第一阶段：氧化阶段。

特点：G-6-P 经两步脱氢生成磷酸戊糖和 CO_2，两次脱氢均产生 NADPH。

（2）第二阶段：非氧化阶段。

特点：生成磷酸己糖和磷酸丙糖。

3. 限速酶 葡糖-6-磷酸脱氢酶。

4. 生理意义

（1）提供磷酸核糖参与核酸的生物合成。

（2）提供 NADPH 作为供氢体参与多种代谢反应：为脂类合成等供氢；参与体内羟化反应；维持谷胱甘肽的还原状态。

（3）先天缺乏葡糖 – 6 – 磷酸脱氢酶，会导致蚕豆病。

五、糖原的合成与分解

糖原（glycogen）：是动物体内的葡萄糖多聚体，是可迅速动用的能量储备。肌糖原主要为肌收缩供能，肝糖原维持血糖水平。

1. 糖原合成 （glycogenesis）

（1）定义：在肝和骨骼肌的细胞质中，由葡萄糖合成糖原的过程。

（2）过程

1）葡萄糖活化为尿苷二磷酸葡萄糖。

2）糖原合成的起始需要引物。

3）UDPG 中的葡萄糖基连接形成直链和支链。

（3）关键酶及调节：糖原合酶（受化学修饰和变构调节），磷酸化的糖原合成酶无活性。

（4）特点

1）耗能：每延长 1 各葡糖糖基，消耗 2 个 ATP。

2）葡萄糖的供体是：UDPG（活化葡萄糖）。

2. 糖原分解 （glycogenolysis）

（1）定义：糖原分子从非还原性末端进行磷酸解而被机体快速利用，分解产物主要为葡糖 – 1 – 磷酸，少量为游离葡萄糖。

（2）过程

1）糖原磷酸化酶分解 α – 1,4 – 糖苷键释出葡糖 – 1 – 磷酸。

2）脱支酶分解 α – 1,6 – 糖苷键释出游离葡萄糖。

3）肝利用葡糖 – 6 – 磷酸酶生成葡萄糖而肌肉不能。

（3）关键酶及调节：糖原磷酸化酶（受化学修饰和变构调节），磷酸化的糖原磷酸化酶有活性。

（4）特点：糖原分解产物有组织差异，肝糖原分解产生 G 可直接补充血糖，肌糖原分解产生 G – 6 – P 主要经糖酵解途径氧化供能，不能直接补充血糖，因为肌肉中缺乏葡糖 – 6 – 磷酸酶。

3. 糖原合成与分解的生理意义 维持血糖浓度的相对恒定。

六、糖异生（Gluconeogenesis）

1. 定义 在肝、肾细胞的胞质及线粒体，由非糖化合物（乳酸、甘油、生糖氨基酸等）转变为葡萄糖或糖原的过程。

2. 过程 不完全是糖酵解的逆反应：糖异生与糖酵解的大多数反应可逆，糖酵解的 3 个关键酶反应不可逆，糖异生需由另外的酶催化。

（1）丙酮酸经丙酮酸羧化支路生成磷酸烯醇式丙酮酸：丙酮酸羧化酶、磷酸烯醇式丙酮酸羧激酶。

（2）果糖 - 1,6 - 二磷酸水解为果糖 - 6 - 磷酸：果糖二磷酸酶。

（3）葡糖 - 6 - 磷酸水解为葡萄糖：葡糖 - 6 - 磷酸酶。

3. 糖异生和糖酵解主要调节两个底物循环。

4. 糖异生的主要生理意义 维持血糖恒定。

（1）维持血糖恒定是肝糖异生最重要的生理作用。

（2）糖异生是补充或恢复肝糖原储备的重要途径。

（3）肾糖异生增强有利于维持酸碱平衡。

5. 乳酸循环（Cori cycle）（图 5 - 3）

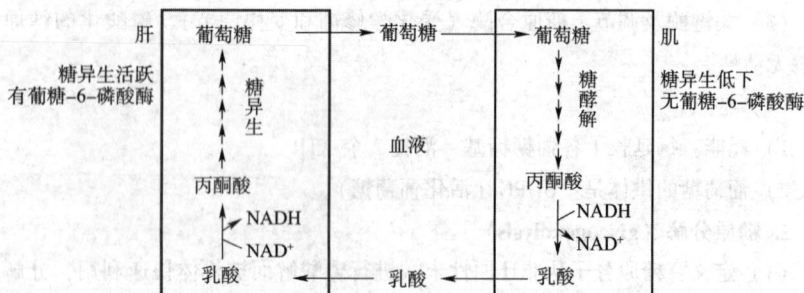

图 5 - 3 乳酸循环

七、葡萄糖的其他代谢途径

1. 糖醛酸途径（glucuronate pathway） 生成葡糖醛酸。

2. 多元醇途径（polyol pathway） 生成少量多元醇。

八、血糖及其调节

1. 概述

血糖概念：血液中所含的葡萄糖。

血糖浓度：3.9 ~ 6.0mmol/L。

2. 血糖的来源与去路 血糖的来源为肠道吸引、肝糖原分解和糖异生。血糖的去路主要用于氧化供能、合成糖原、转变成其他糖和脂肪或者氨基酸等。

3. 血糖稳态主要受激素调节

（1）组织器官调节。

（2）激素调节

1）降糖激素：胰岛素，由胰岛 β 细胞合成分泌，为蛋白质类激素。

2）升糖激素：胰高血糖素、肾上腺素、糖皮质激素。

4. 葡萄糖耐量

5. 血糖水平异常

（1）低血糖：<2.8mmol/L。

1）生理性：长时间饥饿；剧烈体力活动。

2）病理性：肾上腺皮质机能减退；胰岛素分泌过多；肝病。

（2）高血糖：>7mmol/L。

1）生理性：饮食性、情感性。

2）病理性：糖尿病；升糖激素分泌过多；肾性糖尿。

典型题突破

一、选择题

【A 型题】

1. 关于糖酵解，正确的描述是

　A. 在有氧条件下，葡萄糖生成乳酸的过程

　B. 在无氧条件下，葡萄糖分解为丙酮酸的过程

　C. 通过氧化磷酸化生成 ATP

　D. 是人类主要的供能途径

　E. 剧烈运动时糖酵解速度减慢

2. 糖酵解过程中哪种酶直接参与 ATP 的生成反应

　A. 果糖二磷酸酶 -1

　B. 磷酸果糖激酶 -1

　C. 果糖二磷酸激酶 -2

　D. 丙酮酸激酶

　E. 醛缩酶

3. 关于丙酮酸激酶的描述，错误的是

　A. 是糖酵解途径的关键酶之一

　B. ATP/AMP 比例升高，丙酮酸激酶被激活

　C. 钙调蛋白可使丙酮酸激酶磷酸化而失活

　D. 胰高血糖素可使丙酮酸激酶磷酸化而失活

　E. 在肝细胞内，丙氨酸对丙酮酸激酶有变构抑制作用

4. 1 摩尔乙酰 CoA 彻底氧化，能生成多少摩尔 ATP

　A. 7　　　　　　　B. 8

　C. 9　　　　　　　D. 10

　E. 12

5. 下列关于丙酮酸氧化脱羧反应的叙述中，哪项是错误的

　A. 在脱氢的同时伴有脱羧，并生成乙酰 CoA

　B. 该反应由丙酮酸脱氢酶系催化，是不可逆的

　C. 该酶系的辅因子有 TPP、硫辛酸、HSCoA、FAD 和 NAD$^+$

　D. ATP 可激活此反应，加速丙酮酸氧化脱羧

　E. 生成的乙酰 CoA 进入三羧酸循环

6. 底物水平磷酸化指

A. ATP 水解为 ADP 和 Pi

B. 底物经分子重排后形成高能磷酸键，经磷酸基团转移使 ADP 磷酸化为 ATP 分子

C. 呼吸链上 H^+ 传递过程中释放能量使 ADP 磷酸化为 ATP 分子

D. 使底物分子加上 1 个磷酸根

E. 使底物分子水解掉 1 个 ATP 分子

7. 三羧酸循环中发生底物水平磷酸化的化合物是

A. α - 酮戊二酸　　B. 琥珀酸

C. 琥珀酰 CoA　　D. 苹果酸

E. 延胡索酸

8. 当肝细胞内 ATP 供应充分时，下列叙述中哪项是错误的

A. 丙酮酸激酶被抑制

B. 磷酸果糖激酶 - 1 被抑制

C. 异柠檬酸脱氢酶被抑制

D. 糖原合酶活性被抑制

E. 进入三羧酸循环的乙酰辅酶 A 减少

9. 巴斯德效应是指

A. 糖的有氧氧化抑制无氧氧化

B. 糖酵解抑制糖异生

C. 糖酵解抑制有氧氧化

D. 有氧氧化抑制磷酸戊糖途径

E. 有氧氧化抑制糖醛酸途径

10. 1 分子葡萄糖经磷酸戊糖途径代谢时可生成

A. 1 分子 $NADH + H^+$

B. 2 分子 $NADH + H^+$

C. 1 分子 $NADPH + H^+$

D. 2 分子 $NADPH + H^+$

E. 2 分子 CO_2

11. 下列哪种酶缺乏可引起蚕豆病

A. 内酯酶

B. 磷酸戊糖异构酶

C. 磷酸戊糖差向酶

D. 转酮基酶

E. 葡糖 - 6 - 磷酸脱氢酶

12. 磷酸戊糖途径的生理功能不包括

A. 参与核酸生物合成

B. 参与脂肪酸生物合成

C. 参与胆固醇生物合成

D. 参与加单氧酶的催化作用

E. 生成 $NADH + H^+$

13. 糖原合成的活性葡萄糖是

A. 葡萄糖　　　　B. G - 6 - P

C. G - 1 - P　　　D. UDPG

E. CDPG

14. 糖原分解过程中磷酸化酶磷酸解的键是

A. α - 1,6 - 糖苷键

B. β - 1,6 - 糖苷键

C. α - 1,4 - 糖苷键

D. β - 1,4 - 糖苷键

E. α - 1,β - 4 - 糖苷键

15. 糖原分解的第 1 个产物是

A. 葡萄糖　　　　B. G - 6 - P

C. F - 6 - P　　　D. G - 1 - P

E. F - 1 - P

16. 有关糖原合酶的描述，正确的是

A. 是糖原合成的限速酶

B. 可以从无到有催化糖原的合成

C. 它的底物是 G - 1 - P

D. 只能进行共价修饰调节，不能进行变构调节

E. 磷酸化后活性将增强

17. 糖异生过程中需要哪种酶 "逆转" 糖酵解的磷酸果糖激酶 - 1 的催化步骤
    A. 磷酸烯醇式丙酮酸羧激酶
    B. 果糖二磷酸酶 - 1
    C. 丙酮酸羧化酶
    D. 葡糖 - 6 - 磷酸酶
    E. 磷酸化酶

18. 早期饥饿能诱导哪些代谢途径增强
    A. 糖酵解   B. 糖异生
    C. 脂肪合成   D. 糖原合成
    E. 糖的有氧氧化

19. 有关乳酸循环的描述，不正确的是
    A. 肌肉产生的乳酸经血液循环至肝后糖异生为糖
    B. 乳酸循环的生理意义是避免乳酸损失和因乳酸过多引起的酸中毒
    C. 乳酸循环的形成是个耗能过程
    D. 乳酸在肝内形成，在肌肉内糖异生为葡萄糖
    E. 乳酸糖异生为葡萄糖后可补充血糖并在肌肉中糖酵解为乳酸

20. 只在线粒体中进行的糖代谢途径有
    A. 糖酵解
    B. 糖异生
    C. 磷酸戊糖途径
    D. 糖的有氧氧化
    E. 三羧酸循环

21. 有一血糖代谢异常患者处于昏迷状态，经检测发现其血糖浓度只有 2.10mmol/L，则其可能是由于
    A. 血糖过高处于昏迷状态
    B. 血糖过低会出现呼吸障碍
    C. 其是糖尿病患者

    D. 血糖过低使得大脑能量供应不足所造成
    E. 血糖过高，是由于胰岛素分泌异常所造成

22. 胰高血糖素使血糖浓度升高，不是由于
    A. 促进肌糖原分解为葡萄糖
    B. 促进肝糖原分解为葡萄糖
    C. 促进糖异生作用
    D. 加速脂肪动员，抑制周围组织摄取葡萄糖
    E. 抑制糖酵解

23. 不属于胰岛素的功能是
    A. 促进肌肉、脂肪组织的细胞对葡萄糖的吸收
    B. 促进肝糖异生作用
    C. 增强磷酸二酯酶活性，降低 cAMP 水平，抑制糖原分解
    D. 激活丙酮酸脱氢酶磷酸酶活性、激活丙酮酸脱氢酶，促进丙酮酸分解为乙酰 CoA
    E. 抑制脂肪酶活性，降低脂肪动员

【X 型题】

1. 下列有关糖有氧氧化的叙述中正确的是
    A. 糖有氧氧化的产物是 ATP、GTP、CO_2 及水
    B. 糖有氧氧化可抑制无氧氧化
    C. 糖的有氧氧化是细胞获取能量的主要方式
    D. 三羧酸循环是三大营养物的最终代谢通路
    E. 1 分子葡萄糖氧化成 CO_2 及水时可生成 30 或 32 分子 ATP

2. 下列各项中正确的是
  A. 每 1 分子葡萄糖进行酵解时净生成 2 分子 ATP
  B. 每分子葡糖 - 6 - 磷酸进行酵解时净生成 3 分子 ATP
  C. 糖原酵解时每个葡萄糖残基净生成 3 个 ATP
  D. 糖原的葡萄糖残基进行酵解产生的 ATP 比葡萄糖酵解少
  E. 1 分子糖原比 1 分子葡萄糖进行氧化提供的能量多

3. 三羧酸循环中不可逆的反应有
  A. α - 酮戊二酸→琥珀酰辅酶 A
  B. 异柠檬酸→α - 酮戊二酸
  C. 乙酰辅酶 A + 草酰乙酸→柠檬酸
  D. 琥珀酰辅酶 A→琥珀酸
  E. 苹果酸→草酰乙酸

4. 只在胞质中进行的糖代谢途径有
  A. 糖酵解
  B. 糖异生
  C. 磷酸戊糖途径
  D. 三羧酸循环
  E. 糖有氧氧化

5. 指出下列胰岛素对糖代谢影响的正确论述
  A. 促进糖的异生
  B. 促进糖变为脂肪
  C. 促进细胞膜载体转运葡萄糖进入细胞
  D. 促进糖原合成
  E. 促进糖的有氧氧化

6. 糖酵解途径的关键酶是
  A. 己糖激酶
  B. 磷酸果糖激酶 - 1
  C. α - 磷酸甘油酸激酶
  D. 丙酮酸激酶
  E. 3 - 磷酸甘油醛脱氢酶

7. 丙酮酸进入线粒体后，哪些酶促反应可生成 CO_2
  A. 丙酮酸脱氢酶反应
  B. 异柠檬酸脱氢酶反应
  C. α - 酮戊二酸脱氢酶反应
  D. 苹果酸酶反应
  E. 苹果酸脱氢酶

二、名词解释

1. 糖酵解
2. 糖异生
3. 糖的有氧氧化
4. 柠檬酸循环
5. 底物水平磷酸化
6. 巴斯德效应
7. 磷酸戊糖途径
8. 活性葡萄糖

三、简答题

1. 为什么说肌糖原不能直接补充血糖？请说明肌糖原是如何转变为血糖的。
2. 简述三羧酸循环的要点及生理意义。
3. 磷酸戊糖途径的生理意义是什么
4. 试述乳酸异生为葡萄糖的主要反应过程及其酶。
5. 在剧烈运动时，肌肉收缩会产生大量的对肌肉有毒物质，试述该物质是什么及该物质的主要代谢去向。
6. ATP 是磷酸果糖激酶的底物，为什么 ATP 浓度升高反而会抑制磷酸果糖激酶？
7. 简述乳酸循环形成的原因及其生理意义。

8. 简述人体内葡糖 – 6 – 磷酸有哪些代谢去向?

9. 肝糖原的合成与分解有何生理意义?

四、论述题

1. 试从营养物质代谢的角度, 阐述为什么减肥者要减少糖类物质的摄入量? (写出有关的代谢途径及其细胞定位、主要反应、关键酶)

2. 简述血糖的来源和去路。

3. 为什么说三羧酸循环是物质代谢的重要通路?

4. 试讨论在饥饿情况下, 糖异生作用增加的机理。

5. 从以下几方面比较糖酵解与有氧氧化: ①代谢部位; ②反应条件; ③ATP 生成方式; ④产生 ATP 的数量; ⑤终产物; ⑥主要生理意义。

6. 试述糖尿病时出现以下现象的生化机制是什么: ①高血糖与糖尿; ②酮血症、酮尿症与代谢性酸中毒。

参考答案

一、选择题

【A 型题】

1. **B**。糖酵解是在机体缺氧条件下, 葡萄糖或糖原经一系列反应生成丙酮酸的过程。

2. **D**。糖酵解过程中有两次底物水平磷酸化生成 ATP, 第一次是 1, 3 – 二磷酸甘油酸在磷酸甘油酸激酶作用下转变成 3 – 磷酸甘油酸, 第二次是磷酸烯醇式丙酮酸在丙酮酸激酶催化下将高能磷酸基转移给 ADP 生成 ATP 和丙酮酸。

3. **B**。ATP 对丙酮酸激酶有抑制作用。

4. **D**。柠檬酸循环每循环一周产生 1 分子 $FADH_2$, 3 分子 $NADH + H^+$, 1 分子 GTP, 共计 10 分子 ATP。

5. **D**。在有氧情况下发生, 丙酮酸脱氢酶复合体催化丙酮酸氧化脱羧生成乙酰 CoA, 该复合体由三种酶和五种辅助因子组成, 乙酰 CoA、NADH 和 ATP 是丙酮酸脱氢酶复合体的别构抑制剂。

6. **B**。ADP 或其他核苷二磷酸的磷酸化作用与底物的脱氢作用直接相偶联的反应过程, 称为底物水平磷酸化。

7. **C**。在琥珀酰 CoA 合成酶催化下, 琥珀酰 CoA 的高能硫酯键水解与 GDP 磷酸化偶联, 生成琥珀酸、GTP 和辅酶 A。

8. **D**。糖的有氧氧化受能量供需调节, ATP 是有氧氧化过程中多个关键酶的别构抑制剂。ATP 对糖原合成酶有激活作用。

9. **A**。巴斯德效应是指在肌组织中, 糖的有氧氧化抑制无氧氧化。

10. **D**。反应过程可分为二个阶段, 氧化阶段生成磷酸戊糖, 2 分子 $NADPH + H^+$ 及 1 分子 CO_2。非氧化阶段包括一系列基团转移。

11. **E**。葡糖 – 6 – 磷酸脱氢酶是磷酸戊糖途径的限速酶, 葡糖 – 6 – 磷酸脱氢酶缺陷者，其红细胞不能经磷酸戊糖途径获得充足的 NADPH，难以使谷胱甘肽保持还原状态，因而表现出红细胞（尤其是较老的红细胞）易于破裂，发生溶血性黄疸。这种溶血现象常在食用蚕豆（是强氧化剂）后出现，故称为蚕豆病。

12. **E**。磷酸戊糖途径是 NADPH 和磷酸核糖的主要来源。提供磷酸核糖参与核酸的生物合成。提供 NADPH 作为供氢体参与多种代谢反应：NADPH 是许多合成代谢的供氢体（脂肪酸、胆固醇）；NADPH 参与体内羟化反应（生物转化）；NADPH 可维持谷胱甘肽（GSH）的还原状态。

13. **D**。UDPG 可看作 "活性葡萄糖"，在体内充作葡萄糖供体。

14. **C**。糖原磷酸化酶只能分解 $\alpha-1$，4 - 糖苷键，对 $\alpha-1$，6 - 糖苷键无作用。

15. **D**。肝糖原分解的第一步从糖链的非还原端开始，在糖原磷酸化酶的作用下分解下一个葡萄糖基，生成葡糖 - 1 - 磷酸。

16. **A**。在糖原合酶作用下，UDPG 的葡萄糖基转移给糖原引物的糖链末端，形成 $\alpha-1$，4 - 糖苷键。糖原合酶受化学修饰和别构调节，去磷酸化的糖原合酶是其活性形式。

17. **B**。糖异生途径与酵解途径大多数反应是共有的、可逆的；酵解途径中有 3 个由关键酶催化的不可逆反应。在糖异生时，须由另外的反应和酶代替。果糖 - 1，6 - 二磷酸通过果糖二磷酸酶 - 1 水解为果糖 - 6 - 磷酸。

18. **B**。空腹或饥饿时依赖氨基酸、甘油等异生成葡萄糖，以维持血糖水平恒定。

19. **D**。肌收缩（尤其是供氧不足时）通过糖酵解生成乳酸。肌肉组织没有葡糖 - 6 - 磷酸酶，糖异生活性低，所以乳酸通过细胞膜弥散进入血液后，再入肝，在肝内异生为葡萄糖。葡萄糖释入血液后又可被肌摄取，这就构成了一个循环，此循环称为乳酸循环，也称 Cori 循环。乳酸再利用，避免了乳酸的损失，也可以防止乳酸堆积引起酸中毒。

20. **E**。三羧酸循环的反应部位在线粒体。

21. **D**。低血糖是指糖浓度低于 2.8mmol/L。低血糖影响脑的正常功能，因为脑细胞所需要的能量主要来自葡萄糖的氧化。当血糖水平过低时，就会影响脑细胞的功能，从而出现头晕、倦怠无力、心悸等，严重时出现昏迷，称为低血糖休克。

22. **A**。肌糖原分解产生 G - 6 - P 主要经糖酵解途径氧化供能，不能直接补充血糖，因为肌肉中缺乏葡糖 - 6 - 磷酸酶。

23. **B**。胰岛素是体内唯一的降低血糖的激素。促进肌、脂肪组织等的细胞膜葡萄糖载体将葡萄糖转运入细胞。通过增强磷酸二酯酶活性，降低 cAMP 水平，从而使糖原合酶活性增强、磷酸化酶活性降低，加速糖原合成、抑制糖原分解。通过激活丙酮酸脱氢酶磷酸酶而使丙酮酸脱氢酶激活，加速丙酮酸氧化为乙酰 CoA，从而加快糖的有氧氧化。抑制肝内糖异生是通过抑制磷酸烯醇式丙酮酸羧激酶的合成，以及促进氨基酸进入肌组织并合成蛋白质，减少肝糖异生的原料。通过抑制脂肪组织内的激素敏感性脂肪酶，可减缓脂肪动员的速率。

【X 型题】

1. **ABCDE**。糖有氧氧化包括三个阶段：糖酵解，丙酮酸氧化脱羧生成乙酰 CoA，乙酰 CoA 进入柠檬酸循环及氧化磷酸化。3 个阶段生成的 ATP/GTP 和 NADH 及 $FADH_2$ 经过呼吸链生成的 ATP 共 30 或 32 分子。糖的有氧氧化是机体产能最主要的途径。

2. **ABCE**。肝糖原分解时在糖原磷酸化酶作用下从糖原的非还原端切除一个葡萄糖残基，生成葡糖 – 1 – 磷酸，葡糖 – 1 – 磷酸通过变位作用生成葡糖 – 6 – 磷酸，该步骤不耗能。而葡萄糖氧化分解的第一步是葡萄被磷酸化生成葡糖 – 6 – 磷酸，消耗 1 分子 ATP，故糖原的葡萄糖残基进行酵解产生的 ATP 比葡萄糖酵解多。

3. **ABC**。三羧酸循环关键酶有：柠檬酸合酶、α – 酮戊二酸脱氢酶复合体、异柠檬酸脱氢酶，分别催化三步不可逆的反应。

4. **AC**。三羧酸循环在线粒体中进行，糖异生和有氧氧化在胞质和线粒体中进行。

5. **BCDE**。胰岛素促进肌、脂肪组织等的细胞膜葡萄糖载体将葡萄糖转运入细胞。通过增强磷酸二酯酶活性，降低 cAMP 水平，从而使糖原合酶活性增强、磷酸化酶活性降低，加速糖原合成、抑制糖原分解。通过激活丙酮酸脱氢酶磷酸酶而使丙酮酸脱氢酶激活，加速丙酮酸氧化为乙酰 CoA，从而加快糖的有氧氧化。抑制肝内糖异生是通过抑制磷酸烯醇式丙酮酸羧激酶的合成，以及促进氨基酸进入肌组织并合成蛋白质，减少肝糖异生的原料。通过抑制脂肪组织内的激素敏感性脂肪酶，可减缓脂肪动员的速率。

6. **ABD**。糖酵解途径有 3 个非平衡反应：己糖激酶、磷酸果糖激酶 – 1 和丙酮酸激酶催化的反应，这 3 个酶是糖酵解途径的关键酶。

7. **ABC**。丙酮酸进入线粒体后在丙酮酸脱氢酶复合体作用下，氧化脱羧生成乙酰 CoA 进入三羧酸循环。三羧酸循环中有两步脱羧反应：异柠檬酸在异柠檬酸脱氢酶作用下氧化脱羧转变为 α – 酮戊二酸，α – 酮戊二酸在 α – 酮戊二酸脱氢酶复合体作用下氧化脱羧生成琥珀酰 CoA。

二、名词解释

1. 糖酵解：一分子葡萄糖在细胞质中裂解为两分子丙酮酸的过程称为糖酵解。

2. 糖异生：非糖物质（如丙酮酸、乳酸、甘油、生糖氨基酸等）转变为葡萄糖或糖原的过程。

3. 糖的有氧氧化在氧供应充足的情况下，葡萄糖或糖原的葡萄糖单位彻底氧化为 CO_2 和 H_2O 的过程称糖的有氧氧化，它是葡萄糖氧化分解的主要方式。

4. 柠檬酸循环：指乙酰 CoA 和草酰乙酸缩合生成含三个羧基的柠檬酸，反复的进行脱氢脱羧，又生成草酰乙酸，再重复循环反应的过程。由于 Krebs 正式提出了三羧酸循环的学说，故此循环又称为 Krebs 循环。

5. 底物水平磷酸化：底物分子内部能量重新分布，生成高能键，使 ADP 磷酸化生成 ATP 的过程，称为底物水平磷酸化。

6. 巴斯德效应：指有氧氧化抑制糖酵解的现象。

7. 磷酸戊糖途径：磷酸戊糖途径是指由葡萄糖生成磷酸戊糖及 NADPH + H⁺，前者再进一步转变成 3 - 磷酸甘油醛和 6 - 磷酸果糖的反应过程。又称为磷酸己糖旁路。

8. 活性葡萄糖：尿苷二磷酸葡萄糖，是合成糖原时葡萄糖的直接供体。

三、简答题

1. （1） 由于肌肉缺乏葡糖 - 6 - 磷酸酶，而肝脏中却存在。

  （2） 肌糖原分解出葡糖 - 6 - 磷酸后，经糖酵解途径产生乳酸，乳酸进入血液循环到肝脏，以乳酸为原料经糖异生作用转变为葡萄糖，并释放入血补充血糖。

2. 三羧酸循环的要点：经过一次三羧酸循环，消耗一分子乙酰 CoA，经四次脱氢，二次脱羧，一次底物水平磷酸化；生成 1 分子 $FADH_2$，3 分子 NADH + H⁺，2 分子 CO_2，1 分子 GTP；关键酶有：柠檬酸合酶、α - 酮戊二酸脱氢酶复合体和异柠檬酸脱氢酶。生理意义：①是三大营养素彻底氧化的最终代谢通路。②是糖、脂肪、氨基酸三大营养素代谢联系的枢纽。③为其他合成代谢提供小分子前体，为氧化磷酸化提供还原当量。

3. 磷酸戊糖途径的生理意义：

  （1） 提供 5 - 磷酸核糖，作为核苷酸合成的原料。

  （2） 提供 NADPH 作为供氢体参与多种代谢反应：①NADPH 作为供氢体参与脂肪酸、胆固醇、类固醇激素等化合物的合成；②NADPH 参与体内羟化反应，如从鲨烯合成胆固醇，从胆固醇合成胆汁酸、类固醇激素等；③NADPH 可作为加单氧酶系的供氢体，参与激素、药物和毒物的生物转化作用；④NADPH 是谷胱甘肽还原酶的辅酶，维持谷胱甘肽的还原状态，从而保护一些巯基酶免受氧化，以维持膜的完整性，防止与此有关的溶血性贫血。

4. 乳酸异生为葡萄糖的主要反应过程及其酶：乳酸生成糖是体内重要的糖异生过程，也是乳酸循环的关键步骤。首先乳酸经乳酸脱氢酶作用生成丙酮酸，丙酮酸进入线粒体转变成草酰乙酸；但生成的草酰乙酸不能通过线粒体膜，为此须转变成苹果酸或天冬氨酸，后两者到胞浆里再转变成草酰乙酸；草酰乙酸转变成磷酸烯醇式丙酮酸，后者沿酵解路逆行而成糖；糖异生反应必须绕过"能障"及"膜障"才能成糖；在这个过程中，其关键酶包括丙酮酸羧化酶、磷酸烯醇式丙酮酸羧激酶、果糖二磷酸酶 - 1 和葡糖 - 6 - 磷酸酶。

5. 在剧烈运动时，肌肉收缩会产生大量的对肌肉有毒物质是乳酸。其代谢去路为：

①大量乳酸透过肌细胞膜进入血液，在肝脏经糖异生合成糖；②大量乳酸透过肌细胞膜进入血液，在心肌中经乳酸脱氢酶催化生成丙酮酸氧化供能；③大量乳酸透过肌细胞膜进入血液，在肾脏异生为糖或经尿排出；④一部分乳酸在肌肉内脱氢生成丙酮酸而进入有氧氧化。

6. 磷酸果糖激酶 – 1 是一种变构酶，可通过变构剂影响其活性，ATP 既是该酶的底物又是该酶的变构抑制剂，当 ATP 与酶的变构部位非共价结合后，促使该酶的四个亚基转变为 T 型（紧密型），降低了酶与底物的亲和力，导致酶活性减弱，所以当 ATP 浓度升高时，反而抑制其活性。

7. 乳酸循环形成的原因及其生理意义：乳酸循环的形成是由于肝脏和肌肉组织中酶的特性所致。肝内糖异生很活跃，又有葡糖 – 6 – 磷酸酶可水解葡糖 – 6 – 磷酸，释出葡萄糖。肌肉组织中除糖异生的活性很低外，又没有葡糖 – 6 – 磷酸酶；肌肉组织内生成的乳酸既不能异生成糖，更不能释放出葡萄糖。乳酸循环的生理意义在于避免损失乳酸（能源物质）以及防止因乳酸堆积引起酸中毒。

8. 人体内葡糖 – 6 – 磷酸的代谢去向：①经糖原分解或糖异生途径生成葡萄糖。②经糖原合成途径合成糖原。③经糖酵解途径生成乳酸。④经糖的有氧氧化途径生成 CO_2 和 H_2O，并释放大量能量。⑤经磷酸戊糖途径生成 NADPH 和磷酸核糖。

9. 肝糖原的合成与分解的生理意义：肝糖原的合成与分解是调节血糖的重要途径。当进食过多的糖时，糖原合成增加，使多余的糖在肝和肌肉等组织中合成糖原贮存起来，以防血糖浓度过高。当禁食时，肝糖原分解使空腹时血糖浓度不过低，把贮存的糖原以葡萄糖形式释放入血。因此，肝糖原分解是补充血糖的重要来源。

四、论述题

1. 因为糖能为脂肪的合成提供原料，即糖能转变成脂肪。

（1）葡萄糖在胞质中经糖酵解途径分解生成丙酮酸，其关键酶有己糖激酶、磷酸果糖激酶 – 1、丙酮酸激酶。

（2）丙酮酸进入线粒体在丙酮酸脱氢酶复合体催化下氧化脱羧成乙酰 CoA，后者与草酰乙酸在柠檬酸合酶催化下生成柠檬酸，再经柠檬酸 – 丙酮酸循环出线粒体，在胞质中裂解为乙酰 CoA，后者作为合成脂酸的原料。

（3）胞质中的乙酰 CoA 在乙酰 CoA 羧化酶催化下生成丙二酸单酰 CoA，再经脂酸合成酶系催化合成软脂酸。

（4）胞质中经糖酵解途径生成的磷酸二羟丙酮还原成 α – 磷酸甘油，后者与脂酰 CoA 在脂酰转移酶催化下生成三脂酰甘油（脂肪）。

2. 血糖的来源：①食物消化吸收；②肝糖原分解；③非糖物质异生。去路：①氧化分解供能；②转变为糖；③转变为脂类、氨基酸；④其他糖类；⑤非正常途径（尿糖）。

3. (1) 三羧酸循环是乙酰 CoA 最终氧化生成 CO_2 和 H_2O 的途径。

(2) 糖代谢产生的碳骨架最终进入三羧酸循环氧化。

(3) 脂肪分解产生的甘油可通过有氧氧化进入三羧酸循环氧化，脂肪酸经 β – 氧化产生乙酰 CoA 可进入三羧酸循环氧化。

(4) 蛋白质分解产生的氨基酸经脱氨后碳骨架可进入三羧酸循环，同时，三羧酸循环的中间产物可作为氨基酸的碳骨架接受氨后合成必需氨基酸。所以，三羧酸循环是三大物质代谢共同通路。

4. 饥饿时，脂肪动员增强，脂肪酸氧化产生大量乙酰 CoA，它可以通过下列方式使糖异生作用增强：

(1) 乙酰 CoA 反馈抑制丙酮酸脱氢酶，使丙酮酸堆积，成为糖异生的原料。

(2) 乙酰 CoA 与草酰乙酸缩合成柠檬酸，后者是糖酵解途径限速酶磷酸果糖激酶 – 1 的强烈抑制剂，有利于糖异生的进行。

(3) 乙酰 CoA 能激活丙酮酸羧化酶，加速丙酮酸异生为葡萄糖。

(4) 柠檬酸和 ATP 是糖有氧氧化途径中许多关键酶的变构抑制剂，抑制糖的分解代谢，加强糖异生作用。

(5) 饥饿时，肌肉蛋白质分解产生的氨基酸可作为糖异生原料，促进糖异生。

5. (1) 代谢部位：糖酵解在胞质中进行，而有氧氧化的不同阶段分别在胞质和线粒体内进行。

(2) 反应条件：糖酵解在无氧或缺氧条件下进行，而有氧氧化在有氧条件下进行。

(3) ATP 生成方式：糖酵解中 ATP 的生成是通过底物水平磷酸化反应，而有氧氧化中 ATP 的生成既通过底物水平磷酸化反应，也通过氧化磷酸化作用生成，但以氧化磷酸化作用为主。

(4) ATP 生成数量：有氧氧化是机体生成 ATP 的主要途径，通过此途径产生的 ATP 数量是糖酵解途径产生 ATP 数量的 15～16 倍，1 分子葡萄糖经酵解仅产生 2 分子 ATP，而经有氧氧化则能产生 30～32 分子 ATP。

(5) 终产物：糖酵解为乳酸和少量 ATP，有氧氧化是 CO_2、H_2O 和大量的 ATP。

(6) 主要生理意义：糖酵解是机体在缺氧情况下获得能量的一种方式。此外，一些组织、细胞即使在有氧条件下仍以糖酵解获得能量，糖酵解逆行是糖异生途径；有氧氧化是人体活动所需能量的主要来源，三羧酸循环是糖、脂、蛋白质最终氧化的共同途径和三大营养物质代谢的联系枢纽。

6. 糖尿病是由于体内胰岛素不足或胰岛素不能发挥正常调节作用而引起的。

(1) 体内胰岛素不足或胰岛素不能发挥正常调节作用将导致：①肌肉、脂肪细胞摄取葡萄糖减少；②肝脏葡萄糖分解利用减少；③肌肉和肝脏糖原合成减弱；④糖异生增强；⑤糖转变成脂肪减弱。这些改变使葡萄糖生成增多，最终使血糖增高。当血糖浓度高于肾糖阈时，糖从尿中排出，出现尿糖。

（2）组织不能利用葡萄糖供能导致脂肪动员增加，产生大量脂肪酸导致酮体生成增多。同时由于来源于糖的丙酮酸少，进而使草酰乙酸减少，酮体氧化受阻。当肝脏酮体的生成量大于肝外组织酮体的氧化能力时，血中酮体浓度增高造成酮血症；酮体从尿中排出则造成酮尿症。由于酮体中乙酰乙酸、β-羟丁酸都是酸性物质，所以造成机体代谢性酸中毒。

（牛静）

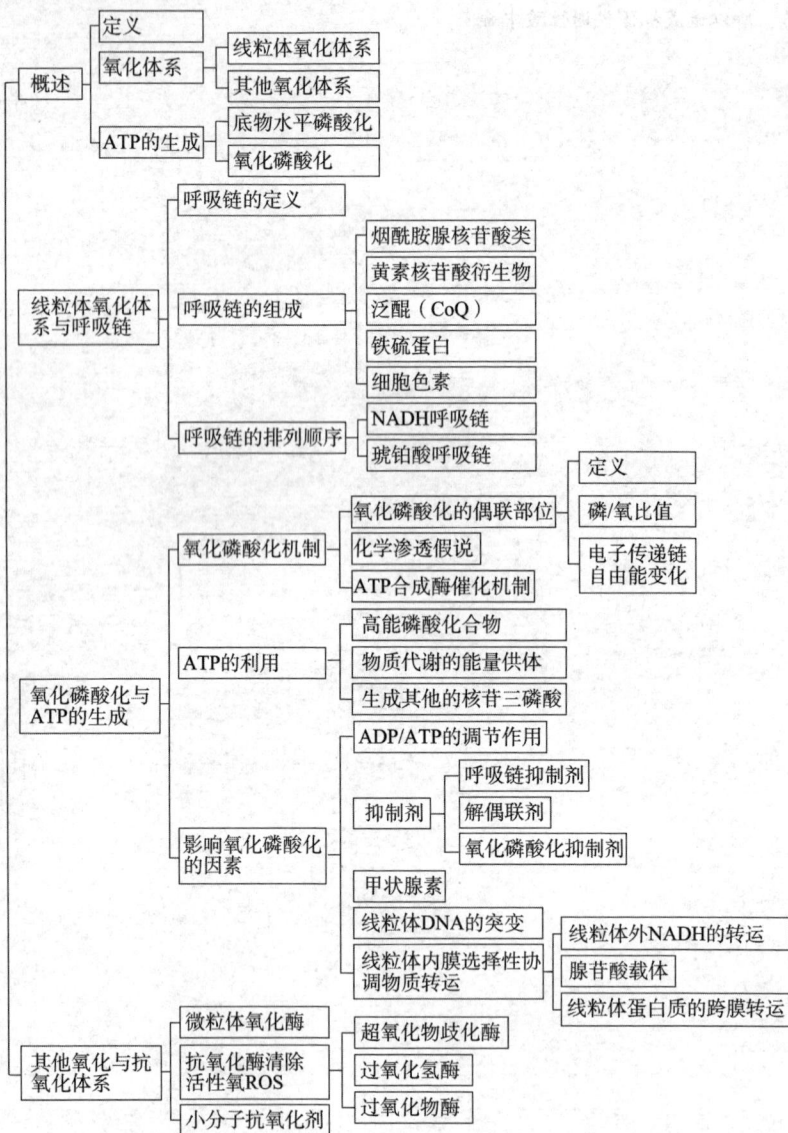

第六章 生物氧化

知识框架

- 概述
  - 定义
  - 氧化体系
    - 线粒体氧化体系
    - 其他氧化体系
  - ATP的生成
    - 底物水平磷酸化
    - 氧化磷酸化

- 线粒体氧化体系与呼吸链
  - 呼吸链的定义
  - 呼吸链的组成
    - 烟酰胺腺苷酸类
    - 黄素核苷酸衍生物
    - 泛醌（CoQ）
    - 铁硫蛋白
    - 细胞色素
  - 呼吸链的排列顺序
    - NADH呼吸链
    - 琥珀酸呼吸链

- 氧化磷酸化与ATP的生成
  - 氧化磷酸化机制
    - 氧化磷酸化的偶联部位
      - 定义
      - 磷/氧比值
      - 电子传递链自由能变化
    - 化学渗透假说
    - ATP合成酶催化机制
  - ATP的利用
    - 高能磷酸化合物
    - 物质代谢的能量供体
    - 生成其他的核苷三磷酸
  - 影响氧化磷酸化的因素
    - ADP/ATP的调节作用
    - 抑制剂
      - 呼吸链抑制剂
      - 解偶联剂
      - 氧化磷酸化抑制剂
    - 甲状腺素
    - 线粒体DNA的突变
    - 线粒体内膜选择性协调物质转运
      - 线粒体外NADH的转运
      - 腺苷酸载体
      - 线粒体蛋白质的跨膜转运

- 其他氧化与抗氧化体系
  - 微粒体氧化酶
  - 抗氧化酶清除活性氧ROS
    - 超氧化物歧化酶
    - 过氧化氢酶
    - 过氧化物酶
  - 小分子抗氧化剂

核心知识点纵览

一、生物氧化概念及意义

1. 定义　生物氧化（biological oxidation）指物质在生物体内进行的氧化分解。

2. 部位　细胞胞质、线粒体、微粒体等。

3. 生物氧化的特点

（1）需要酶催化。

（2）反应温和：37℃、pH 值接近中性。

（3）逐步氧化，逐步放能，可以调节。

（4）生物氧化以脱氢方式为主。

（5）H_2O 的生成：代谢物脱下的氢与氧结合产生。

（6）CO_2 的生成：有机酸脱羧产生，参见图 6 – 1。

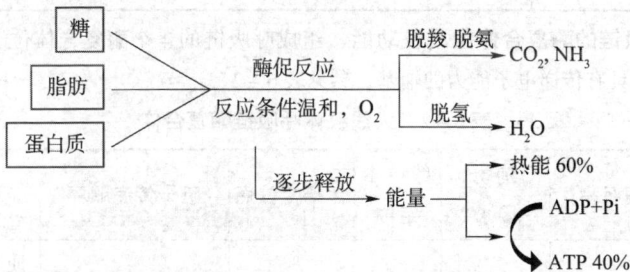

图 6 – 1　线粒体氧化体系的特点

4. 氧化体系分类

（1）线粒体氧化体系：产物为 CO_2 和 H_2O，耗氧，生成 ATP。

（2）其他氧化体系：将底物氧化修饰、转化等，无 ATP 生成。

5. ATP 的合成方式

（1）底物水平磷酸化（substrate level phosphorylation）：是底物分子内部能量重新分布，生成高能键，使 ADP 磷酸化生成 ATP 的过程。

（2）氧化磷酸化（oxidative phosphorylation）：是指在呼吸链电子传递过程中偶联 ADP 磷酸化，生成 ATP，又称为偶联磷酸化。

二、线粒体氧化体系与呼吸链

1. 线粒体呼吸链（mitochodrial respiratory chain）　生物体将 NADH + H[+] 和 $FADH_2$ 彻底氧化生成水和 ATP 的过程与细胞的呼吸有关，需要消耗氧，参与氧化还原反应的组分由含辅助因子的多种蛋白酶复合体组成，形成一个连续的传递链，又称电子传递链（electron transport chain）。

2. 线粒体氧化体系　线粒体氧化体系含多种传递氢和电子的组分，参见表6-1。

表6-1　线粒体氧化体系中传递氢和电子的组分

名称	缩写	功能基团	作用
烟酰胺腺嘌呤核苷酸类	NAD^+、$NADP^+$	维生素pp	氢和电子递体 $2H^+$、$2e^-$
黄素核苷酸衍生物	FAD、FMN	维生素B_2	氢和电子递体 $2H^+$、$2e^-$
泛醌（辅酶Q）	CoQ		氢和电子递体 $2H^+$、$2e^-$
铁硫蛋白	Fe-S	铁原子	单电子递体e^-
细胞色素	Cyt	铁卟啉	单电子递体e^-

3. 呼吸链的酶复合体组成及功能　组成呼吸链的4个酶复合体位于线粒体内膜，含多种具有传递电子能力的辅基。参见表6-2。

表6-2　人线粒体呼吸链酶复合体

酶复合体	酶名称	辅助因子	线粒体定位	含结合位点	电子传递顺序	作用
复合体Ⅰ	NADH-泛醌氧化还原酶	FMN、Fe-S	内膜中	NADH（基质侧）CoQ（脂质核心）	NADH→FMN→Fe-S→CoQ	质子泵功能，每传递2个电子向内膜胞浆侧释放4个H^+
复合体Ⅱ	琥珀酸-泛醌还原酶	FAD、Fe-S	内膜内侧	琥珀酸（基质侧）CoQ（脂质核心）	琥珀酸→FAD→几种Fe-S→CoQ	无质子泵功能，传递2个电子至CoQ
复合体Ⅲ	泛醌-细胞色素c氧化还原酶	血红素b_L、b_H、c_1、Fe-S	内膜中	Cytc（膜间隙侧）	$CoQH_2$→（$Cytb_L$→$Cytb_H$）→Fe-S→$Cytc_1$→Cytc	质子泵功能，每传递2个电子向内膜胞浆侧释放4个H^+

续表

酶复合体	酶名称	辅助因子	线粒体定位	含结合位点	电子传递顺序	作用
复合体Ⅳ	细胞色素 c 氧化酶	血红素 a、a_3、Cu_A、Cu_B	内膜中	Cytc（膜间隙侧）	Cytc→Cu_A→Cyta→$Cyta_3$ – Cu_B →O_2	质子泵功能，每传递 2 个电子使 2 个 H^+ 跨内膜向胞浆侧转移

注：泛醌和细胞色素 c 不参与酶复合体组成，细胞色素 c 作为可溶性蛋白在复合体Ⅲ和Ⅳ之间自由移动。

4. 呼吸链成分的排列顺序 根据电子供体及其传递过程，目前认为氧化呼吸链有两条途径：

（1）NADH 氧化呼吸链：由复合体Ⅰ、Ⅲ、Ⅳ构成。

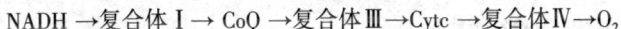

NADH →复合体Ⅰ→ CoQ →复合体Ⅲ→Cytc →复合体Ⅳ→O_2

（2）琥珀酸氧化呼吸链由复合体Ⅱ、Ⅲ、Ⅳ构成。

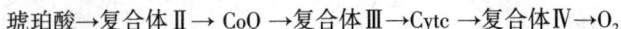

琥珀酸→复合体Ⅱ→ CoQ →复合体Ⅲ→Cytc →复合体Ⅳ→O_2

三、氧化磷酸化与 ATP 的生成

1. 氧化磷酸化偶联部位

（1）定义：指呼吸链中能够产生足够的能量使 ADP 磷酸化合成 ATP 的部位。

（2）磷氧比值（P/O）：指每消耗1/2 摩尔 O_2 所需磷酸的摩尔数（即合成 ATP 的摩尔数）。

实验证明，一对电子经 NADH 呼吸链传递，P/O 比值约为 2.5，生成 2.5 分子的 ATP；一对电子经琥珀酸呼吸链传递，P/O 比值约为 1.5，可生成 1.5 分子 ATP。

（3）氧化磷酸化偶联部位：在复合体Ⅰ、Ⅲ、Ⅳ内。①部位Ⅰ：NADH 和 CoQ 之间（复合体Ⅰ）；②部位Ⅱ：Cytb 和 Cytc 之间（复合体Ⅲ）；③部位Ⅲ：$Cytaa_3$ 和 $1/2O_2$ 之间（复合体Ⅳ）。参见图 6 – 2。

2. ATP 合成酶催化机制

（1）ATP 合酶的结构组成

F_1（亲水部分）：①亚基：$\alpha\beta\gamma\delta\varepsilon$；②功能：催化 ATP 合成。

F_0（疏水部分）：①亚基：$a_1b_2c_{9-12}$；②功能：质子回流至基质的通道。

（2）ATP 合酶的作用：线粒体内膜存在 ATP 合酶，电子传递产生的质子驱动力通过 ATP 合酶的离子通道促使质子回流、释放的能量用于产生 ATP。

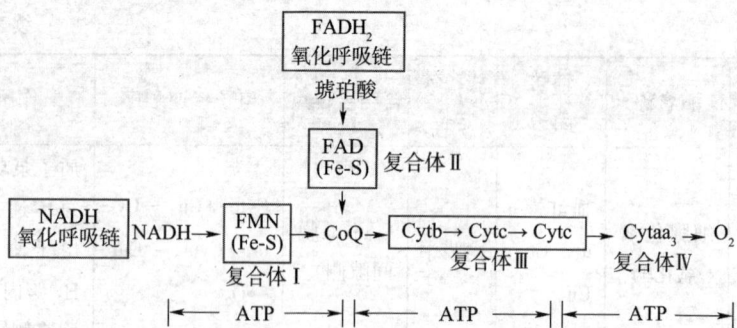

图 6 - 2　氧化磷酸化偶联部位

3. 高能磷酸化合物

（1）定义：高能磷酸化合物含有磷酸基，并在水解时释放较大自由能（大于 25kJ/mol）。

（2）高能磷酸化合物包括：磷酸烯醇式丙酮酸、1,3 - 二磷酸甘油酸、1 - 磷酸葡萄糖、磷酸肌酸、ATP、ADP 等。

4. 氧化磷酸化的影响因素

（1）体内能量状态

ADP/ATP 的调节作用：

ADP/ATP↑，促进氧化磷酸化，结果 ATP↑；

ADP/ATP↓，抑制氧化磷酸化，结果 ATP↓。

（2）抑制剂可阻断氧化磷酸化过程。

氧化磷酸化的抑制剂主要有三类，参见图 6 - 3。

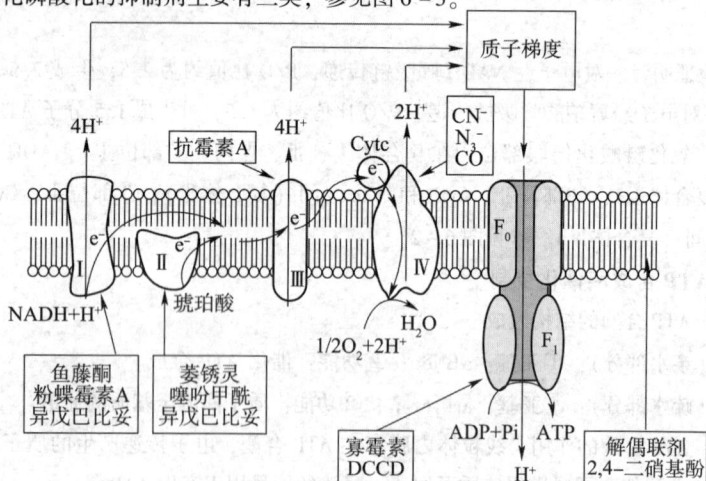

图 6 - 3　各种抑制剂对氧化磷酸化的影响

1）呼吸链抑制剂：阻断电子传递，使底物氧化受阻，偶联的磷酸化也无法进行。

2）解偶联剂：使氧化和磷酸化相互分离，破坏质子电化学梯度，能量以热能形式释放，ATP 的生成受到抑制。

3）氧化磷酸化抑制剂：同时抑制电子传递和 ATP 的生成，如寡霉素、二环己基碳二亚胺（DCCP）。

【临床案例】新生儿硬肿症，缺乏棕色脂肪组织，不能维持体温使皮下脂肪凝固。

（3）甲状腺激素促进氧化磷酸化和产热

总效应：ATP 合成↑，ATP 分解↑；表现为氧耗↑，产热↑。

【临床案例】甲状腺功能亢进，基础代谢率高，易热，易喘，情绪激动。

（4）线粒体 DNA 突变：影响机体氧化磷酸化功能。

3. 胞质中 NADH 通过穿梭机制进入线粒体氧化呼吸链

转运机制：

（1）α–磷酸甘油穿梭（α–glycerophosphate shuttle）

组织定位：脑、骨骼肌。

特点：每对 H^+ 进入琥珀酸呼吸链生成 1.5 分子 ATP。

（2）苹果酸–天冬氨酸穿梭（malate–aspartate shuttle）

组织定位：肝、肾、心肌细胞。

特点：每对 H^+ 进入 NADH 呼吸链可产生 2.5 分子 ATP。

四、其他氧化与抗氧化体系

1. 微粒体氧化体系 微粒体细胞色素 P450 单加氧酶（混合功能氧化酶/羟化酶）催化底物分子羟基化。

2. 线粒体氧化呼吸链也可产生活性氧

（1）定义：反应活性氧类（reactive oxygen species，ROS）主要指 O_2 的单电子还原产物，是强氧化剂。包括超氧阴离子、羟自由基、过氧化氢等。

（2）反应活性氧的来源及影响：正常情况下，物质在细胞线粒体、胞质、过氧化物酶体代谢可生成活性氧，对细胞有毒性作用，参见图 6-4。

【临床案例】一些退行性疾病如帕金森病、老年性痴呆、享庭顿病与线粒体氧化损伤有关。

（3）抗氧化酶体系：预防内、外环境中超氧离子损伤的酶包括过氧化氢酶、谷胱甘肽过氧化物酶、超氧物歧化酶（SOD），参见图 6-4。

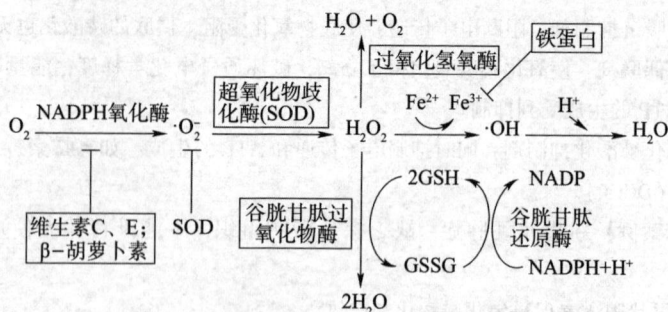

图 6-4 反应活性氧的来源及对细胞的影响

（4）小分子抗氧化物：包括维生素 C、维生素 E、β-胡萝卜素等，与体内抗氧化酶共同组成抗氧化体系，参见图 6-5。

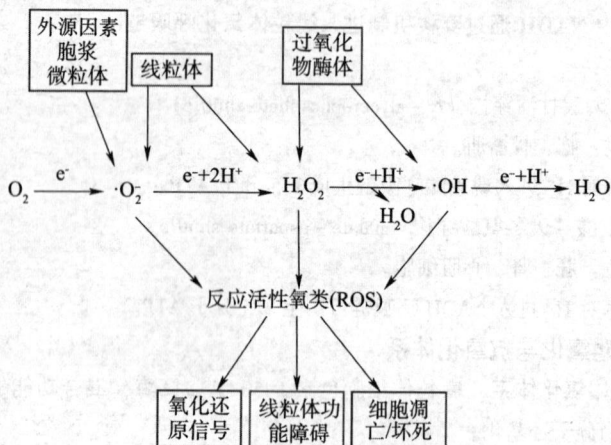

图 6-5 细胞中的抗氧化酶体系

典型题突破

一、选择题

【A 型题】

1. 线粒体氧化体系的功能不包括

    A. 通过酶促反应将营养物质氧化分解

    B. 产物是 CO_2 和 H_2O

    C. 利用氧化酶类对底物进行加氧修饰

    D. 逐步释放能量

    E. 产生 ATP

2. 关于线粒体内膜氧化呼吸链描述正确的是

    A. 酶和辅酶按一定顺序排列在线粒体外膜

B. 泛醌可在线粒体内膜中自由扩散

C. 递氢体不能传递电子

D. 铁硫蛋白是递氢体

E. 呼吸链中只有细胞色素 a（Cyta）可将电子传递给氧

3. 线粒体呼吸连中能被氰化物抑制的是

A. Cyta
B. Cytaa$_3$
C. Cytb
D. Cytc
E. Cyta$_3$

4. 在线粒体呼吸链中，哪种细胞色素的还原程度最高

A. 细胞色素 a
B. 细胞色素 b$_L$
C. 细胞色素 c
D. 细胞色素 c$_1$
E. 细胞色素 b$_H$

5. 下列不属于线粒体呼吸链酶复合体Ⅲ的功能辅基的是

A. 细胞色素 b$_L$
B. 细胞色素 b$_H$
C. 细胞色素 c$_1$
D. 细胞色素 c
E. 铁硫蛋白 Fe－S

6. 烟酰胺腺嘌呤（磷酸）核苷酸 NAD$^+$（NADP$^+$）作为呼吸链的主要成分，其主要作用是

A. 大多数氧化酶以 NAD$^+$为辅酶

B. 少数氧化酶以 NADP$^+$为辅酶

C. 烟酰胺可逆性地加水脱水

D. 调节氧化磷酸化作用

E. 传递氢和电子

7. 关于呼吸链中铁硫蛋白的特性和功能描述不正确的是

A. 铁硫蛋白包括铁硫中心和铁氧环蛋白两部分

B. 辅基铁硫中心（Fe－S）含有等量的铁原子和硫原子

C. 铁硫蛋白属于双电子传递体

D. 铁硫蛋白属于单电子传递体

E. 铁硫蛋白将电子传递给泛醌

8. 在三羧酸循环中，需要通过底物水平磷酸化形成高能磷酸化合物的步骤是

A. 柠檬酸→α－酮戊二酸

B. 琥珀酰辅酶 A→琥珀酸

C. 延胡索酸→苹果酸

D. 苹果酸→草酰乙酸

E. α－酮戊二酸→琥珀酰辅酶 A

9. 下列属于 NADH 氧化呼吸链和琥珀酸氧化呼吸链共同组成部分的是

A. NADH
B. 琥珀酸
C. 泛醌
D. 细胞色素 a
E. FMN

10. 线粒体外 NADH 经苹果酸穿梭作用进入线粒体内完成氧化磷酸化，其 P/O 比值为

A. 0
B. 1
C. 2
D. 2.5
E. 3

11. 下列对于 NADH 氧化呼吸链和琥珀酸氧化呼吸链特征描述不正确的是

A. 两条呼吸链组成不同

B. 泛醌是两条呼吸链的汇合点

C. 氧化磷酸化偶联部位不同

D. 产生 ATP 的数量不同

E. 经琥珀酸氧化呼吸链产生 2.5 个 ATP

12. 关于 ATP 在能量代谢中起核心作用描述不正确的是

A. ATP 是体内最重要的高能磷酸化合物

B. ATP 是细胞可间接利用的能量形式

C. ATP 是体内能量转移和磷酸核苷化合物相互转变的核心

D. ATP 通过转移自身基团提供能量

E. 生物体内能量的储存和利用都以 ATP 为中心

13. 解偶联剂阻断氧化磷酸化过程的机理是

　　A. 阻断电子传递

　　B. 使底物氧化受阻

　　C. 同时抑制电子传递和 ATP 的生成

　　D. 使氧化和磷酸化相互分离，破坏质子电化学梯度，能量以热能形式释放

　　E. 抑制复合体 I

14. 鱼藤酮阻断呼吸链氧化磷酸化的作用位点在

　　A. NADH - 辅酶 Q 还原酶

　　B. 琥珀酸 - 辅酶 Q 还原酶

　　C. 还原辅酶 Q 与细胞色素 c 还原酶

　　D. 细胞色素氧化酶

　　E. Fe - S 蛋白

15. 关于对细胞有毒性作用的反应活性氧（ROS）来源说法不正确的是

　　A. 物质在细胞线粒体中代谢可生成 ROS

　　B. 过氧化酶体可生成 ROS

　　C. 胞质需氧脱氢酶可催化生成 ROS

　　D. 细菌感染、组织缺氧等病理过程可导致生成 ROS

　　E. 环境、药物因素不会导致细胞产生 ROS

【X 型题】

1. 下列物质中属于高能磷酸化合物的是

　　A. 磷酸肌酸

B. 磷酸烯醇式丙酮酸

C. 1,3 - 二磷酸甘油酸

D. 三磷酸肌醇

E. ATP

2. 组成线粒体呼吸链酶复合体的辅基包括

　　A. 泛醌　　　　B. 铁硫蛋白

　　C. FMN　　　　D. 细胞色素 aa_3

　　E. FAD

3. 线粒体呼吸链上氧化磷酸化的偶联部位是

　　A. NADH 和 CoQ 之间

　　B. FAD 和 CoQ 之间

　　C. CoQ 和 Cytb 之间

　　D. Cytb 和 Cytc 之间

　　E. $Cytaa_3$ 和 O_2 之间

4. 各种类型的抑制剂通过哪些方式阻断氧化磷酸化

　　A. 阻断电子传递过程

　　B. 使氧化与磷酸化的偶联相互分离

　　C. 破坏质子电化学梯度

　　D. 抑制 ATP 的生成

　　E. 抑制 ATP 合酶活性

5. 甲状腺功能亢进病人基础代谢率升高主要原因是

　　A. ADP 分解增多

　　B. ATP 生成增多

　　C. ATP 分解增多

　　D. 耗氧量减少

　　E. 耗氧量增多

二、名词解释

1. 生物氧化

2. 氧化呼吸链

3. 氧化磷酸化

4. P/O

5. 解偶联剂

6. 高能磷酸化合物

7. 底物水平磷酸化

8. 反应活性氧

三、简答题

1. 简述生物氧化的特点及生理意义。

2. 试述生物氧化的一般过程。

3. 简述 ATP 在能量代谢中发挥的核心作用。

4. 简述呼吸链的结构和作用特点。

5. 呼吸链的酶复合体有几种？各种酶复合体的功能是什么？

6. 试述呼吸链中各组分的排列顺序及偶联 ATP 生成的部位。

7. 简述寡霉素抑制 ATP 合酶活性、阻断电子传递的机理。

8. 胞质中 NADH 进入线粒体有哪些转运机制？

四、论述题

1. 从能量代谢的角度，阐述氧化磷酸化与三羧酸循的相互调控关系。

2. 线粒体功能异常会导致神经退行性疾病、心血管病、肿瘤等重大疾病的发生，从线粒体疾病的角度阐述线粒体结构和功能的重要性。

3. 解偶联蛋白是否有助于抵抗肥胖？

参考答案

一、选择题

【A 型题】

1. C。微粒体氧化体系利用氧化酶类对底物进行加氧修饰，不产生 ATP。线粒体氧化体系通过酶促反应将营养物质氧化分解为 CO_2 和 H_2O，并释放能量，产生 ATP。

2. B。呼吸链中参与氧化还原反应的组分由含辅助因子的多种蛋白酶复合体组成，形成一个连续的传递链。酶和辅酶按一定顺序排列在线粒体内膜，传递氢的酶和辅酶称为递氢体，传递电子的酶和辅酶称为递电子体。呼吸链中传递氢和电子的组分包括烟酰胺核苷酸、黄素核苷酸衍生物、泛醌（辅酶 Q）；单电子递体组分包括铁硫蛋白、细胞色素（Cyt）。泛醌和细胞色素 c（Cytc）不参与酶复合体组成，泛醌可在线粒体内膜中自由扩散，Cytc 作为可溶性蛋白在复合体Ⅲ和Ⅳ之间自由移动。呼吸连中只有 $Cyta_3$ 可以将电子传递给 O_2，其余组分则不行。

3. B。氰化物属于呼吸链抑制剂，它与 CO、N^{3-}、H_2S 一样能抑制细胞色素 C 氧化酶（$Cytaa_3$），使电子不能传给氧，致使细胞内呼吸停止，与此相关的细胞生命活动停止，引起机体迅速死亡。

4. C。细胞色素（Cyt）是呼吸链的组成成分，是一类以铁卟啉为辅基的酶。细胞色素包括：Cyta、$Cyta_3$、Cytb、Cytc、$Cytc_1$，除 Cytc 外其他都紧密结合在线粒体内膜上，Cytc 因呈水溶性故与线粒体内膜结合不紧密，极易与线粒体内膜分离。在呼吸链中细胞色素负责传递电子，属电子传递体而不是递氢体。因此在线粒体呼连中细胞色素 c 的还原程度最高。

5. D。组成线粒体呼吸链酶复合体 Ⅲ 的功能辅基包括：细胞色素 b_L、细胞色素 b_H、细胞色素 c_1、铁硫蛋白 Fe-S。泛醌和细胞色素 c 不参与酶复合体组成，而是作为可溶性蛋白在复合体 Ⅲ 和 Ⅳ 之间自由移动。

6. E。烟酰胺腺嘌呤（磷酸）核苷酸 NAD^+（$NADP^+$）作为呼吸链的主要成分，功能基团：烟酰胺可逆性地加氢脱氢，大多数脱氢酶以 NAD^+ 为辅酶，少数脱氢酶以 $NADP^+$ 为辅酶，NAD^+（$NADP^+$）的主要作用是传递氢和电子，NAD^+（$NADP^+$）可接受 2 个电子和 1 个氢质子。

7. C。呼吸链中的铁硫蛋白包括铁硫中心和铁氧还蛋白两部分，辅基铁硫中心（Fe-S）含有等量的铁原子和硫原子，铁硫蛋白属于单电子传递体，将电子传递给泛醌。

8. B。代谢物经相应脱氢酶催化脱下的 2H，首先由其辅酶或辅基接受，后经呼吸链彻底氧化，因异柠檬酸脱氢酶、苹果酸脱氢酶、α-酮戊二酸脱氢酶、丙酮酸脱氢酶的辅酶均含 NAD^+，故均可经 NADH 氧化呼吸链被氧化，而琥珀酸脱氢酶的辅基为 FAD^+ 所以其接氢后只能经琥珀酸氧化呼吸链被氧化，而不能经 NADH 氧化呼吸链被氧化。

9. D。细胞色素 a 属于 NADH 氧化呼吸链和琥珀酸氧化呼吸链共同组成部分。泛醌不参与呼吸链酶复合体组成。

10. D。在苹果酸穿梭作用中，胞质中的苹果酸脱氢酶，催化草酰乙酸还原为苹果酸，苹果酸进入线粒体基质。在线粒体基质内则苹果酸脱氢酶催化下，使苹果酸脱氢形成草酰乙酸和 $NADH+H^+$。草酰乙酸通过基质和胞质均含有的谷草转氨酶的作用，从基质返回胞质中。每 1 分子 NADH 进入线粒体内膜的呼吸链氧化产生 2.5 分子 ATP，所以 P/O 比值为 2.5。

11. E。根据电子供体及其传递过程，目前认为，氧化呼吸链有两条途径：NADH 氧化呼吸链和琥珀酸氧化呼吸链，两条呼吸链组成不同；泛醌是两条呼吸链的汇合点；氧化磷酸化偶联部位不同；产生 ATP 的数量不同，NADH 氧化呼吸链生成 2.5 个 ATP，琥珀酸氧化呼吸链生成 1.5 个 ATP。

12. B。ATP 是体内最重要的高能磷酸化合物，是细胞可直接利用的能量形式。ATP 是体内能量转移和磷酸核苷化合物相互转变的核心，ATP 通过转移自身基团提供能量，生物体内能量的储存和利用都以 ATP 为中心。

13. D。解偶联剂阻断氧化磷酸化过程的机理是：使氧化和磷酸化相互分离，破坏质子电化学梯度，能量以热能形式释放，ATP 的生成受到抑制。

14. A。鱼藤酮能特异性阻断线粒体呼吸链中的复合体 I 阻断电子从铁硫中心（Fe-S）到泛醌（CoQ）的传递。

15. E。正常情况下，物质在细胞线粒体、胞质、过氧化物酶体代谢可生成反应活性氧（ROS），对细胞有毒性作用。细菌感染、组织缺氧等病理过程，环境、药物等外源因素也可导致细胞产生活性氧类。

【X 型题】

1. ABCE。ATP 含有 2 个高能磷酸键，磷酸烯醇式丙酮酸、磷酸肌酸、1,3 – 二磷酸甘油酸分子中均各含一个高能磷酸键，都属高能磷酸化合物，而三磷酸肌醇均不含高能磷酸键所以不属高能磷酸化合物。

2. BCDE。泛醌为脂溶性，在线粒体膜中可流动。不固定于线粒体呼吸链酶复合体上，呈游离状态。泛醌是递氢体，可传递两个氢质子和两个电子。

3. ADE。氧化磷酸化在呼吸链上的偶联部位有 3 个。部位 I：NADH 和 CoQ 之间（复合体 I）；部位 II：Cytb 和 Cytc 之间（复合体 III）；部位 III：Cytaa$_3$ 和 O$_2$ 之间（复合体 IV）。

4. ABCDE。呼吸链抑制剂阻断电子传递过程，解偶联剂可使氧化与磷酸化的偶联相互分离，基本作用机制是破坏电子传递过程建立的跨内膜的质子电化学梯度，使电化学梯度储存的能量以热能形式释放，ATP 的生成受到抑制。ATP 合酶抑制剂同时抑制电子传递和 ATP 的生成

5. BCE。甲状腺激素可诱导解偶联蛋白的表达，促进氧化磷酸化和产热总效应：ATP 合成增加，ATP 分解也增加；表现为氧耗增加，产热增加。甲状腺功能亢进患者的临床症状为基础代谢率高，易热，易喘，情绪激动。

二、名词解释

1. 生物氧化：主要指生物体内物质通过氧化作用，最后生成水和二氧化碳以及释放能量的过程。

2. 氧化呼吸链：生物体将 NADH + H$^+$ 和 FADH$_2$ 彻底氧化生成水和 ATP 的过程与细胞的呼吸有关，需要消耗氧，参与氧化还原反应的组分由含辅助因子的多种蛋白酶复合体组成，形成一个连续的传递链，又称电子传递链。

3. 氧化磷酸化：是指在呼吸链电子传递过程中偶联 ADP 磷酸化，生成 ATP，又称为偶联磷酸化。

4. P/O 比值：指氧化磷酸化过程中，每消耗 1 摩尔氧原子所消耗的无机磷的摩尔数，或生成 ATP 的摩尔数。

5. 解偶联剂：可使氧化与磷酸化的偶联相互分离，基本作用机制是破坏电子传递过程建立的跨内膜的质子电化学梯度，使电化学梯度储存的能量以热能形式释放，ATP 的生成受到抑制。

6. 高能磷酸化合物：高能磷酸化合物含有磷酸基，并在水解时释放较大自由能（大于 25kJ/mol）。

7. 底物水平磷酸化：由于脱氢或脱水等作用，使代谢分子内部能量重新分布而形成高能磷酸化合物（或高能硫酯化合物），然后将高能键转移给 ADP（或 GDP）生成 ATP（或 GTP）的反应称为底物水平磷酸化。此过程与呼吸链无关。

8. 反应活性氧：主要指 O_2 的单电子还原产物，是强氧化剂。包括超氧阴离子、羟自由基、过氧化氢等。正常情况下，物质在细胞线粒体、胞质、过氧化物酶体代谢可生成反应活性氧，对细胞有毒性作用。

三、简答题

1. 生物氧化的特点包括：①反应温和：37℃、pH 值接近中性。②需酶催化。③逐步氧化，逐步放能，可以调节。④生物氧化以脱氢方式为主。⑤代谢物脱下的氢与氧结合产生 H_2O，有机酸脱羧产生 CO_2。
   生物氧化的主要生理意义是为生物体提供能量。生物氧化过程出现障碍，或其产生的能量不能生成 ATP，均将严重危害机体的健康。

2. 生物氧化是生物体内主要的大分子物质糖、脂肪、蛋白质等在体内分解时，在酶的催化下，通过氧化呼吸链将 $NADH + H^+$ 和 $FADH_2$ 彻底氧化，逐步脱氢、失电子，最终将电子和 H^+ 传递给氧生成水，同时释放能量生成 ATP 的过程。

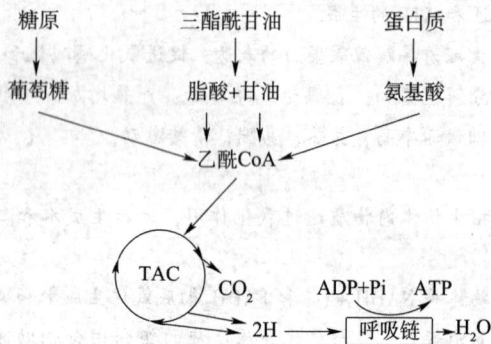

3. ATP 是高能磷酸化合物，可直接为细胞的各种生理活动提供能量，同时也有利于细胞对能量代谢进行严格调控。ATP 在能量代谢中起核心作用体现在：①ATP 是体内能量捕获和释放利用的重要分子；②ATP 是体内能量转移和磷酸核苷化合物相互转变的核心；③ATP 通过转移自身基团提供能量；④生物体内能量的储存和利用都以 ATP 为中心。

4. 线粒体内的生物氧化依赖于线粒体内膜上的一系列酶的作用，这些酶作为递氢体或递电子体，按一定顺序排列在线粒体内膜上，组成递氢或递电子的连锁反应体系称为呼吸链。
   线粒体氧化体系含多种传递氢和电子的组分及其功能：

名称	缩写	功能基团	作用
烟酰胺腺嘌呤核苷酸类	NAD^+、$NADP^+$	维生素 pp	氢和电子递体 $2H^+$、$2e^-$
黄素核苷酸衍生物	FAD、FMN	维生素 B_2	氢和电子递体 $2H^+$、$2e^-$
泛醌（辅酶 Q）	CoQ		氢和电子递体 $2H^+$、$2e^-$
铁硫蛋白	Fe-S	铁原子	单电子递体 e^-
细胞色素	Cyt	铁卟啉	单电子递体 e^-

5. 组成呼吸链的 4 个酶复合体位于线粒体内膜，含多种具有传递电子能力的辅基。

酶复合体	酶名称	辅助因子	线粒体定位	含结合位点	电子传递顺序	作用
复合体 I	NADH - 泛醌氧化还原酶	FMN、Fe-S	内膜中	NADH（基质侧）CoQ（脂质核心）	NADH → FMN → Fe-S→CoQ	质子泵功能，每传递 2 个电子向内膜胞浆侧释放 4 个 H^+
复合体 II	琥珀酸 - 泛醌还原酶	FAD、Fe-S	内膜内侧	琥珀酸（基质侧）CoQ（脂质核心）	琥珀酸→FAD→几种 Fe-S → CoQ	无质子泵功能，传递 2 个电子至 CoQ
复合体 III	泛醌 - 细胞色素 c 氧化还原酶	血红素 b_L、b_H、c_1、Fe-S	内膜中	Cytc（膜间隙侧）	$CoQH_2$→（$Cytb_L$→$Cytb_H$）→Fe-S→$Cytc_1$→Cytc	质子泵功能，每传递 2 个电子向内膜胞浆侧释放 4 个 H^+
复合体 IV	细胞色素 c 氧化酶	血红素 a、a_3、Cu_A、Cu_B	内膜中	Cytc（膜间隙侧）	Cytc→Cu_A→Cyta→ $Cyta_3$-Cu_B→O_2	质子泵功能，每传递 2 个电子使 2 个 H^+ 跨内膜向胞浆侧转移

泛醌和细胞色素 c 不参与酶复合体组成，细胞色素 c 作为可溶性蛋白在复合体Ⅲ和Ⅳ之间自由移动。

6. (1) 根据电子供体及其传递过程，目前认为氧化呼吸链有两条途径：NADH 氧化呼吸链：由复合体Ⅰ、Ⅲ、Ⅳ构成；琥珀酸氧化呼吸链由复合体Ⅱ、Ⅲ、Ⅳ构成。

(2) 氧化磷酸化偶联的部位Ⅰ：NADH 和 CoQ 之间（复合体Ⅰ）。部位Ⅱ：Cytb 和 Cytc 之间（复合体Ⅲ）。部位Ⅲ：Cytaa$_3$ 和 $1/2$ O_2 之间（复合体Ⅳ）。

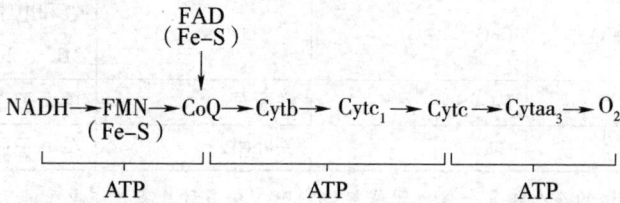

$$\begin{array}{c} \text{FAD} \\ \text{(Fe-S)} \\ \downarrow \\ \text{NADH} \rightarrow \text{FMN} \rightarrow \text{CoQ} \rightarrow \text{Cytb} \rightarrow \text{Cytc}_1 \rightarrow \text{Cytc} \rightarrow \text{Cytaa}_3 \rightarrow O_2 \\ \text{(Fe-S)} \end{array}$$

$$\underbrace{\qquad}_{\text{ATP}} \qquad \underbrace{\qquad}_{\text{ATP}} \qquad \underbrace{\qquad}_{\text{ATP}}$$

7. 线粒体内膜存在 ATP 合酶，电子传递产生的质子驱动力通过 ATP 合酶的离子通道促使质子回流、释放的能量用于产生 ATP。寡霉素可阻止质子从 ATP 合酶的 F_0 质子通道回流，抑制 ATP 生成。由于线粒体内膜两侧质子电化学梯度增高影响呼吸链质子泵的功能，继而抑制电子传递。

8. 线粒体内生成的 NADH 可直接参加氧化磷酸化过程，但在胞质中生成的 NADH 不能自由透过线粒体内膜，需通过特定转运机制进入线粒体，再经呼吸链进行氧化磷酸化过程。转运机制主要有两种。

(1) α-磷酸甘油穿梭：主要存在于脑和骨骼肌中，胞质中的 NADH 在磷酸甘油脱氢酶催化下，使磷酸二羟丙酮还原成 α-磷酸甘油，后者通过线粒体外膜，再经位于线粒体内膜近胞质侧的磷酸甘油脱氢酶催化下氧化生成磷酸二羟丙酮和 $FADH_2$，磷酸二羟丙酮可穿出线粒体外膜至胞质，参与下一轮穿梭，而 $FADH_2$ 则进入琥珀酸氧化呼吸链，生成 1.5 分子 ATP。

(2) 苹果酸-天冬氨酸穿梭：主要存在于肝和心肌中，胞质中的 NADH 在苹果酸脱氢酶催化下，使草酰乙酸还原为苹果酸，后者通过线粒体外膜上的 α-酮戊二酸转运蛋白进入线粒体，又在线粒体内苹果酸脱氢酶的作用下重新生成草酰乙酸和 NADH。NADH 进入 NADH 氧化呼吸链，生成 2.5 分子 ATP。

四、论述题

1. 氧化磷酸化是指在呼吸链电子传递过程中偶联 ADP 磷酸化，生成 ATP，又称为偶联磷酸化。三羧酸循环是氧化磷酸化的上游途径，是机体产生 NADH 或 $FADH_2$ 的主要方式。三羧酸循环产生的 NADH（NADPH）通过与氧化磷酸化相偶联，产生大量的 ATP，供机体利用。ATP 浓度增高，一方面通过别构抑制三羧酸循环，另一方面降低 ADP 浓度抑制氧化磷酸化，使得这两个体系之间达到新平衡以适应机体能量状态。ADP/ATP 比值是控制氧化磷酸化速率的主要因素。

2. 线粒体是重要的能量代谢细胞器，细胞生命活动所需能量的 80% 都是由线粒体提供的。线粒体形态对于细胞维持正常生理代谢和机体发育起着重要的作用，如果线粒体结构和功能发生了异常，就会导致疾病的发生。线粒体基因突变、呼吸链缺陷、线粒体膜的改变等因素均会影响整个细胞的正常功能，可以导致线粒体功能异常，出现 ATP 合成下降、无氧代谢增加、氧自由基产生过多和细胞凋亡，导致神经系统、骨骼肌和心肌等器官的损害，从而导致病变，包括退行性疾病、代谢性疾病、遗传性疾病、肿瘤等。

3. 棕色脂肪组织的线粒体内膜中含有解偶联蛋白，可以使呼吸链产生的能量不能用于生成 ATP 而是用于产热。理论上解偶联蛋白有助于减肥，能促进（糖、脂肪、蛋白质）的代谢，但不形成 ATP，主要是用来提高体温，增加代谢。但是，研究人员也发现，在棕色脂肪细胞以外的细胞中诱导呼吸解偶联，即使是温和的，也可能降低 ATP 合成，是极其有害的。例如解偶联剂二硝基苯酚，就曾用于减肥，服用适量的药物，可使人体新陈代谢加快 50%。但是，在某些情况下会引起严重甚至致命的副作用，目前已被禁止使用。

（王雅梅）

第七章　脂质代谢

概述
- 定义
- 脂质构成
  - 脂肪
  - 类脂
- 功能及分析
  - 甘油三酯、脂肪酸、胆固醇和磷脂功能
  - 脂质分析技术

脂质消化吸收
- 脂质的消化
  - 胆盐作用
  - 脂质消化酶
    - 辅脂酶
    - 胰脂酶
    - 磷脂酶A$_2$
    - 胆固醇酯酶
- 脂质的吸收

甘油三酯代谢
- 甘油三酯的分解代谢
  - 脂肪动员：激素敏感脂肪酶、甘油三酯脂肪酶
  - 脂肪酸β-氧化：脱氢、加水、再脱氢、硫解
  - 脂肪酸的其他氧化方式
  - 酮体的生成及利用
    - 肝中生成
    - 肝外氧化
- 甘油三酯的合成代谢
  - 甘油一酯合成途径
  - 甘油二酯合成途径
- 内源性脂肪酸的合成代谢
  - 软脂酸的合成
    - 乙酰辅酶A为原料
    - 脂肪酸合酶复合体
  - 软脂酸的延长
  - 不饱和脂肪酸的合成

磷脂代谢
- 甘油磷脂的代谢
- 鞘磷脂的代谢

胆固醇代谢
- 胆固醇合成
  - 乙酰辅酶A和NADPH为原料
  - HMG-CoA合成酶
- 胆固醇转化
  - 胆汁酸
  - 类固醇激素
  - 维生素D的前体

血浆脂蛋白
- CM的代谢：转运外源性甘油三酯及胆固醇
- VLDL的代谢：转运内源性甘油三酯
- LDL的代谢：转运内源性胆固醇
- HDL的代谢：逆向转运胆固醇
- 高脂血症

核心知识点纵览

一、脂肪和类脂总称为脂类（lipids）（表7-1）

表7-1　脂肪分类及组成

分类	组成		特点
脂肪	甘油		
	脂肪酸	饱和脂肪酸	不含双键
		单不饱和脂肪酸	含一个双键
		多不饱和脂肪酸	含多个双键
类脂	磷脂	甘油磷脂	脑磷脂等
		鞘磷脂	神经酰胺
	糖脂		
	鞘脂		
	胆固醇		基本结构为环戊烷多氢菲
	胆固醇酯		

二、脂质具有多种复杂的生物学功能

1. 甘油三酯是机体重要的能源物质

1g 甘油三酯 = 38kJ，1g 蛋白质 = 17kJ，1g 葡萄糖 = 17kJ。

2. 脂肪酸具有多种重要生理功能

（1）提供必需脂肪酸：人体自身不能合成，必须由食物提供的脂肪酸，称为营养必需脂酸（essential fatty acid），包括亚油酸（$18:2$，$\Delta^{9,12}$）、亚麻酸（$18:3$，$\Delta^{9,12,15}$）和花生四烯酸（$20:4$，$\Delta^{5,8:11,14}$）。

（2）合成不饱和脂肪酸衍生物：前列腺素（prostaglandin，PG）、血栓烷（thromboxane，TX）、白三烯（leukotrienes，LT）是二十碳多不饱和脂肪衍生物。

3. 磷脂是重要的结构成分和信号分子

（1）磷脂是构成生物膜的重要成分。

（2）磷脂酰肌醇是第二信使的前体：甘油二酯（DAG）和三磷酸肌醇（inositol triphosphate，IP_3），均能在胞内传递细胞信号。

4. 胆固醇是生物膜的重要成分和具有重要生物学功能固醇类物质的前体。

三、胆汁酸盐协助消化酶消化

1. 脂类的消化酶　胰脂酶、磷脂酶 A_2、胆固醇酯酶及辅脂酶。

（1）辅脂酶（M_r，10kDa）在胰腺腺泡以酶原形式存在，分泌入十二指肠腔后被胰蛋白酶从 N 端水解，移去五肽而激活。

（2）辅脂酶本身不具脂酶活性，但可通过疏水键与甘油三酯结合（K_d 值为 1×10^{-7} mol/L）、通过氢键与胰脂酶结合（分子比为 $1:1$；K_d 值为 5×10^{-7} mol/L），将胰脂酶锚定在乳化微团的脂–水界面，使胰脂酶与脂肪充分接触，发挥水解脂肪的功能。

（3）辅脂酶还可防止胰脂酶在脂–水界面上变性、失活。

（4）辅脂酶是胰脂酶发挥脂肪消化作用必不可少的辅助因子。

2. 脂类的吸收部位　主要在十二指肠下段及空肠上段。

（1）中链脂酸及短链脂酸构成的甘油三酯，经胆汁酸盐乳化后即可被吸收。在肠黏膜细胞内脂肪酶的作用下，水解为脂肪酸及甘油，通过门静脉进入血循环。

（2）长链脂酸及 2–甘油一酯，在肠黏膜细胞中由甘油一酯合成途径再合成甘油三酯，结合成乳糜微粒，经淋巴进入血循环。

3. 脂质消化吸收在维持机体脂质平衡中具有重要作用　体内脂质过多，尤其是饱和脂肪酸、胆固醇过多，在肥胖、高脂血症（hyperlipidemia）、动脉粥样硬化（atherosclerosis）、2 型糖尿病（type 2 diabetes mellitus，T2DM）、高血压和癌症等发生中具有重要作用。

四、甘油三酯氧化分解产生大量 ATP 供机体需要

1. 脂肪动员是甘油三酯分解的起始步骤

（1）定义：脂肪动员（Fat mobilization）是指储存在脂肪细胞中的脂肪，在脂肪酶作用下逐步水解释放游离脂肪酸（Free fatty acid，FFA）及甘油供其他组织氧化利用的过程。

（2）关键酶：激素敏感性甘油三酯脂肪酶（hormone–sensitive triglyceride lipase，HSL）。

（3）脂解激素：能促进脂肪动员的激素，如胰高血糖素、去甲肾上腺素、促肾上腺皮质激素、促甲状腺激素等。

（4）对抗脂解激素因子：抑制脂肪动员，如胰岛素、前列腺素 E_2、烟酸。

2. 甘油转变为 3–磷酸甘油经糖代谢途径代谢　主要在肝脏中被摄取利用，限速酶为甘油激酶。

3. 脂酸的 β–氧化　除脑外的组织，机体大多数组织均能氧化脂肪酸，以肝、心肌、骨骼肌最强（参见图 7–1）。

（1）脂肪酸的活化形成脂酰 CoA（胞液），消耗 2 个高能键，生成 AMP 和脂酰 CoA。

（2）脂酰 CoA 经肉碱转运进入线粒体，是脂酸 β‐氧化的主要限速步骤

（3）肉碱脂酰转移酶 I 是脂酸 β‐氧化的限速酶。

（4）脂肪酸氧化有四个重复步骤：脱氢、水化、再脱氢、硫解。产物：1 分子乙酰 CoA、1 分子少两个碳原子的脂酰 CoA、1 分子 NADH + H$^+$、1 分子 FADH$_2$。

（5）脂酸氧化是体内能量的重要来源：以 16 碳软脂酸的氧化为例。

7 轮循环产物：8 分子乙酰 CoA、7 分子 NADH + H$^+$、7 分子 FADH$_2$。

生成 ATP 计算：$8 \times 10 + 7 \times 2.5 + 7 \times 1.5 = 108$。

净生成 ATP：$108 - 2 = 106$。

能量利用效率：33%。

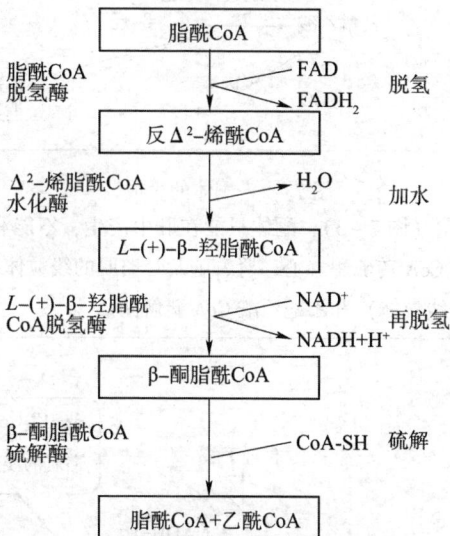

图 7‐1　脂肪酸的 β‐氧化

4. 奇数碳原子脂酸的氧化　通过丙酰 CoA 途径。

5. 酮体的生成和利用

（1）定义：酮体是脂酸在肝分解氧化时特有的中间代谢物，包括乙酰乙酸、β‐羟丁酸及丙酮。

（2）酮体的生成（图 7‐2）

反应部位：肝脏（特有）。

亚细胞部位：线粒体。

原料：乙酰 CoA。

限速酶：HMG‐CoA 合酶。

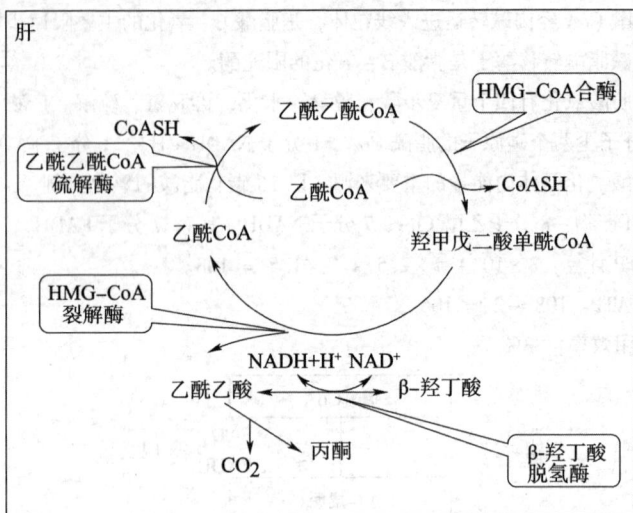

图 7 - 2 　酮体的生成

（3）酮体的利用（图 7 - 3）：酮体只能在肝中产生，不能利用。肝脏中缺乏利用酮体的酶：琥珀酰 CoA 转硫酶（心、肾、脑及骨骼肌的线粒体）、乙酰乙酰 CoA 硫激酶（心、肾、脑的线粒体）和乙酰乙酰 CoA 硫解酶。

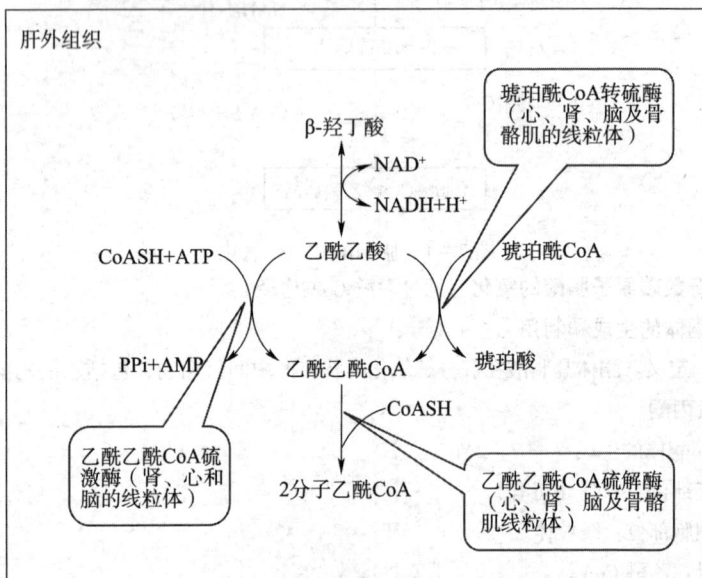

图 7 - 3 　酮体的利用

（4）酮体生成的生理意义：酮体是脂酸在肝内正常的中间代谢产物，是肝输出能源的一种形式。酮体溶于水，分子小，能通过血 – 脑屏障及肌肉毛细血管壁，是肌肉，尤其是脑组织的重要能源。在饥饿、高脂低糖膳食及糖尿病时，脂酸动员加强，酮体生成增加超过肝外组织利用的能力，引起血中酮体升高，可导致酮症酸中毒。

五、不同来源脂肪酸在不同器官以不完全相同的途径合成甘油三酯

1. 甘油三酯合成场所 肝合成能力最强，在胞浆合成。脂肪细胞是储存甘油三酯的"脂库"。

2. 合成原料及途径 原料为甘油和脂肪酸；途径为甘油一酯途径（小肠黏膜细胞）和甘油二酯途径（肝、脂肪细胞）。

六、内源性脂肪酸的合成需先合成软脂酸

1. 软脂酸的合成

（1）合成部位

1）组织：肝（主要）、肾、脑、肺、乳腺及脂肪等组织。

2）亚细胞

胞液：主要合成 16 碳的软脂酸（棕榈酸）。

肝线粒体、内质网：碳链延长。

（2）合成原料：乙酰 CoA、ATP、HCO_3^-、NADPH、Mn^{2+}。

乙酰 CoA 全部在线粒体内产生，通过柠檬酸 – 丙酮酸循环（citrate pyruvate cycle）出线粒体。

（3）合成过程：乙酰 CoA 羧化成丙二酰 CoA，由乙酰 CoA 羧化酶所催化，是脂酸合成的限速酶。辅基为生物素，Mn^{2+} 为激活剂。柠檬酸、异柠檬酸可使此酶发生别构激活——由单体聚合成多聚体。以丙二酸单酰 CoA 为二碳单位供体，由 NADPH + H^+ 供氢经缩合、加氢、脱水、再加氢等一轮反应增加 2 个碳原子，合成过程类似软脂酸合成。脂肪酸合酶有 7 种酶蛋白（酰基载体蛋白、乙酰基转移酶、β – 酮脂酰合酶、丙二酸单酰转移酶、β – 酮脂酰还原酶、脱水酶和烯脂酰还原酶），聚合在一起构成多酶复合体。

2. 软脂酸延长在内质网和线粒体内进行

（1）脂酸碳链在内质网的延长：以丙二酰 CoA 为二碳单位供体，由 NADPH + H^+ 供氢，可延长至 24 碳，以 18 碳硬脂酸为最多。

（2）脂酸碳链在线粒体中的延长：以乙酰 CoA 为二碳单位供体，由 NADPH + H^+ 供氢，过程与 β – 氧化的逆反应基本相似，需 α, β – 烯酰还原酶，一轮反应增加 2 个碳原子，可延长至 24 碳或 26 碳，以硬脂酸最多。

3. 不饱和脂酸的合成需多种去饱和酶催化

（1）动物：有 Δ^4、Δ^5、Δ^8、Δ^9 去饱和酶，镶嵌在内质网上，脱氢过程有线粒体外电子传递系统参与。

（2）植物：有 Δ^9、Δ^{12}、Δ^{15} 去饱和酶。

4. 脂肪酸合成受代谢物和激素调节。

七、磷脂酸是甘油磷脂合成的重要中间产物

甘油磷脂合成的原料来自糖、脂质和氨基酸代谢。甘油磷脂合成有两条途径。

1. 合成部位　全身各组织内质网，肝、肾、肠等组织最活跃。

2. 合成原料及辅因子　脂酸、甘油、磷酸盐、胆碱、丝氨酸、肌醇、ATP、CTP。

（1）磷脂酰胆碱和磷脂酰乙醇胺通过甘油二酯途径合成。

（2）磷脂酰肌醇、磷脂酰丝氨酸及心磷脂通过 CDP - 甘油二酯途径合成。

3. 甘油磷脂的降解　常见的分解甘油磷脂的磷脂酶（参见表 7 - 2）

表 7 - 2　磷脂酶作用部位及产物

种类	作用部位	作用产物
磷脂酶 A_1	1 位酯键	脂肪酸、溶血磷脂 2
磷脂酶 A_2	2 位酯键	溶血磷脂（溶血卵磷脂）1、多不饱和酸（花生四烯酸）
磷脂酶 B_1	溶血磷脂（溶血卵磷脂）1 位酯键	甘油磷酸
磷脂酶 C	3 位磷酸酯键	甘油二酯、磷酸胆碱、磷酸乙醇胺
磷脂酶 D	磷酸取代基团酯键	磷酸甘油、含氮碱

八、鞘氨醇的合成

1. 合成原料　软脂酰 CoA、丝氨酸、磷酸吡哆醛、NADPH + H^+ 及 $FADH_2$。

2. 合成部位　全身各细胞内质网，脑组织最活跃。

九、神经鞘磷脂的合成与降解

1. 合成　磷脂胆碱 + N - 脂酰鞘氨醇 + 神经鞘磷脂。

2. 降解　神经鞘磷脂的降解：脑、肝、肾、脾等细胞溶酶体中的神经鞘磷脂酶（属于 PLC 类）。

十、胆固醇的合成

1. 合成部位　除成年动物脑组织及成熟红细胞外，几乎全身各组织均可合成，以肝、小肠为主。主要亚细胞定位：胞质、光面内质网膜。

2. 合成原料　每合成 1 分子胆固醇需 18 分子乙酰 CoA，36 分子 ATP 及 16 分子 NADPH + H^+。乙酰 CoA 及 ATP 大多来自线粒体中糖的有氧氧化，而 NADPH 则主要来自胞液中糖的磷酸戊糖途径。

3. 合成基本过程　HMG - CoA 还原酶是合成胆固醇的限速酶。在胞液中，3 分

子乙酰 CoA 缩合成羟甲基戊二酸单酰 CoA（HMG - CoA）。在胞液中生成的 HMG - CoA，则在内质网 HMG - CoA 还原酶的催化下，由 NADPH + H$^+$ 供氢，还原生成甲羟戊酸（MVA），先生成 30C 鲨烯，在合成 27C 的胆固醇。

4. 胆固醇的酯化 主要酶：脂酰胆固醇脂酰转移酶（ACAT）；卵磷脂胆固醇脂酰转移酶（LCAT）。

十一、胆固醇的转化

1. 转变为胆汁酸（肝脏） 是胆固醇在体内代谢的主要去路。

2. 转化为类固醇激素 睾丸、卵巢等内分泌腺合成及分泌类固醇激素均是以胆固醇为原料合成的。

3. 转化为 7 - 脱氢胆固醇 在皮肤，胆固醇可被氧化为 7 - 脱氢胆固醇，后者经紫外光照射转变为维生素 D_3。

十二、血浆脂蛋白正常值

1. 定义 血浆所含脂质统称为血脂，包括甘油三酯、磷脂、胆固醇及其酯以及游离脂肪酸。正常成人空腹血脂的组成及含量受膳食、年龄、性别、职业及代谢等的影响，波动范围很大。

2. 血浆脂蛋白的分类（表 7 - 3）

表 7 - 3 血浆脂蛋白分类、性质和功能

		CM	VLDL	LDL	HDL
密度		< 0.95	0.95 ~ 1.006	1.006 ~ 1.063	1.063 ~ 1.210
组成	脂类	含 TG 最多，80% ~ 90%	含 TG, 50% ~ 70%	含胆固醇及其酯最多，40% ~ 50%	含脂类 50%
	蛋白质	最少，1%	5% ~ 10%	20% ~ 25%	最多，约 50%
载脂蛋白组成		Apo B48、E、AI、AII、AIV、CI、CII、CIII	Apo B100、CI、CII、CIII、E	Apo B100	Apo AI、AII
合成部位		小肠黏膜细胞	肝细胞	血浆	肝、肠、血浆
功能		转运外源性甘油三酯及胆固醇	转运内源性甘油三酯及胆固醇	转运内源性胆固醇	逆向转运胆固醇

3. 载脂蛋白的种类、分布和功能（表 7 – 4）

表 7 – 4　载脂蛋白分类、分布和功能

载脂蛋白	分子量（Da）	氨基酸数	分布	功能	血浆含量 *（mg/dl）
A I	28300	243	HDL	激活 LCAT，识别 HDL 受体	123.8 ± 4.7
A II	17500	77 × 2	HDL	稳定 HDL 结构，激活 HL	33 ± 5
A IV	46000	371	HDL，CM	辅助激活 LPL	17 ± 2 $^\triangle$
B100	512723	4536	VLDL，LDL	识别 LDL 受体	87.3 ± 14.3
B48	264000	2152	CM	促进 CM 合成	
C I	6500	57	CM，VLDL，HDL	激活 LCAT	7.8 ± 2.4
C II	8800	79	CM，VLDL，HDL	激活 LPL	5.0 ± 1.8
C III	8900	79	CM，VLDL，HDL	抑制 LPL，抑制肝 apo E 受体	11.8 ± 3.6
D	22000	169	HDL	转运胆固醇酯	10 ± 4 $^\triangle$
E	34000	299	CM，VLDL，HDL	识别 LDL 受体	3.5 ± 1.2
J	70000	427	HDL	结合转运脂质，补体激活	10 $^\triangle$
(a)	500000	4529	LP（a）	抑制纤溶酶活性	0 ~ 120 $^\triangle$
CETP	64000	493	HDL，d > 1.21	转运胆固醇酯	0.19 ± 0.05 $^\triangle$
PTP	69000		HDL，d > 1.21	转运磷脂	

$\triangle$：来自国外报道数据。

4. 血浆脂蛋白代谢

（1）乳糜微粒（CM）：密度非常低，在小肠中合成，可运输甘油三酯和胆固醇酯，到组织肌肉和脂肪组织。

（2）极低密度脂蛋白（VLDL）：在肝脏中生成，在血液中被转变为低密度脂蛋白。可将甘油三酯运输到全身各个组织。

（3）低密度脂蛋白（LDL）：由 VLDL 在血中生成，可运输胆固醇到各个组织，LDL 通常与 LDL 受体结合并被细胞分解。高增加血中胆固醇浓度，常常被认为是"坏胆固醇"。

（4）高密度脂蛋白（HDL）：在肝脏中生成，将组织代谢产生的胆固醇逆向运输到肝，进而转化为胆汁酸。常常被认为是"好胆固醇"。

十三、高脂蛋白血症（表7–5）

血脂高于参考值上限。

表7–5 高脂蛋白血症分类

分型	脂蛋白变化	血脂变化
Ⅰ	乳糜微粒增高	甘油三酯↑↑↑ 胆固醇↑
Ⅱa	低密度脂蛋白增加	胆固醇↑↑
Ⅱb	低密度及极低密度脂蛋白同时增加	胆固醇↑↑ 甘油三酯↑↑
Ⅲ	中间密度脂蛋白增加（电泳出现宽β带）	胆固醇↑↑ 甘油三酯↑↑
Ⅳ	极低密度脂蛋白增加	甘油三酯↑↑
Ⅴ	极低密度脂蛋白及乳糜微粒同时增加	甘油三酯↑↑↑ 胆固醇↑

典型题突破

一、选择题

【A型题】

1. 转运内源性甘油三酯的脂蛋白是

   A. 乳糜微粒   B. HDL

   C. IDL   D. LDL

   E. VLDL

2. 血浆中运输内源性胆固醇的脂蛋白是

   A. CM   B. VLDL

   C. LDL   D. HDL_2

   E. HDL_3

3. 血浆各种脂蛋白中，按其所含胆固醇及其酯的量从多到少的排列是

   A. CM、VLDL、LDL、HDL

B. HDL、LDL、VLDL、CM

C. VLDL、LDL、HDL、CM

D. LDL、VLDL、HDL、CM

E. LDL、VLDL、HDL、CM

4. 脂肪酸β–氧化的限速酶是

   A. 肉碱脂酰转移酶Ⅰ

   B. $\triangle^2$–烯酰CoA水合酶

   C. 脂酰辅酶A脱氢酶

   D. L–β–羟脂酰辅酶A脱氢酶

   E. β–酮脂酰辅酶A硫解酶

5. 脂肪酸活化后，下列哪种酶不参与β–氧化

   A. 脂酰辅酶A脱氢酶

B. β-羟脂酰辅酶 A 脱氢酶

C. △²-烯酰辅酶 A 水化酶

D. β-酮脂酰辅酶 A 硫解酶

E. β-酮脂酰还原酶

6. 酮体不能在肝中氧化的主要原因是肝中缺乏

   A. HMG-CoA 合成酶

   B. HMG-CoA 裂解酶

   C. HMG-CoA 还原酶

   D. 琥珀酰 CoA 转硫酶

   E. β-羟丁酸脱氢酶

7. 进食高胆固醇饮食，血浆胆固醇浓度升高可使

   A. 小肠黏膜细胞 HMG-CoA 还原酶合成减少

   B. 肝细胞 HMG-CoA 还原酶合成减少

   C. 肝细胞 HMG-CoA 合成酶活性降低

   D. 小肠黏膜细胞 HMG-CoA 合成酶活性降低

   E. 肝细胞 HMG-CoA 合成酶合成减少

8. 脂肪酸合成时乙酰 CoA 从线粒体转运至胞浆的途径是

   A. 三羧酸循环

   B. 苹果酸穿梭作用

   C. 柠檬酸-丙酮酸循环

   D. 3-磷酸甘油穿梭作用

   E. 底物循环

9. 乙酰 CoA 羧化酶的别构抑制剂是

   A. 柠檬酸   B. 异柠檬酸

   C. AMP   D. 乙酰 CoA

   E. 长链脂酰 CoA

10. 胞浆中合成脂肪酸的限速酶是

   A. β-酮脂酰合成酶

   B. 硫解酶

   C. 乙酰 CoA 羧化酶

   D. 脂酰转移酶

   E. β-酮脂酰还原酶

11. 合成卵磷脂时所需的活性胆碱是

   A. ADP-胆碱

   B. GDP-胆碱

   C. TDP-胆碱

   D. UDP-胆碱

   E. CDP-胆碱

12. 磷脂酰肌醇 4,5-二磷酸可为下列哪一种酶水解成甘油二酯和 1,4,5-三磷酸肌醇

   A. 磷脂酶 A_1 B. 磷脂酶 A_2

   C. 磷脂酶 B   D. 磷脂酶 C

   E. 磷脂酶 D

13. 合成脑磷脂需要的物质是

   A. CDP-乙醇胺

   B. CDP-胆碱

   C. UDP-胆碱

   D. UDP-乙醇胺

   E. GDP-乙醇胺

14. 1mol 二十碳饱和脂肪酸可进行几次 β-氧化，分解为几摩尔乙酰 CoA

   A. 10 次 β-氧化，10mol 乙酰 CoA

   B. 9 次 β-氧化，9mol 乙酰 CoA

   C. 10 次 β-氧化，9mol 乙酰 CoA

   D. 9 次 β-氧化，10mol 乙酰 CoA

   E. 8 次 β-氧化，10mol 乙酰 CoA

15. 胆固醇合成的限速酶是

   A. 鲨烯环化酶

   B. 鲨烯合酶

C. HMG – CoA 还原酶

D. HMG – CoA 合成酶

E. HMG – CoA 裂解酶

16. 人体合成及供应全身胆固醇能力最强的组织是

A. 肾上腺与脑

B. 肝与小肠

C. 肝与脑

D. 小肠与肾上腺

E. 肾上腺与性腺

17. 细胞内催化脂酰基转移到胆固醇生成胆固醇酯的酶是

A. ACAT   B. LCAT

C. 磷脂酶 C   D. 磷脂酶 D

E. 肉毒碱脂酰转移酶

18. 糖代谢或者脂肪酸分解产生的乙酰 CoA 去路是

A. 合成脂肪酸

B. 氧化供能

C. 合成酮体

D. 合成胆固醇

E. 以上都是

19. 食物脂肪消化吸收后进入血液的主要方式是

A. 脂肪酸和甘油

B. 甘油二酯和脂肪酸

C. 甘油三酯和脂肪酸

D. 乳糜微粒

E. 甘油一酯和脂肪酸

20. 脂肪肝形成的最常见和最主要原因是

A. 由糖转变为脂肪过多

B. 肝中脂肪运出障碍

C. 肝中合成的脂肪多

D. 食入的脂肪过多

E. 脂肪氧化障碍

【X 型题】

1. 引起脂蛋白异常血症的因素有

A. 脂蛋白代谢关键酶

B. 载脂蛋白

C. 高密度脂蛋白

D. 低密度脂蛋白

E. 脂蛋白受体如 LDL 受体

2. 酮体包括

A. 乙酰乙酸

B. β – 羟丁酸

C. 丙酮

D. 乙酰 CoA

E. 乙酰乙酰 CoA

3. 溶血卵磷脂 1 可引起溶血，关于其生成和去路说法正确的是

A. 磷脂酶 A_1 催化卵磷脂水解后生成

B. 磷脂酶 C 催化卵磷脂水解后生成

C. 磷脂酶 D 催化卵磷脂水解后生成

D. 卵磷脂胆固醇脂酰转移酶催化卵磷脂进行脂酰基转移后生成的

E. 磷脂酶 B_1 催化溶血卵磷脂 1 水解后生成甘油磷酸胆碱

4. 下列关于 LDL 的叙述，正确的有

A. LDL 主要由 VLDL 在血浆中转变而来

B. LDL 的主要功能是运输内源性甘油三酯

C. LDL 受体广泛存在于各种细胞膜表面

D. LDL 的密度大于 HDL

E. LDL 受体又称 Apo B/E 受体

5. 下列关于脂肪酸氧化的叙述正确的是

A. 脂肪酸 β-氧化的部位是在线粒体

B. 脂肪酸氧化时消耗了 1 个高能磷酸键的能量

C. 脂肪酸彻底氧化的产物是乙酰 CoA

D. 脂肪酸氧化时的受氢体是 $NADP^+$ 和 FAD

E. 脂肪酸氧化的限速酶是肉碱脂酰转移酶 I

6. 下列哪些组织或细胞能将酮体氧化成 CO_2

A. 心肌   B. 骨骼肌

C. 肝脏   D. 脑

E. 成熟红细胞

7. 使血浆胆固醇降低的激素有

A. 胰高血糖素

B. 甲状腺素

C. 生长素

D. 胰岛素

E. 糖皮质激素

8. 下列关于脂类的生理功能正确的叙述是

A. 是细胞内的能源物质

B. 是体内很好的储能方式

C. 是细胞膜的结构成分

D. 可参与遗传信息传递

E. 可转变成维生素 A

二、名词解释

1. 脂肪动员

2. 血脂

3. 酮体

4. 营养必需脂肪酸

5. 血浆脂蛋白

6. 激素敏感性脂肪酶

7. 载脂蛋白

8. 胆固醇的逆向转运

三、简答题

1. 简述用超速离心法血浆脂蛋白的分类及功能。

2. 简述酮体是如何生成及氧化利用的。

3. 简述体内乙酰 CoA 的来源和去路。

4. 简述磷脂在体内的主要生理功能。写出合成卵磷脂需要的物质及基本途径。

5. 写出胆固醇合成的基本原料及关键酶。胆固醇在体内可转变成哪些物质？

6. 简述血脂的来源和去路。

7. 计算 1 摩尔 14 碳原子的饱和脂肪酸彻底氧化为 CO_2 和 H_2O 时净生成的 ATP 的摩尔数。

8. 简述 LDL 的非受体代谢途径。

四、论述题

1. 为什么吃糖多了人体会发胖（写出主要反应过程）？脂肪能转变成葡萄糖吗？为什么？

2. 写出软脂酸彻底氧化分解的主要过程及 ATP 的生成。

3. 试以脂类代谢及代谢紊乱的理论分析酮症、脂肪肝和动脉粥样硬化的病因。

4. 写出软质酸合成的最关键步骤及其调节方式。

5. 回答人体脂质消化吸收过程，阐明它在维持机体脂质平衡中具有的重要作用。

6. 写出 LDL 受体代谢途径。

参考答案

一、选择题

【A 型题】

1. **E**。血浆中含甘油三酯多的脂蛋白为乳糜微粒和 VLDL，但乳糜微粒在肠黏膜细胞合成，所以主要运载从食物吸收的外源性甘油三酯，而 VLDL 是由肝脏合成的，故主要运载内源性甘油三酯。

2. **C**。LDL 的功能是转运内源性胆固醇。HDL 都主要来源于肝和小肠，刚从肝或小肠分泌出的 HDL 呈盘状，称为新生 HDL，此后在 LCAT 的反复作用下，新生 HDL 先转变为 HDL_3，然后酯化胆固醇继续增加，并增加磷脂及载脂蛋白 A I 和 A II 等，则转变为密度较小、颗粒较大的 HDL_2。正常入血浆中主要含 HDL_2、HDL_3。HDL 的功能是逆向转运胆固醇，即将胆固醇从肝外组织转运到肝进行代谢。CM 的功能是转运外源性甘油三酯。VLDL 的功能是转运内源性甘油三酯。

3. **D**。血浆各种脂蛋白中胆固醇及其酯的含量不同，其中 LDL 含胆固醇及其酯最多，占总脂含量的 45%。其次为 HDL，占总脂含量的 20%。VLDL 含胆固醇及其酯只占总脂含量的 15%。CM 含胆固醇及其酯最少，仅占总脂量的 4% 以下。所以各种脂蛋白按所含胆固醇及其酯的量从多到少的排列顺序是 LDL、HDL、VLDL、CM。

4. **A**。肉碱（即肉毒碱）脂酰转移酶 I 是促使在线粒体内膜外侧活化的脂酰基由肉碱携带转移至线粒体内进行 β - 氧化的酶，此反应为单向反应，该酶为脂肪酸氧化过程的限速酶，其他 4 种酶均为催化脂肪酸 β - 氧化阶段的酶，均催化可逆反应，故不是脂肪酸氧化的限速酶。

5. **E**。脂肪酸活化后，进行 β - 氧化，其包括脱氢、加水、再脱氢、硫解 4 步反应，所需的酶为脂酰辅酶 A 脱氢酶、$\triangle^2$ - 烯酰辅酶 A 水化酶、β - 羟脂酰辅酶 A 脱氢酶、β - 酮脂酰辅酶 A 硫解酶。不需要 β - 酮脂酰还原酶，此酶是参与脂肪酸合成的酶。

6. **D**。酮体中的乙酰乙酸结合琥珀酰 CoA 转硫酶，（琥珀酰 CoA：乙酰乙酸辅酶 A 转移酶）接受琥珀酰 CoA 上的高能硫酯键，生成乙酰乙酰 CoA，进一步硫解成乙酰辅酶 A 而彻底被氧化。肝中正是缺乏琥珀酰 CoA 转硫酶。所以酮体在肝中不能被氧化利用

7. **B**。胆固醇可反馈抑制肝胆固醇的合成，它主要抑制 HMG - CoA 还原酶的合成。

8. **C**。乙酰 CoA 全部在线粒体内产生，通过柠檬酸 - 丙酮酸循环出线粒体。

9. **E**。乙酰 CoA 羧化酶为变构酶，当它以单体存在时无活性，而在变构剂（别构效应物）作用下，由单体聚合成多聚体时才有活性，柠檬酸、异柠檬酸和乙酰 CoA 能促进单体聚合，所以为别构激活剂，而长链脂酰 CoA 能促进多聚体解聚，所以

抑制该酶活性，为别构抑制剂。cAMP 与酶的磷酸化和去磷酸化有关，属化学修饰范畴，而 AMP 与调节无关。

10. C。脂肪酸合成是在胞浆中进行的，因脂肪合成酶系存在于胞浆中。乙酰 CoA 是合成脂肪酸的原料，但除一分子乙酰 CoA 以原型参与合成，其他均需先羧化生成丙二酰 CoA 参加合成反应。催化乙酰 CoA 羧化生成丙二酰 CoA 的是乙酰 CoA 羧化酶，其辅基为生物素。

11. E。合成卵磷脂时所需的活性胆碱是 CDP - 胆碱。卵磷脂（磷脂酰胆碱）的合成是由 α - 磷酸甘油与活化的脂肪酸首先生成磷脂酸，然后水解脱磷酸转变为甘油二酯，后者再与 CDP - 胆碱经磷酸胆碱转移酶催化合成卵磷脂。

12. D。磷脂酶 C 是催化磷脂分子中甘油与磷酸之间形成的磷酸酯键水解的，故磷脂酰肌醇 4,5 - 二磷酸经磷脂酶 C 作用后的产物是甘油二酯和磷酸肌醇 4,5 - 二磷酸（即 1,4,5 - 三磷酸肌醇）。磷脂酶 A_1、A_2 及 B 均催化磷脂中甘油与脂酰基间形成的酯键断裂。而磷脂酶 D 催化磷酸与肌醇间的酯键水解断裂，产物为磷脂酸和肌醇 4,5 - 二磷酸。

13. A。脑磷脂即磷脂酰乙醇胺，其合成过程是经甘油二酯途径，即由活化的甘油（3 - 磷酸甘油）与两分子活化的脂肪酸（脂酰辅酶 A），先经脂酰基转移作用生成磷脂酸，然后再脱磷酸转变成甘油二酯。甘油二酯的 3 位羟基氢被磷酸乙醇胺取代即成为磷脂酰乙醇胺（脑磷脂）。而磷酸乙醇胺是由 CDP - 乙醇胺提供的，反应由甘油二酯与 CDP - 乙醇胺在转移酶催化下生成磷脂酰乙醇胺，同时释放出 AMP。故应选 A。CDP - 胆碱是合成磷脂酰胆碱（卵磷脂）时需要的。其他三种物质与甘油磷脂合成无关。

14. D。β - 氧化每轮循环，四个重复步骤：脱氢、水化、再脱氢、硫解；产物：1 分子乙酰 CoA、1 分子少两个碳原子的脂酰 CoA、1 分子 NADH + H$^+$、1 分子 FADH$_2$。20 碳可经过 9 次 β - 氧化，生成 10mol 乙酰 CoA。

15. C。胆固醇合成的限速酶是 HMG - CoA 还原酶，其存在于肝、肠及其他组织细胞的内质网，各种因素对胆固醇合成的调节主要是通过对该酶活性的影响来实现的。HMG - CoA 裂解酶不参与胆固醇合成，是酮体合成过程中重要的酶。其他酶参与胆固醇合成，但不是限速酶。

16. B。体内胆固醇 70% ~80% 由肝合成，10% 由小肠合成，所以肝与小肠是人体合成及供应全身胆固醇能力最强的组织。

17. A。ACAT 为脂酰 CoA 胆固醇脂酰转移酶，存在组织细胞内，催化细胞内脂酰 CoA 与胆固醇合成胆固醇酯。而 LCAT 即卵磷脂胆固醇脂酰转移酶，是由肝合成的，后分泌入血，在血中催化卵磷脂分子中第二位碳上的脂酰基与胆固醇合成胆固醇酯。其他的酶与胆固醇酯的生成无关。

18. **E**。糖代谢或者脂肪酸分解产生的乙酰 CoA 如果进入线粒体通过 TCA 循环，彻底氧化成水和 CO_2；如果糖代谢异常，则乙酰 CoA 通过合成酮体，维持机体重要器官能量代谢；糖代谢产生的乙酰 CoA 可进入脂肪酸和胆固醇合成途径

19. **D**。脂肪与类脂的消化产物，包括甘油一酯、脂酸、胆固醇及溶血磷脂等以及中链脂酸（6C～10C）及短链脂酸（2C～4C）构成的甘油三酯与胆汁酸盐，形成混合微团，被肠黏膜细胞吸收，在肠黏膜细胞中与载脂蛋白结合形成乳糜微粒，进入淋巴管。

20. **B**。主要在肝中合成的 VLDL 的生理功能：运输内源性 TG。当肝细胞受损，VLDL 排除受阻，堆积在肝中引起脂肪肝。

【X 型题】

1. **ABCDE**。已发现脂蛋白代谢关键酶如 LPL 及 LCAT，载脂蛋白如 A I、B、C II、C III 和 E，脂蛋白受体如 LDL 受体等的遗传缺陷，都能导致血浆脂蛋白代谢异常，引起脂蛋白异常血症。

2. **ABC**。酮体专指乙酰乙酸、β－羟丁酸及丙酮三种化合物而言，故丙酮酸和乙酰 CoA 均不是酮体。

3. **E**。溶血卵磷脂是指卵磷脂被水解去掉一个脂酰基后的产物。磷脂酶 A_1 催化卵磷脂分子中第一位酯键水解断裂脱去一分子脂肪酸，所以产物属溶血卵磷脂；卵磷脂胆固醇脂酰转移酶催化卵磷脂分子中第二位的脂酰基转移给胆固醇生成胆固醇酯，本身变成为第二位缺了脂酰基的溶血卵磷脂。磷脂酶 C 催化卵磷脂水解的产物是甘油二酯和磷酸胆碱。磷脂酶 D 催化卵磷脂水解的产物是磷脂酸和胆碱。磷脂酶 B_1 催化溶血卵磷脂 1 水解后生成甘油磷酸胆碱，使溶血卵磷脂 1 失去对细胞膜的溶解作用。

4. **ACE**。LDL 主要由 VLDL 在人血浆中转变而来，是转运肝合成的内源性胆固醇的主要形式。HDL 主要由肝合成，密度最大，小肠亦可合成部分，主要功能是参与胆固醇的逆向转运。转运肝合成的内源性胆固醇。LDL 受体广泛分布于肝动脉壁细胞等全身各组织的细胞膜表面，特异识别、结合含 Apo E 或 Apo B100 的脂蛋白，故又称 Apo B/E 受体。

5. **AE**。β－氧化是脂肪酸分解的核心过程，脂肪酸的活化形式为脂酰 CoA 在胞液，β－氧化发生在线粒体里，肉碱脂酰转移酶 I 是脂酸 β－氧化的关键酶。

6. **ABD**。酮体生成在肝细胞线粒体，但肝脏不能利用，利用在肝外组织（心、肾、脑、骨骼肌等）线粒体，成熟红细胞无核，不能进行氧化功能。

7. **ABE**。胰岛素及甲状腺素能诱导肝 HMG－CoA 还原酶的合成，从而增加胆固醇的合成。但是甲状腺素还促进胆固醇在肝转变为胆汁酸，进而降低血中胆固醇水平。胰高血糖素及皮质醇则能抑制 HMG－CoA 还原酶的活性，因而减少胆固醇的合成。

8. **ABC**。甘油三酯是机体重要的能源物质，磷脂是构成生物膜的重要成分，甘油三酯是脂肪酸的重要储存库，甘油二酯还是重要的细胞信号分子。

二、名词解释

1. 脂肪动员：指储存在脂肪细胞中的脂肪，在脂肪酶作用下逐步水解释放 FFA 及甘油供其他组织氧化利用的过程。

2. 血脂：血浆所含脂质统称血脂，包括甘油三酯、磷脂、胆固醇及其酯以及游离脂肪酸。

3. 酮体：酮体包括乙酰乙酸、β–羟丁酸和丙酮，是脂肪酸在肝脏氧化分解的特有产物。

4. 营养必需脂肪酸：人体自身不能合成，必须由食物提供的脂肪酸，称为营养必需脂肪酸，包括亚油酸（$18:2, \Delta^{9,12}$）、亚麻酸（$18:3, \Delta^{9,12,15}$）和花生四烯酸（$20:4, \Delta^{5,8,11,14}$）。

5. 血浆脂蛋白：血脂与血浆中的蛋白质结合，以脂蛋白形式而运输，成为血浆脂蛋白。

6. 激素敏感性脂肪酶：指存在于脂肪细胞内的甘油三酯脂肪酶，它是脂肪动员的关键酶，因受多种激素的调节而得名。胰岛素抑制其活性，胰高血糖素、肾上腺素、促肾上腺皮质激素等增强其活性。

7. 载脂蛋白：指血浆脂蛋白中的蛋白质部分。

8. 胆固醇的逆向转运：即将肝外组织细胞内的胆固醇，通过血循环转运到肝，在肝转化为胆汁酸后排出体外。

三、简答题

1. 用超速离心法将血浆脂蛋白分为四类，分别是 CM（乳糜微粒）、VLDL（极低密度脂蛋白）、LDL（低密度脂蛋白）、HDL（高密度脂蛋白）。

   来源和功能分别是：CM 由小肠黏膜上皮细胞合成，运输外源性甘油三酯；VLDL 由肝细胞合成，运输内源性甘油三酯；LDL 由 VLDL 在血浆中生成，向肝外组织运输胆固醇；HDL 由肝细胞制造，向肝外组织运送磷脂、逆向向肝内运送胆固醇。

2. 酮体包括乙酰乙酸、β–羟丁酸和丙酮。

   酮体是在肝细胞内由乙酰 CoA 经 HMG–CoA 合成酶催化生成，但肝脏不利用酮体。在肝外组织酮体经乙酰乙酸硫激酶或琥珀酰 CoA 转硫酶催化后，转变成乙酰 CoA 并进入三羧酸循环而被氧化利用。

3. 乙酰 CoA 的来源有糖的氧化分解、脂肪酸的氧化分解、酮体的分解、氨基酸的氧化分解；去路有氧化供能、合成脂肪酸、合成胆固醇、转化成酮体、参与乙酰化反应。

4. 磷脂在体内主要是构成生物膜，并参与细胞识别及信息传递。

合成卵磷脂需要脂肪酸、甘油、ATP、CTP及胆碱，合成的基本过程为：脂肪酸 + 甘油→甘油二酯；胆碱 + ATP→磷酸胆碱磷酸胆碱 + CTP→CDP - 胆碱；甘油二酯 + CDP - 胆碱→卵磷脂。

5. 胆固醇合成的基本原料是乙酰 CoA、NADPH 和 ATP 等，限速酶是 HMG - CoA 还原酶，胆固醇在体内可以转变为胆汁酸、类固醇激素和维生素 D_3。

6. 血脂来源：食物消化吸收，糖等转变为脂，脂肪动员。

   血脂去路：氧化供能，储存，构成生物膜，转变为其他物质。

7. 1 摩尔 14C 原子饱和脂肪酸可经 6 次 β - 氧化，生成 7 摩尔乙酰 CoA，每一次 β - 氧化可生成 1 摩尔 $FADH_2$ 和 1 摩尔 $NADH + H^+$ 通过氧化磷酸化可共生成 4 摩尔 ATP，每 1 摩尔乙酰 CoA 进入三羧酸循环彻底氧化可生成 10 摩尔 ATP，因此共产生 ATP 摩尔数为：$10 \times 7 + 4 \times 6 = 94$（摩尔）；除去脂肪酸活化消耗的 2 摩尔 ATP，净生成 ATP 的摩尔数为：$94 - 2 = 92$（摩尔）。

8. 除 LDL 受体代谢途径，血浆中的 LDL 还可被修饰，修饰的 LDL 如氧化修饰 LDL（ox - LDL）可被清除细胞即单核吞噬细胞系统中的巨噬细胞及血管内皮细胞清除。这两类细胞膜表面具有清道夫受体（SR），摄取清除血浆中的修饰 LDL。

四、论述题

1. 人吃过多的糖造成体内能量物质过剩，进而合成脂肪储存故可发胖，基本过程如下：

   葡萄糖→丙酮酸→乙酰 CoA→合成脂肪酸→脂酰 CoA

   葡萄糖→磷酸二羟丙酮→3 - 磷酸甘油

   脂酰 CoA + 3 - 磷酸甘油→脂肪（储存）

   脂肪分解产生脂肪酸和甘油，脂肪酸不能转变为葡萄糖，因为脂肪酸氧化产生的乙酰 CoA 不能逆转为丙酮酸，但脂肪分解产生的甘油可以通过糖异生而生成葡萄糖。

2. 软脂酸→软脂酰 CoA（ - 2ATP）→7 次 β - 氧化生成 8 分子乙酰 CoA + 7（$FADH_2$ + $NADH + H^+$）

   8 分子乙酰 CoA→经三羧酸循环生成 $CO_2 + H_2O + 80ATP$

   7（$FADH_2$ + $NADH + H^+$）→经氧化磷酸化生成 $H_2O + 28ATP$

   故一分子软脂酸彻底氧化生成 CO_2 和 H_2O，净生成 $80 + 28 - 2 = 106ATP$。

3. （1）酮症：在糖尿病或糖供给障碍等病理情况下，胰岛素分泌减少或作用低下而胰高血糖素、肾上腺素等分泌上升，导致脂肪动员增强，脂肪酸在肝内分解增多酮体生成增多，同时，由于主要来源于糖代谢的丙酮酸减少，因此使草酰乙酸减少，导致乙酰 CoA 的堆积，且肝外组织酮体氧化减少，结果出现酮症。

   （2）脂肪肝：肝细胞内脂肪来源多及去路少导致脂肪积存。原因有：①最多见的是肝功能减退，合成磷脂、脂蛋白能力下降，导致肝内脂肪运出障碍；②糖代谢障碍导致脂肪动员增强，进入肝内的脂肪酸增多；③肝细胞内用于合成脂蛋白的磷脂缺乏；④患肝炎后，活动过少使能量消耗减少，糖转变成脂。

（3）动脉粥样硬化：血浆中 LDL 增多或 HDL 下降均可使血浆中胆固醇易在动脉内膜下沉积，久了则导致动脉粥样硬化。

4. 脂肪酸的合成需先合成软脂酸再加工延长，合成原料主要有：乙酰 CoA、ATP、HCO_3^-、NADPH、Mn^{2+}。主要的限速步骤是乙酰 CoA 羧化酶催化丙二酰 CoA 生成，是脂肪酸合成的第一个限速步骤，其辅基是生物素，Mn^{2+} 是其激活剂。其活性受别构调节和磷酸化、去磷酸化修饰调节。该酶有两种存在形式。无活性单体分子质量约 4 万；有活性多聚体通常由 10 ~ 20 个单体线状排列构成，分子质量 60 万 ~ 80 万，活性为单体的 10 ~ 20 倍。柠檬酸、异柠檬酸可使此酶发生别构激活——由单体聚合成多聚体；软脂酰 CoA 及其他长链脂酰 CoA 可使多聚体解聚成单体，别构抑制该酶活性。乙酰 CoA 羧化酶还可在一种 AMP 激活的蛋白激酶（AMPK）催化下发生酶蛋白（79、1200 及 1215 位丝氨酸残基）磷酸化而失活。胰高血糖素能激活 AMPK，抑制乙酰 CoA 羧化酶活性；胰岛素通过蛋白磷酸酶的去磷酸化作用，使磷酸化的乙酰 CoA 羧化酶脱磷酸恢复活性。高糖膳食可促进乙酰 CoA 羧化酶蛋白合成，增加酶活性。

5. 食物中的脂类在小肠上段被胆汁酸及其消化酶乳化成脂肪与类脂的消化产物，包括甘油一酯、脂酸、胆固醇及溶血磷脂等以及中链脂酸（6C ~ 10C）及短链脂酸（2C ~ 4C）构成的甘油三酯与胆汁酸盐，形成混合微团，被小肠黏膜细胞吸收。其中，胆汁酸和胰脂酶 - 辅脂酶、磷脂酶 A_2 和胆固醇酯酶是重要的消化酶。辅脂酶是胰脂酶发挥脂肪消化作用必不可少的辅助因子。在十二指肠下段及空肠上段，中链及短链脂酸脂肪酸经过甘油一酯途径合成 TG；胆固醇及游离脂肪酸被酯化为胆固醇酯；溶血磷脂及游离脂酸酯化形成磷脂，与载脂蛋白结合形成乳糜微粒，经淋巴管入血。小肠被认为是介于机体内、外脂质间的选择性屏障。脂质通过该屏障过多会导致其体内堆积，尤其是饱和脂肪酸、胆固醇过多，在肥胖、高脂血症、动脉粥样硬化、2 型糖尿病、高血压和癌症等发生中具有重要作用。小肠的脂质消化、吸收能力具有很大可塑性。脂质本身可刺激小肠、增强脂质消化吸收能力。这不仅能促进摄入增多时脂质的消化吸收，保障体内能量、必需脂肪酸、脂溶性维生素供应，也能增强机体对食物缺乏环境的适应能力。小肠脂质消化吸收能力调节的分子机制可能涉及小肠特殊的分泌物质或特异的基因表达产物，可能是预防体脂过多、治疗相关疾病、开发新药物、采用膳食干预措施的新靶标。

6. 低密度脂蛋白（LDL）主要转运内源性胆固醇，由 VLDL 转变而来。LDL 受体广泛分布于肝动脉壁细胞等全身各组织的细胞膜表面，特异识别、结合含 Apo E 或 Apo

B100 的脂蛋白, 故又称 Apo B/E 受体。当 LDL 在血中可被肝及肝外组织细胞表面 Apo B/E 受体识别, 通过内吞方式进入细胞内, 与溶酶体发生融合, 在溶酶体内被胆固醇酯水解为胆固醇及脂肪酸。胞浆内胆固醇浓度的增加, 可以参与下列生物学活动: 细胞膜的新陈更新; 调节细胞内胆固醇代谢: ①通过抑制 HMG – CoA 还原酶活性, 减少细胞内胆固醇的合成; ②激活脂酰 CoA 胆固醇酯酰转移酶 (ACAT) 使胆固醇生成胆固醇酯而贮存; ③抑制 LDL 受体蛋白基因的转录, 减少蛋白质合成, 降低细胞对 LDL 的摄取。由此, LDL 代谢的功能是将肝脏合成的内源性胆固醇运到肝外组织, 保证组织细胞对胆固醇的需求。

(孔璐)

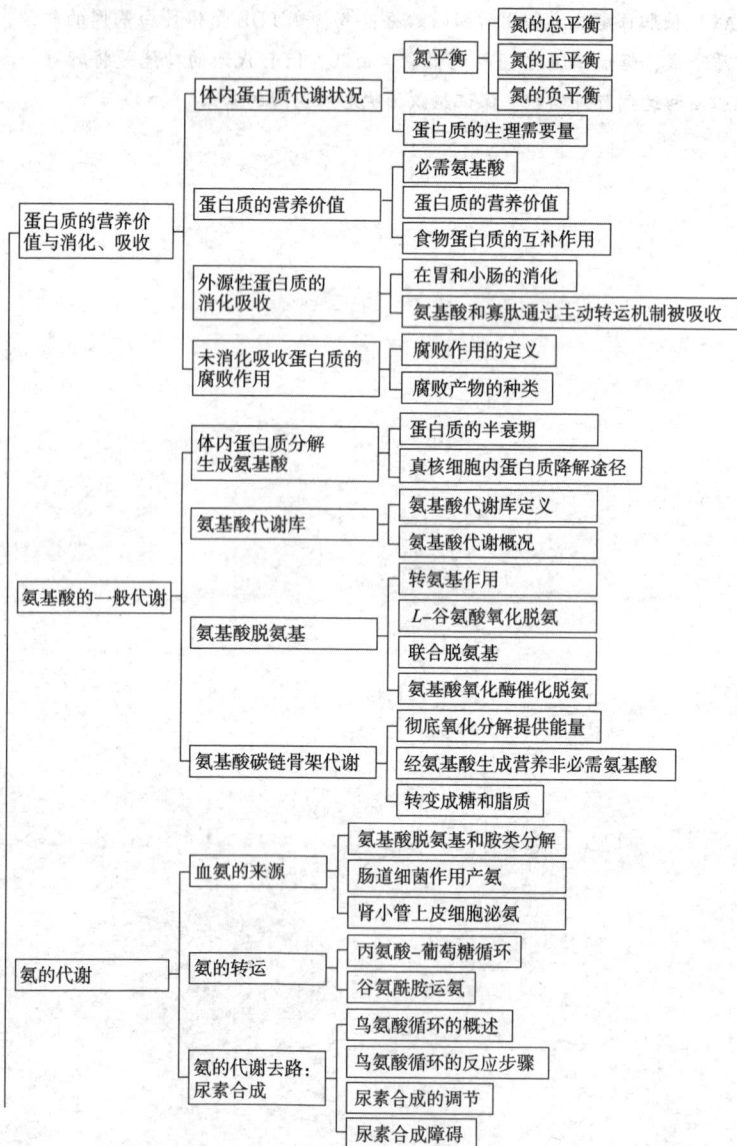

第八章 蛋白质消化吸收和氨基酸代谢

知识框架

- 蛋白质的营养价值与消化、吸收
  - 体内蛋白质代谢状况
    - 氮平衡
      - 氮的总平衡
      - 氮的正平衡
      - 氮的负平衡
    - 蛋白质的生理需要量
  - 蛋白质的营养价值
    - 必需氨基酸
    - 蛋白质的营养价值
    - 食物蛋白质的互补作用
  - 外源性蛋白质的消化吸收
    - 在胃和小肠的消化
    - 氨基酸和寡肽通过主动转运机制被吸收
  - 未消化吸收蛋白质的腐败作用
    - 腐败作用的定义
    - 腐败产物的种类
- 氨基酸的一般代谢
  - 体内蛋白质分解生成氨基酸
    - 蛋白质的半衰期
    - 真核细胞内蛋白质降解途径
  - 氨基酸代谢库
    - 氨基酸代谢库定义
    - 氨基酸代谢概况
  - 氨基酸脱氨基
    - 转氨基作用
    - L-谷氨酸氧化脱氨
    - 联合脱氨基
    - 氨基酸氧化酶催化脱氨
  - 氨基酸碳链骨架代谢
    - 彻底氧化分解提供能量
    - 经氨基酸生成营养非必需氨基酸
    - 转变成糖和脂质
- 氨的代谢
  - 血氨的来源
    - 氨基酸脱氨基和胺类分解
    - 肠道细菌作用产氨
    - 肾小管上皮细胞泌氨
  - 氨的转运
    - 丙氨酸–葡萄糖循环
    - 谷氨酰胺运氨
  - 氨的代谢去路：尿素合成
    - 鸟氨酸循环的概述
    - 鸟氨酸循环的反应步骤
    - 尿素合成的调节
    - 尿素合成障碍

```
                              ┌─ 谷氨酸脱羧生成γ-氨基丁酸
                              ├─ 组氨酸脱羧生成组胺
            ┌─ 氨基酸脱羧基作用 ┤
            │                 ├─ 色氨酸羟化脱羧生成5-羟色胺
            │                 └─ 产生多胺类物质
            │                 ┌─ 定义和载体
            │                 ├─ 种类
            ├─ 一碳单位代谢     ┤
            │                 ├─ 来源及相互转变
个别氨基酸代谢 ┤                 └─ 主要功能
            │                 ┌─ 甲硫氨酸代谢
            ├─ 含硫氨基酸代谢   ┤
            │                 └─ 半胱氨酸代谢
            │                 ┌─ 苯丙氨酸羟化生成酪氨酸
            ├─ 芳香族氨基酸代谢 ┼─ 酪氨酸代谢
            │                 └─ 色氨酸分解代谢
            └─ 支链氨基酸代谢
```

核心知识点纵览

一、蛋白质的营养价值与消化、吸收

1. 体内蛋白质的代谢状况

（1）氮平衡（nitrogen balance）

1）定义：摄入氮（食物的含氮量）与排出氮（尿与粪的含氮量）之间的关系。

2）氮平衡的意义：可以反映体内蛋白质合成与分解代谢的概况。

氮的总平衡：摄入氮量＝排出氮量（正常成人）

氮的正平衡：摄入氮量＞排出氮量（儿童、孕妇、恢复期病人等）

氮的负平衡：摄入氮量＜排出氮量（饥饿、严重烧伤、出血及消耗性疾病患者）

（2）蛋白质的生理需要量：我国营养学会推荐成人每日蛋白质的需要量为80g。

2. 蛋白质的营养价值

（1）营养必需氨基酸（essential amino acid）

1）定义：体内需要而不能自身合成，必须由食物提供的氨基酸。

2）种类：亮氨酸、异亮氨酸、苏氨酸、缬氨酸、赖氨酸、甲硫氨酸、苯丙氨酸、色氨酸、组氨酸（其余11种为非必需氨基酸）。

（2）蛋白质的营养价值（nutrition value）：主要取决于必需氨基酸的种类和比例。

（3）食物蛋白质的互补作用：营养价值较低的蛋白质混合食用，使必需氨基酸

互相补充从而提高营养价值。

3. 外源蛋白质的消化

（1）在胃和小肠中的消化

1）蛋白质在胃中被水解成多肽和氨基酸：主要经胃蛋白酶消化。

胃蛋白酶原由胃黏膜细胞分泌，经盐酸激活，也能自身激活。

胃蛋白酶的作用特点：最适 pH 为 $1.5 \sim 2.5$；对肽键作用的特异性较差，水解产物主要为多肽及少量氨基酸；具有凝乳作用。

2）蛋白质在小肠被水解成寡肽和氨基酸：主要受胰液及小肠黏膜细胞分泌的多种蛋白酶及肽酶的共同作用。这些酶主要分为内肽酶和外肽酶。内肽酶主要包括胰蛋白酶、胰凝乳蛋白酶、弹性蛋白酶，外肽酶包括氨基肽酶和羧基肽酶。

（2）氨基酸和寡肽通过主动转运机制吸收

1）吸收部位：主要在小肠。

2）吸收形式：氨基酸、寡肽。

3）吸收机制：主动转运。

4. 蛋白质的腐败作用（putrefaction）

（1）定义：被消化的蛋白质及未被吸收的消化产物在结肠下部受到肠道细菌的分解。

（2）腐败作用产物：①胺类的生成；②氨的生成；③其他有害物质的生成。

二、氨基酸的一般代谢

1. 体内蛋白质的分解

（1）蛋白质的半衰期（half - life）：蛋白质浓度减少到开始值 50% 所需要的时间。

（2）蛋白质的降解途径

1）溶酶体降解途径：主要降解外源性蛋白、膜蛋白和长寿命的细胞内蛋白。

2）蛋白酶体降解途径：ATP 依赖的泛素途径，主要降解异常蛋白和短寿命蛋白。泛素化修饰过程参见图 8 - 1。

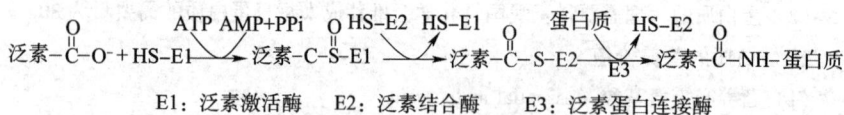

$$\underset{O}{\overset{O}{\text{泛素}-C-O^-}} + HS-E1 \xrightarrow[\text{ATP AMP+PPi}]{} \underset{O}{\overset{O}{\text{泛素}-C-S-E1}} \xrightarrow[\text{HS-E2 HS-E1}]{} \underset{O}{\overset{O}{\text{泛素}-C-S-E2}} \xrightarrow[\text{E3}]{\text{蛋白质 HS-E2}} \underset{O}{\overset{O}{\text{泛素}-C-NH-蛋白质}}$$

E1：泛素激活酶 　　E2：泛素结合酶 　　E3：泛素蛋白连接酶

图 8 - 1　泛素化修饰示意图

2. 外源性氨基酸与内源性氨基酸组成氨基酸代谢库

（1）氨基酸的代谢库（aminoacid metabolic pool）：内源性氨基酸与外源性氨基酸共同分布于体内各处，参与代谢，称为氨基酸代谢库。

（2）氨基酸代谢概况：参见图 8 - 2。

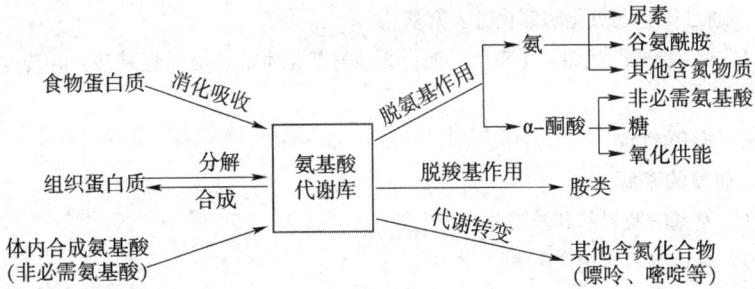

图 8-2　体内氨基酸的代谢概况

（3）氨基酸的脱氨基作用

1）氨基酸的转氨基作用：在转氨酶（transaminase）的作用下，某一氨基酸去掉 α-氨基生成相应的 α-酮酸，而另一种 α-酮酸得到此氨基生成相应氨基酸的过程。

转氨基作用不仅是体内多数氨基酸脱氨基的重要方式，也是机体合成非必需氨基酸的重要途径。

转氨酶的辅基：维生素 B_6 的磷酸酯，即磷酸吡哆醛。

举例：谷丙转氨酶（glutamic-pyruvic transaminase，GPT）和谷草转氨酶（glutamic-oxaloacetic transaminase，GOT）催化的反应及临床意义。

2）L-谷氨酸脱氢酶催化 L-谷氨酸氧化脱氨基。

3）联合脱氨基作用：氨基酸的转氨基作用与 L-谷氨酸氧化脱氨联合，被称为转氨脱氨作用，主要在肝、肾组织进行。

4）转氨基联合嘌呤核苷酸循环：在心肌和骨骼肌组织中，由于 L-谷氨酸脱氢酶活性较低，不能进行转氨脱氨作用，只能进行转氨基联合嘌呤核苷酸循环，参见图 8-3。

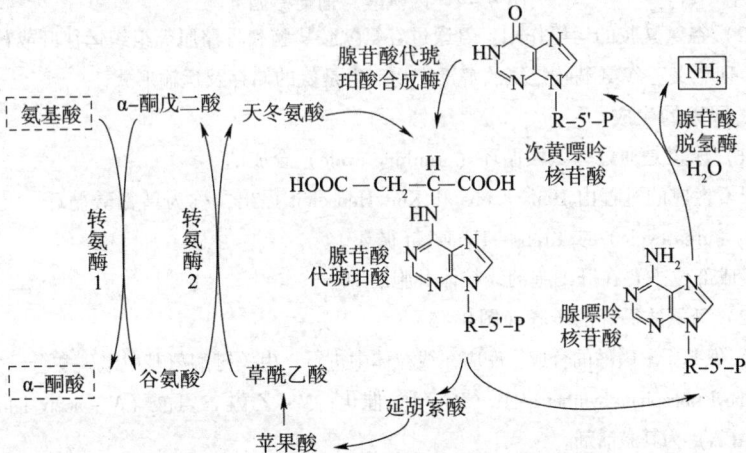

图 8-3　转氨基联合嘌呤核苷酸循环

5）通过氨基酸氧化酶催化脱去氨基。

（4）α-酮酸的代谢：①氧化供能；②经氨基化生成非必需氨基酸；③转变成糖及脂质。

三、氨的代谢

1. 血氨的来源

（1）氨基酸脱氨基和胺类分解产生氨。

（2）肠道细菌作用产生氨。

（3）肾小管上皮细胞分泌的氨主要来自谷氨酰胺。

2. 氨的转运

（1）丙氨酸-葡萄糖循环：将骨骼肌中氨基酸的氨以丙氨酸形式运往肝，同时，肝又为骨骼肌提供了生成丙酮酸的葡萄糖，参见图 8-4。

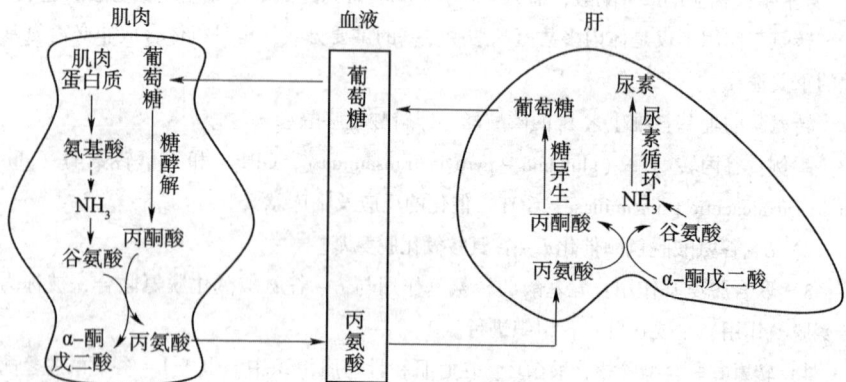

图 8-4　丙氨酸-葡萄糖循环

（2）谷氨酰胺的运氨作用：氨通过谷氨酰胺从脑和骨骼肌等组织运往肝或肾。

生理意义：谷氨酰胺是氨的解毒产物，也是氨的储存及运输形式。

3. 尿素的生成

（1）尿素是通过鸟氨酸循环（ornithine cycle）合成的。

尿素生成的过程由 Hans Krebs 和 Kurt Henseleit 提出，称为鸟氨酸循环，又称尿素循环（urea cycle）或 Krebs-Henseleit 循环。

生成部位主要在肝细胞的线粒体及胞质中。

（2）鸟氨酸循环的步骤（图 8-5）

1）氨基甲酰磷酸的合成：反应在线粒体中进行；由关键酶氨基甲酰磷酸合成酶-1（carbamoyl phosphate synthetase Ⅰ, CPS-Ⅰ）催化；N-乙酰谷氨酸（N-acety lglutamic acid, AGA）为其激活剂。

2）瓜氨酸的合成：反应在线粒体中进行；由鸟氨酸氨基甲酰转移酶催化；瓜氨

酸生成后进入胞质。

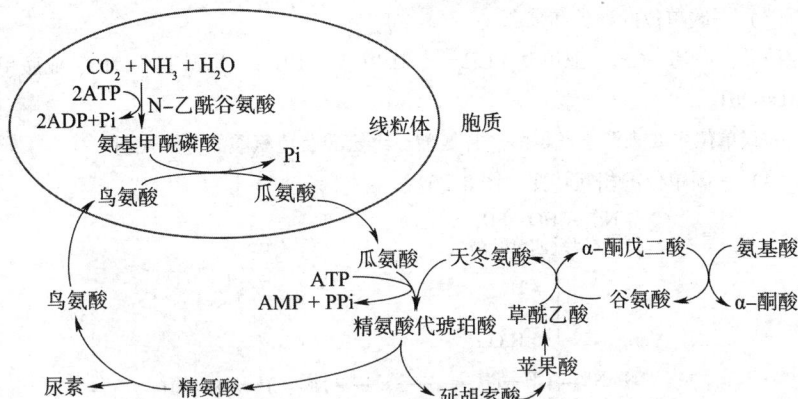

图 8-5 鸟氨酸循环

3）精氨酸代琥珀酸的合成：反应在胞质中进行；由关键酶精氨酸代琥珀酸合成酶催化。

4）精氨酸的合成：反应在胞质中进行；由精氨酸代琥珀酸裂解酶催化。

5）精氨酸水解产生尿素：反应在胞质中进行；由精氨酸酶催化。

（3）尿素合成的调节

1）高蛋白质膳食增加尿素生成。

2）关键酶 CPS-I 的调节：CPS-I 是尿素合成启动的关键酶，AGA 是 CPS-I 的别构激活剂，由乙酰 CoA 与谷氨酸通过 AGA 合酶催化生成；精氨酸是 AGA 合酶的激活剂，精氨酸浓度增高时，尿素合成增加。

3）关键酶精氨酸代琥珀酸合成酶的调节：是尿素合成启动以后的关键酶，活性最低。

（4）尿素合成障碍：高氨血症和氨中毒。

四、个别氨基酸代谢

1. 氨基酸脱羧基作用

（1）谷氨酸脱羧生成 γ-氨基丁酸。

（2）组氨酸脱羧生成组胺。

（3）色氨酸羟化后脱羧生成 5-羟色胺。

（4）某些氨基酸的脱羧基作用可产生多胺类物质。

2. 一碳单位代谢

（1）一碳单位的定义：某些氨基酸在分解代谢过程中产生的含有一个碳原子的基团，称为一碳单位。

（2）一碳单位的载体：四氢叶酸（FH_4）。

（3）一碳单位的种类和来源。

种类：甲基—CH_3、亚甲基—CH_2—、次甲基＝CH—、甲酰基—CHO、亚胺甲基—CH＝NH。

一碳单位主要来源于丝氨酸、甘氨酸、组氨酸及色氨酸的分解代谢。

（4）一碳单位的相互转变（图 8-6）。

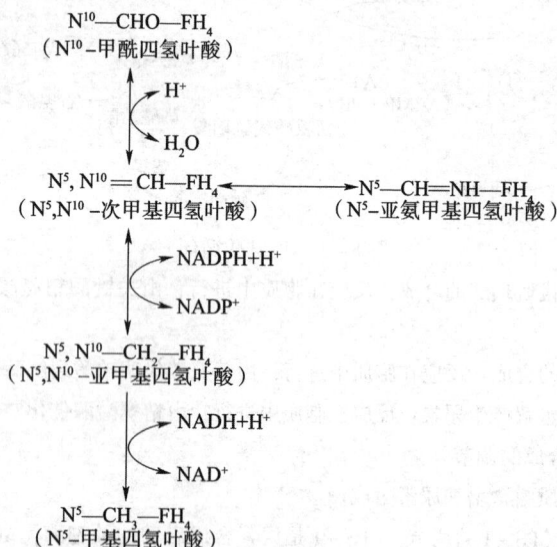

$$N^{10}—CHO—FH_4$$
（N^{10}-甲酰四氢叶酸）

H^+

H_2O

$$N^5, N^{10}＝CH—FH_4 \longleftarrow N^5—CH＝NH—FH$$
（N^5,N^{10}-次甲基四氢叶酸）　　（N^5-亚氨甲基四氢叶酸）

$NADPH+H^+$

$NADP^+$

$$N^5, N^{10}—CH_2—FH_4$$
（N^5,N^{10}-亚甲基四氢叶酸）

$NADH+H^+$

NAD^+

$$N^5—CH_3—FH_4$$
（N^5-甲基四氢叶酸）

图 8-6　各种形式一碳单位的转换

（5）一碳单位的主要功能：参与嘌呤、嘧啶的合成。

3. 含硫氨基酸代谢

（1）甲硫氨酸的代谢

1）甲硫氨酸与转甲基作用：甲硫氨酸转甲基作用与甲硫氨酸循环有关，参见图 8-7。S-腺苷甲硫氨酸（SAM）是活性甲基供体。

2）肌酸的生成。

（2）半胱氨酸代谢

1）半胱氨酸与胱氨酸互变。

2）半胱氨酸可以转变为硫磺酸。

3）半胱氨酸可以生成活性硫酸根（PAPS）。

（3）芳香族氨基酸代谢

1）苯丙氨酸及酪氨酸的分解代谢

苯丙氨酸经羟化作用转变为酪氨酸，由苯丙氨酸羟化酶催化；先天性苯丙氨酸羟化酶缺陷的病人，会发生苯酮酸尿症（phenylketonuria，PKU）。

酪氨酸转变为黑色素和儿茶酚胺。人体缺乏酪氨酸酶，黑色素合成障碍，皮肤、毛发等发白，称为白化病。

酪氨酸分解代谢，经尿黑酸进一步转变为延胡索酸和乙酰乙酸。

2）色氨酸的代谢。

（4）支链氨基酸代谢。

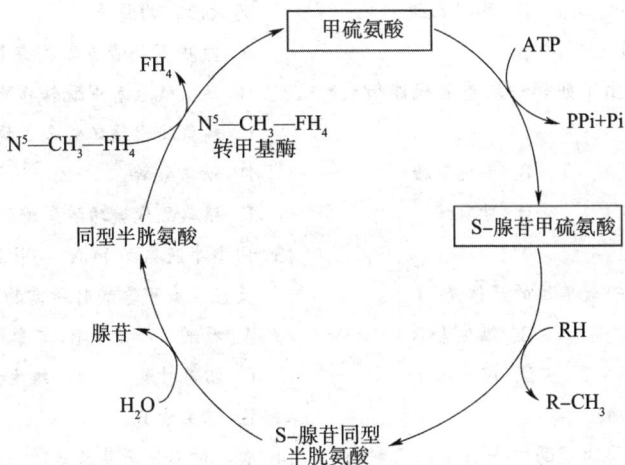

图 8 - 7 甲硫氨酸循环

典型题突破

一、选择题

【A 型题】

1. 丙氨酸和 α - 酮戊二酸经谷丙转氨酶和下述哪种酶的连续催化作用能产生游离的氨
   A. 谷氨酰胺酶
   B. 谷草转氨酶
   C. L - 谷氨酸脱氢酶
   D. 谷氨酰胺合成酶
   E. α - 酮戊二酸脱氢酶

2. 下列哪种氨基酸不能转变成糖
   A. 天冬氨酸
   B. 精氨酸
   C. 苯丙氨酸
   D. 亮氨酸
   E. 异亮氨酸

3. 下列哪一个不是一碳单位
   A. —COOH
   B. —CH$_3$
   C. —CH ═
   D. —CH$_2$—
   E. —CHO

4. 氨基甲酰磷酸合成酶 I 存在于哪种细胞结构中

A. 线粒体　　　B. 微粒体

C. 溶酶体　　　D. 胞质

E. 细胞核

5. 脑中 γ–氨基丁酸是由以下哪一代谢物产生的

A. 天冬氨酸　　B. 谷氨酸

C. α–酮戊二酸　D. 草酰乙酸

E. 苹果酸

6. 牛磺酸是由下列哪种氨基酸代谢衍变而来的

A. 甲硫氨酸　　B. 半胱氨酸

C. 苏氨酸　　　D. 甘氨酸

E. 谷氨酸

7. 体内转运一碳单位的载体是

A. 叶酸　　　　B. 维生素 B_{12}

C. 生物素　　　D. 肉毒碱

E. 四氢叶酸

8. 谷丙转氨酶的辅酶中含有下列哪种维生素

A. 维生素 B_1　　B. 维生素 B_2

C. 维生素 B_{12}　D. 维生素 B_6

E. 维生素 PP

9. 脑中氨的主要去路是

A. 合成尿素

B. 扩散入血

C. 合成谷氨酰胺

D. 合成非必需氨基酸

E. 合成嘌呤化合物

10. 下列哪一个化合物不能由酪氨酸转变合成

A. 尿黑酸　　　B. 肾上腺素

C. 多巴胺　　　D. 苯丙氨酸

E. 黑色素

11. 白化病是由于先天缺乏

A. 色氨酸羟化酶

B. 酪氨酸酶

C. 苯丙氨酸羟化酶

D. 脯氨酸羟化酶

E. 酪氨酸羟化酶

12. 鸟氨酸循环中需要 N–乙酰谷氨酸作为激活剂的酶是

A. 氨基甲酰磷酸合成酶 I

B. 鸟氨酸氨基甲酰转移酶

C. 精氨酸代琥珀酸合成酶

D. 精氨酸酶

E. 精氨酸代琥珀酸裂解酶

13. 同型半胱氨酸和 N^5–甲基四氢叶酸反应生成甲氨酸时所需的维生素为

A. 叶酸　　　　B. 二氢叶酸

C. 四氢叶酸　　D. 维生素 B_2

E. 维生素 B_{12}

14. 含硫的必需氨基酸是

A. 缬氨酸　　　B. 赖氨酸

C. 亮氨酸　　　D. 甲硫氨酸

E. 半胱氨酸

15. 每合成一分子尿素需要

A. 1 分子 CO_2 和 1 分子 NH_3

B. 2 分子 CO_2 和 1 分子 NH_3

C. 1 分子 CO_2 和 2 分子 NH_3

D. 2 分子 CO_2 和 2 分子 NH_3

E. 1 分子 CO_2 和 3 分子 NH_3

16. 下列哪一种物质是体内氨的储存及运输形式

A. 谷氨酸　　　B. 酪氨酸

C. 谷氨酰胺　　D. 谷胱甘肽

E. 天冬酰胺

17. 体内合成代谢甲基的直接供体是

A. N^{10}–甲基四氢叶酸

B. S-腺苷甲硫氨酸

C. 甲硫氨酸

D. 胆碱

E. 肾上腺素

18. 体内丙氨酸-葡萄糖循环的作用是

A. 促进糖异生

B. 促进非必需氨基酸的合成

C. 促进丙氨酸的转运

D. 促进肌肉与肝脏之间氨的转运

E. 促进脑与肾脏之间的氨转运

19. 营养摄入充足的婴儿、孕妇、恢复期病人,常保持

A. 氮平衡

B. 氮的负平衡

C. 氮的正平衡

D. 氮的总平衡

E. 以上都不是

20. 一位患者血液生化检查发现血清谷草转氨酶活性明显升高,可能为

A. 痛风   B. 脑动脉血栓

C. 肾炎   D. 肠黏膜细胞坏死

E. 心肌梗死

【X型题】

1. 参与甲硫氨酸循环的维生素及其衍生物有

A. 维生素B_{12} B. 生物素

C. 四氢叶酸   D. 核黄素

E. 维生素B_6

2. 经鸟氨酸循环生成尿素时,氨的来源

A. 来自天冬氨酸

B. 来自天冬酰胺

C. 来自血中游离的氨

D. 来自鸟氨酸

E. 来自谷氨酰胺

3. 将肝外组织中氨基酸脱下的氨运至肝的转运方式有

A. 生成尿素

B. 生成谷氨酰胺

C. 丙氨酸-葡萄糖循环

D. γ-谷氨酰循环

E. 乳酸循环

4. 当缺乏维生素B_6时,可能会影响下列哪些代谢

A. 甲硫氨酸循环

B. 氨基酸的联合脱氨基作用

C. 氨基酸的脱羧基作用

D. 甘氨酸分解形成$N^5, N^{10}-CH_2-FH_4$

E. 氨基酸的转氨基作用

5. 参与尿素合成的氨基酸有

A. 鸟氨酸

B. 天冬氨酸

C. N-乙酰谷氨酸

D. 精氨酸

E. 瓜氨酸

二、名词解释

1. 必需氨基酸

2. 一碳单位

3. 联合脱氨基作用

4. 食物蛋白质的互补作用

5. SAM

6. 多胺

7. 腐败作用

8. 苯丙酮尿症

三、简答题

1. 简述氨基酸脱氨基作用有哪几种方式。

2. 简述血氨来源。

3. 试述体内清除血氨的方式。

4. 哪些氨基酸对人体是必需氨基酸？为什么有些氨基酸称为非必需氨基酸？

5. 简述氨基酸脱氨基后生成的 α－酮酸的主要代谢去路。

6. 鸟氨酸循环的主要过程及生理意义是什么？

7. 简述叶酸、维生素 B_{12} 缺乏与巨幼细胞贫血的关系是什么？

四、论述题

1. 体内谷氨酰胺生成有何重要生理意义？

2. 何谓甲硫氨酸循环，有何生理意义？

3. 简述肝功能障碍时氨中毒引起肝昏迷的机理。

参考答案

一、选择题

【A 型题】

1. **C**。丙氨酸先通过转氨基作用将氨基转移到 α－酮戊二酸生成 L－谷氨酸，然后 L－谷氨酸经 L－谷氨酸脱氢酶氧化脱氨，这样就可以使丙氨酸脱氨生成 NH_3。这种方式叫转氨脱氨作用，又称联合脱氨作用，大多数氨基酸可以通过此方式脱去氨基。

2. **D**。氨基酸脱氨基后生成的 α－酮酸可以转变为糖或脂肪，能转变为糖的氨基酸称为生糖氨基酸，包括：甘氨酸、丝氨酸、缬氨酸、组氨酸、精氨酸、半胱氨酸、脯氨酸、丙氨酸、谷氨酸、谷氨酰胺、天冬氨酸、天冬酰胺、甲硫氨酸；转变为脂肪的氨基酸为生酮氨基酸，包括亮氨酸和赖氨酸。其余氨基酸既能生糖又能生酮。

3. **A**。一碳单位共五种：甲基 $-CH_3$、亚甲基 $-CH_2-$、次甲基 $=CH-$、甲酰基 $-CHO$、亚胺甲基 $-CH=NH$。$-COOH$ 不属于一碳单位。

4. **A**。CO_2、NH_3 和 ATP 在氨基甲酰磷酸合成酶 Ⅰ 的催化下缩合生成氨基甲酰磷酸，此反应发生在线粒体，因为 CPS－Ⅰ 存在于肝细胞的线粒体中。

5. **B**。谷氨酸由 L－谷氨酸脱羧酶催化脱羧生成 γ－氨基丁酸。L－谷氨酸脱羧酶在脑和肾组织中活性很高，因而 γ－氨基丁酸在脑组织中的浓度较高。

6. **B**。半胱氨酸首先氧化成磺基丙氨酸，再经磺基丙氨酸脱羧酶催化脱羧生成牛磺酸。

7. **E**。一碳单位不能游离存在，常与四氢叶酸结合在一起被转运并参与代谢，四氢叶酸是一碳单位的载体。

8. **D**。各种转氨酶有相同的辅基——维生素 B_6 的磷酸酯，即磷酸吡哆醛，所以转氨酶的辅酶中含有维生素 B_6。

9. **A**。谷氨酰胺是氨的转移形式，它主要从脑和骨骼肌等组织向肝和肾中转运氨。氨的主要去向是在肝中生成尿素。

10. **D**。苯丙氨酸可以经羟化作用生成酪氨酸。酪氨酸可以经酪氨酸羟化酶转变成多巴，进一步转变成儿茶酚胺（多巴胺、去甲肾上腺素、肾上腺素）；在黑色素细胞中，也可以经酪氨酸酶进一步代谢生成黑色素；还可以在转氨酶等作用下先转变为尿黑酸，再转变成延胡索酸和乙酰乙酸。

11. **B**。在黑色素细胞中，酪氨酸先经酪氨酸酶作用，羟化生成多巴，后者经氧化、脱羧等反应转变成吲哚醌，最后吲哚醌聚合生成黑色素。先天性酪氨酸酶缺乏的病人，因不能合成黑色素，皮肤和毛发等发白，成为白化病。

12. **A**。鸟氨酸循环的第一步是 CO_2、NH_3 和 ATP 在氨基甲酰磷酸合成酶 I 的催化下缩合生成氨基甲酰磷酸，CPS－I 是鸟氨酸循环过程中的关键酶。此酶只有在别构激活剂 N－乙酰谷氨酸存在时才能被激活，N－乙酰谷氨酸可诱导 CPS－I 的构象发生改变，进而增加酶对 ATP 的亲和力。

13. **E**。在甲硫氨酸循环过程中，甲硫氨酸先经腺苷转移酶催化与 ATP 反应生成 SAM。SAM 作为活性甲基供体提供甲基后，自身变成 S－腺苷同型半胱氨酸，再脱去腺苷变成同型半胱氨酸。同型半胱氨酸若再接受 N^5－CH_3－FH_4 提供的甲基，在 N^5－CH_3－FH_4 转移酶的催化下转变成甲硫氨酸。N^5－CH_3－FH_4 转移酶又称为甲硫氨酸合成酶，其辅酶是维生素 B_{12}，参与甲基的转移。

14. **D**。体内需要而不能自身合成，必须由食物提供的氨基酸，称为必需氨基酸，共有 9 种：亮氨酸、异亮氨酸、苏氨酸、缬氨酸、赖氨酸、甲硫氨酸、苯丙氨酸、色氨酸、组氨酸。20 种氨基酸中含硫的氨基酸共 2 种：甲硫氨酸和半胱氨酸。所以，含硫的必需氨基酸为甲硫氨酸。

15. **C**。尿素的化学式为 $CO(NH_2)_2$，即由 1 个羰基和 2 个氨基组成。在合成尿素时，羰基由 CO_2 提供，一个氨基由游离氨提供，另一个氨基由氨基酸脱氨基后转移给谷氨酸、再由谷氨酸转氨基转移给草酰乙酸，最后由天冬氨酸加入鸟氨酸循环提供氨基。所以合成 1 分子尿素需要 1 分子 CO_2 和 2 分子 NH_3。

16. **C**。在血液中氨主要以丙氨酸和谷氨酰胺两种形式进行转运。在脑和骨骼肌等组织，氨与谷氨酸在谷氨酰胺合成酶的催化下合成谷氨酰胺，并经血液运往肝或肾，再经谷氨酰胺酶催化水解成谷氨酸和氨。谷氨酰胺既是氨的解毒产物，也是氨的储存及运输形式。

17. **B**。甲硫氨酸经腺苷转移酶催化与 ATP 反应生成 SAM。SAM 中的甲基成为活性甲基，SAM 是体内最重要的甲基直接供体。SAM 提供甲基后，自身变成 S－腺苷同型半胱氨酸。

18. **D**。骨骼肌主要以丙酮酸作为氨基受体，经转氨基作用生成丙氨酸，丙氨酸进入血液后被运往肝。在肝中，丙氨酸通过联合脱氨基作用生成丙酮酸，并释放氨。丙酮酸经糖异生作用生成葡萄糖。葡萄糖经血液运往肌肉，沿糖酵解变成丙酮酸。后者再接受氨基生成丙氨酸。丙氨酸和葡萄糖周而复始的转变，完成骨骼肌和肝之间氨的转运。这一途径称为丙氨酸 – 葡萄糖循环。

19. **C**。氮平衡指每日摄入氮（食物的含氮量）与排出氮（尿与粪的含氮量）之间的关系。可以反映体内蛋白质合成与分解代谢的概况。氮的总平衡指摄入氮量等于排出氮量，见于正常成人；氮的正平衡指摄入氮量大于排出氮量，儿童、孕妇、恢复期病人等属于此种情况；氮的负平衡指摄入氮量小于排出氮量，见于饥饿、严重烧伤、出血及消耗性疾病的病人。

20. **E**。谷草转氨酶催化谷氨酸和草酰乙酸之间的转氨基作用。正常时，氨基转移酶主要存在于细胞内，血清中的活性很低。心肌组织中谷草转氨酶的活性最高。当某种原因使细胞膜通透性增高或细胞破裂时，氨基转移酶可以大量释放入血，使血清中氨基转移酶活性明显升高。心肌梗死病人血清中谷草转氨酶明显上升，临床上可以此作为疾病诊断和预后的参考指标之一。

【X 型题】

1. **AC**。在甲硫氨酸循环过程中，甲硫氨酸先经腺苷转移酶催化与 ATP 反应生成 SAM。SAM 作为活性甲基供体提供甲基后，自身变成 S – 腺苷同型半胱氨酸，再脱去腺苷变成同型半胱氨酸。同型半胱氨酸再接受 $N^5 – CH_3 – FH_4$ 提供的甲基，在 $N^5 – CH_3 – FH_4$ 转移酶的催化下转变成甲硫氨酸。$N^5 – CH_3 – FH_4$ 转移酶又称为甲硫氨酸合成酶，其辅酶是维生素 B_{12}，参与甲基的转移。因此，参与甲硫氨酸循环的维生素及其衍生物有维生素 B_{12} 和四氢叶酸。

2. **AC**。尿素分子中有 2 个氨基。在合成尿素时，一个氨基由血中游离氨提供，另一个氨基由氨基酸脱氨基后转移给谷氨酸、再由谷氨酸转氨基转移给草酰乙酸，最后由天冬氨酸加入鸟氨酸循环提供氨基。因此，经鸟氨酸循环生成尿素时，氨来源于血中游离氨和天冬氨酸。

3. **BC**。氨在血液中主要以丙氨酸和谷氨酰胺两种形式进行转运：氨通过丙氨酸 – 葡萄糖循环从骨骼肌运往肝；氨通过谷氨酰胺从脑和骨骼肌等组织运往肝或肾。因此，将肝外组织中氨基酸脱下的氨运至肝的转运方式有丙氨酸 – 葡萄糖循环和谷氨酰胺。

4. **BCE**。各种转氨酶有相同的辅基——维生素 B_6 的磷酸酯，即磷酸吡哆醛，所以转氨酶的辅酶中含有维生素 B_6。转氨酶参与的反应有转氨基作用和联合脱氨基作用。有些氨基酸通过脱羧酶的催化生成相应的胺类，氨基酸脱羧酶的辅酶是磷酸吡哆醛，维生素 B_6 的衍生物。所以，当缺乏维生素 B_6 时，氨基酸的转氨基作用、联合脱氨基作用、氨基酸的脱羧基作用都会受到影响。

5. **ABCDE**。尿素合成的基本步骤是：在 ATP 和 N – 乙酰谷氨酸存在时，CO_2 和 NH_3 在氨基甲酰磷酸合成酶 I 的催化下缩合生成氨基甲酰磷酸；在鸟氨酸氨基甲酰转移酶催化下，氨基甲酰磷酸的氨基甲酰部分转移到鸟氨酸上，生成瓜氨酸和磷酸；瓜氨酸在线粒体合成后被转运到胞质中，经精氨酸代琥珀酸合成酶催化，与天冬氨酸反应生成精氨酸代琥珀酸；精氨酸代琥珀酸在精氨酸代琥珀酸裂解酶的催化下裂解生成精氨酸与延胡索酸；精氨酸由精氨酸酶催化水解成尿素和鸟氨酸；鸟氨酸再转运至线粒体，参与瓜氨酸的合成。因此，参与尿素合成的氨基酸有鸟氨酸、天冬氨酸、N-乙酰谷氨酸、精氨酸、瓜氨酸。

二、名词解释

1. 必需氨基酸：体内需要而不能自身合成，必须由食物提供的氨基酸。

2. 一碳单位：某些氨基酸在分解代谢过程中产生的含有一个碳原子的基团，包括甲基、亚甲基、次甲基、甲酰基和亚胺甲基。

3. 联合脱氨基作用：氨基酸转氨基作用与 L-谷氨酸的氧化脱氨基作用偶联进行，又称为转氨脱氨作用。

4. 食物蛋白质的互补作用：多种营养价值较低的蛋白质混合食用，使必需氨基酸互相补充从而提高蛋白质的营养价值。

5. SAM：S-腺苷甲硫氨酸，由甲硫氨酸经腺苷转移酶催化与 ATP 反应生成，是体内最重要的甲基直接供体。

6. 多胺：含有多个氨基的化合物，在体内，由某些氨基酸经脱羧基作用产生。

7. 腐败作用：指未被消化的蛋白质及未被吸收的消化产物在结肠下部受到肠道细菌的分解。

8. 苯丙酮尿症：苯丙氨酸羟化酶缺陷，苯丙氨酸不能正常转变为酪氨酸代谢，经转氨基作用生成苯丙酮酸、苯乙酸等，并从尿中排出。

三、简答题

1. 氨基酸脱氨基作用主要包括转氨基作用、L-谷氨酸氧化脱氨基作用、联合脱氨基作用（氨基酸转氨基作用与 L-谷氨酸氧化脱氨基作用的偶联、嘌呤核苷酸循环脱氨基作用）、氨基酸氧化酶催化脱去氨基。

2. 血氨来源主要有：①氨基酸脱氨基作用和胺类分解均可产生氨；②肠道细菌作用产生氨；③肾小管上皮细胞分泌氨，主要来自谷氨酰胺的水解。

3. 体内清除血氨的方式：①在肝脏合成尿素；②少部分氨在肾以铵盐形式由尿排出；③氨还是合成谷氨酰胺、非必需氨基酸及许多含氮物的原料。

4. 人体所需但体内不能合成而必须由食物供给的氨基酸，称为营养必需氨基酸，共有9种：甲硫氨酸、色氨酸、缬氨酸、赖氨酸、异亮氨酸、亮氨酸、苯丙氨酸、苏氨酸、组氨酸。其余11种氨基酸机体能自己合成，称为非必需氨基酸。

5. α-酮酸的主要代谢途径有：①经氨基化生成非必需氨基酸；②转变为糖或脂类；③彻底分解 CO_2、H_2O 并释能。

6. 尿素生成的过程称为鸟氨酸循环，又称尿素循环。在线粒体中，CO_2 和 NH_3 缩合生成的氨基甲酰磷酸与鸟氨酸反应生成瓜氨酸和磷酸，瓜氨酸被转运到胞质中，与天冬氨酸反应生成精氨酸代琥珀酸，再裂解生成精氨酸与延胡索酸，精氨酸最后水解成尿素和鸟氨酸；鸟氨酸再转运至线粒体，参与瓜氨酸的合成。该循环的生理意义是合成尿素解氨毒。

7. 叶酸缺乏致四氢叶酸缺乏，维生素 B_{12} 作为 $N^5 - CH_3 - FH_4$ 转甲基酶的辅酶参与甲硫氨酸循环，两者缺乏可致一碳单位代谢障碍，一碳单位参与碱基合成受到影响，从而影响造血组织 DNA 的合成，进而影响细胞分裂，影响红细胞的成熟，导致巨幼细胞贫血。

四、论述题

1. (1) 在脑和骨骼肌等组织，有毒的氨与谷氨酸在谷氨酰胺合成酶的催化下合成无毒的谷氨酰胺，并经血液运往肝或肾，再经谷氨酰胺酶催化水解谷氨酸和氨。因此，谷氨酰胺既是氨的解毒产物，也是氨的储存及运输形式。(2) 谷氨酰胺在肾中的释氨作用也非常重要，可中和肾小管中的 H^+ 增进机体排泄多余的酸。(3) 谷氨酰胺还参与嘌呤、嘧啶等含氮化合物的合成（嘌呤、嘧啶环的氮源）。

2. 甲硫氨酸循环是指甲硫氨酸提供甲基参与甲基化反应及其再生的过程。甲硫氨酸先经腺苷转移酶催化与 ATP 反应生成 SAM；SAM 作为活性甲基供体提供甲基，经甲基转移酶催化使另一物质发生甲基化，自身变成 S-腺苷同型半胱氨酸，再脱去腺苷变成同型半胱氨酸；同型半胱氨酸再接受 $N^5 - CH_3 - FH_4$ 提供的甲基，在 $N^5 - CH_3 - FH_4$ 转移酶的催化下转变成甲硫氨酸。其生理意义是：由 $N^5 - CH_3 - FH_4$ 提供甲基生成甲硫氨酸，再通过 SAM 提供甲基，以进行体内广泛存在的甲基化反应。

3. 当肝功能受损时，作为氨主要去路的鸟氨酸循环障碍导致血氨过高。高浓度的血氨进入脑组织，可与脑中 α-酮戊二酸结合生成谷氨酸，氨也可以与谷氨酸进一步结合生成谷氨酰胺。高血氨时，脑中氨的增加可使脑细胞中的 α-酮戊二酸减少，导致三羧酸循环减弱，ATP 生成减少，造成大脑功能障碍，严重时可致昏迷。另一种可能是谷氨酸、谷氨酰胺增多，渗透压增大引起脑水肿所致。

（余和芬）

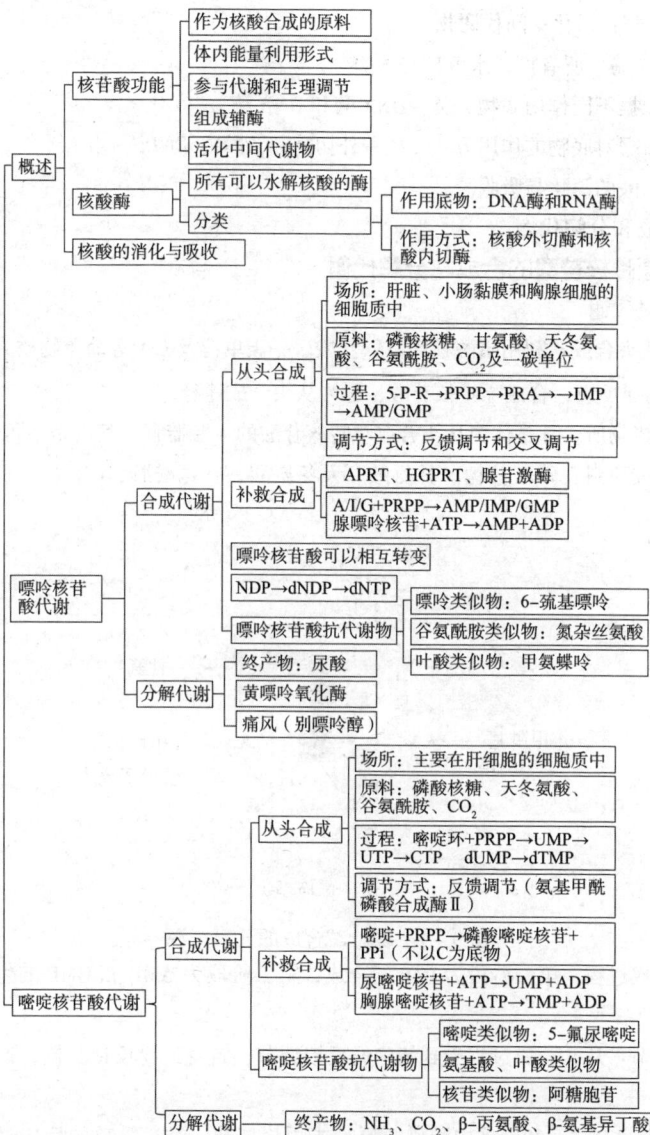

第九章 核苷酸代谢

知识框架

- **概述**
  - 核苷酸功能
    - 作为核酸合成的原料
    - 体内能量利用形式
    - 参与代谢和生理调节
    - 组成辅酶
    - 活化中间代谢物
  - 核酸酶
    - 所有可以水解核酸的酶
    - 分类
      - 作用底物：DNA酶和RNA酶
      - 作用方式：核酸外切酶和核酸内切酶
  - 核酸的消化与吸收

- **嘌呤核苷酸代谢**
  - 合成代谢
    - 从头合成
      - 场所：肝脏、小肠黏膜和胸腺细胞的细胞质中
      - 原料：磷酸核糖、甘氨酸、天冬氨酸、谷氨酰胺、CO_2及一碳单位
      - 过程：5-P-R→PRPP→PRA→→IMP→AMP/GMP
      - 调节方式：反馈调节和交叉调节
    - 补救合成
      - APRT、HGPRT、腺苷激酶
      - A/I/G+PRPP→AMP/IMP/GMP
      - 腺嘌呤核苷+ATP→AMP+ADP
    - 嘌呤核苷酸可以相互转变
    - NDP→dNDP→dNTP
    - 嘌呤核苷酸抗代谢物
      - 嘌呤类似物：6-巯基嘌呤
      - 谷氨酰胺类似物：氮杂丝氨酸
      - 叶酸类似物：甲氨蝶呤
  - 分解代谢
    - 终产物：尿酸
    - 黄嘌呤氧化酶
    - 痛风（别嘌呤醇）

- **嘧啶核苷酸代谢**
  - 合成代谢
    - 从头合成
      - 场所：主要在肝细胞的细胞质中
      - 原料：磷酸核糖、天冬氨酸、谷氨酰胺、CO_2
      - 过程：嘧啶环+PRPP→UMP→UTP→CTP　dUMP→dTMP
      - 调节方式：反馈调节（氨基甲酰磷酸合成酶Ⅱ）
    - 补救合成
      - 嘧啶+PRPP→磷酸嘧啶核苷+PPi（不以C为底物）
      - 尿嘧啶核苷+ATP→UMP+ADP
      - 胸腺嘧啶核苷+ATP→TMP+ADP
    - 嘧啶核苷酸抗代谢物
      - 嘧啶类似物：5-氟尿嘧啶
      - 氨基酸、叶酸类似物
      - 核苷类似物：阿糖胞苷
  - 分解代谢
    - 终产物：NH_3、CO_2、β-丙氨酸、β-氨基异丁酸

📋 **核心知识点纵览**

一、核苷酸代谢概述

1. 核苷酸功能 核酸合成的原料；体内能量的利用形式；参与代谢和生理调节；组成辅酶；活化中间代谢物。

2. 核酸酶 所有可以水解核酸的酶。

(1) 依据不同作用底物分类：DNA 酶和 RNA 酶。

(2) 依据对底物的作用方式：核酸外切酶和核酸内切酶。

(3) 核酸的消化与吸收。

3. 合成和分解代谢

二、嘌呤核苷酸的合成与分解代谢

1. 合成代谢

(1) 从头合成：利用磷酸核糖、氨基酸、一碳单位及 CO_2 等简单物质为原料，经过一系列酶促反应，合成嘌呤核苷酸，称为从头合成途径。

1) 合成场所：肝是体内从头合成嘌呤核苷酸的主要器官，其次是小肠和胸腺。

2) 合成原料：磷酸核糖、甘氨酸、天冬氨酸、谷氨酰胺、CO_2 及一碳单位。参见图 9 - 1。

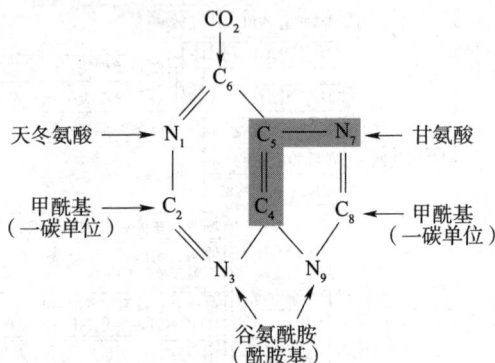

图 9 - 1　嘌呤碱合成的元素来源

3) 合成过程：第一阶段为 IMP 的合成；第二阶段为 AMP 和 GMP 的生成。参见图 9 - 2。

4) 调节：从头合成过程受到精确的反馈调节，自身产物反馈抑制，彼此产物相互促进。

(2) 补救合成：利用体内游离的嘌呤或嘌呤核苷，经过简单的反应过程，合成嘌呤核苷酸，称为补救合成途径。

1）参与补救合成的酶：腺嘌呤磷酸核糖转移酶（adenine phosphoribosyl transferase，APRT）；次黄嘌呤 - 鸟嘌呤磷酸核糖转移酶（hypoxanthine - guanine phosphoribosyl transferase，HGPRT）；腺苷激酶（adenosine kinase）。

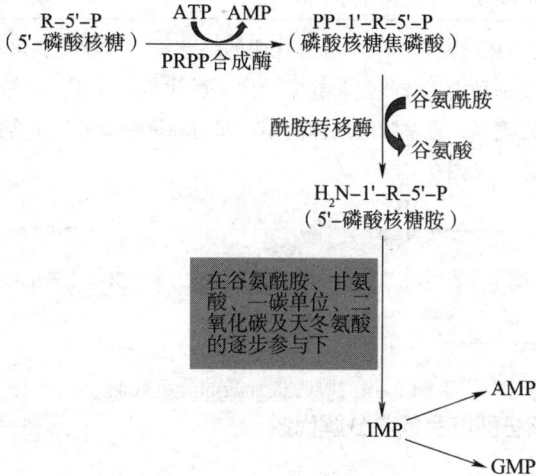

图 9 - 2　嘌呤核苷酸的从头合成

2）合成过程（图 9 - 3）

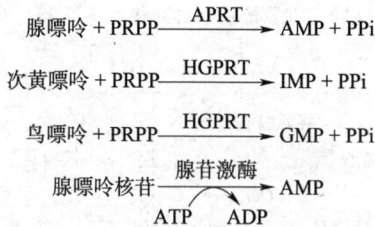

图 9 - 3　嘌呤核苷酸的补救合成

3）意义：补救合成节省从头合成时的能量和一些氨基酸的消耗；体内某些组织器官，如脑、骨髓等只能进行补救合成。

（3）体内嘌呤核苷酸可以相互转变。

（4）脱氧核苷酸的生成在二磷酸核苷水平进行：除 dTMP 是从 dUMP 转变而来以外，其他脱氧核苷酸都是在二磷酸核苷（NDP）水平上进行（N 代表 A、G、U、C 等碱基），由核苷酸还原酶催化。

（5）嘌呤核苷酸的抗代谢物是一些嘌呤、氨基酸或叶酸类似物，可竞争性抑制嘌呤核苷酸合成过程，从而阻止核酸以及蛋白质的生物合成。次黄嘌呤类似物：6 - 巯基嘌呤（6 - MP）。参见表 9 - 1。

表9-1 常见的嘌呤核苷酸抗代谢物

嘌呤类似物	6-巯基嘌呤、6-巯基鸟嘌呤、8-氮杂鸟嘌呤等
氨基酸类似物	氮杂丝氨酸等
叶酸类似物	氨蝶呤、甲氨蝶呤等

2. 分解代谢 尿酸是人体嘌呤分解代谢的终产物。黄嘌呤氧化酶是该分解过程的关键酶。痛风是一种由于嘌呤代谢异常导致尿酸生成过多引起的疾病。在临床上，别嘌呤醇用于治疗痛风。别嘌呤醇以抑制嘌呤碱的降解和降低从头合成速率的作用方式调节嘌呤代谢。参见图9-4。

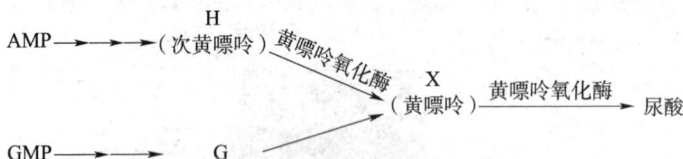

图9-4 嘌呤核苷酸的分解代谢

三、嘧啶核苷酸的合成与分解代谢

1. 合成代谢

（1）从头合成：嘧啶核苷酸的从头合成比嘌呤核苷酸简单。

1）合成场所：主要在肝细胞细胞质中。

2）合成原料：磷酸核糖、谷氨酰胺、CO_2 和天冬氨酸。参见图9-5。

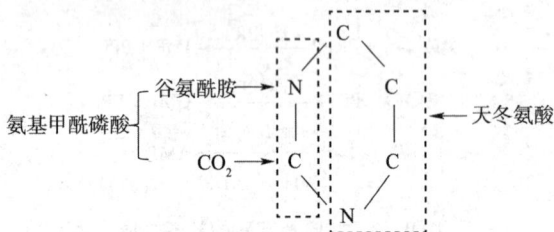

图9-5 嘧啶碱合成的元素来源

3）合成过程：嘧啶核苷酸的从头合成与嘌呤核苷酸的从头合成过程有明显的不同。机体首先合成嘧啶环，然后由 PRPP 提供磷酸核糖部分生成嘧啶核苷酸。嘧啶合成路径不进行分支。参见图9-6。

CO_2+ 谷氨酰胺

氨基甲酰磷
酸合成酶Ⅱ

2ATP

谷氨酸

2ADP+Pi

氨基甲酰磷酸+天冬氨酸 ⟶ ⟶ 乳清酸

PRPP PPi

⟶ UMP

UDP ⟶ dUDP

UTP

CTP

dCMP ⟶ dUMP ⟶ dTMP

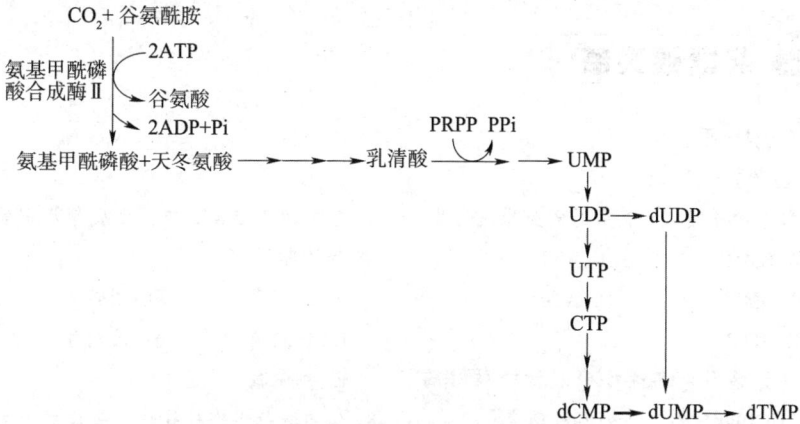

图9－6 嘧啶核苷酸的从头合成

4）调节：细菌中，主要调节酶是天冬氨酸氨基甲酰转移酶；哺乳动物中，主要调节酶是氨基甲酰磷酸合成酶Ⅱ，受到 UMP 抑制。这两种酶均受反馈机制的调节。参见表9－2。

表9－2 两种氨基甲酰磷酸合成酶（CPS）区别

	CPS－Ⅰ	CPS－Ⅱ
分布	肝细胞线粒体	细胞质（所有细胞）
氮源	氨	谷氨酰胺
变构激活剂	N－乙酰谷氨酸	无
功能	合成尿素	嘧啶合成

（2）补救合成（图9－7）

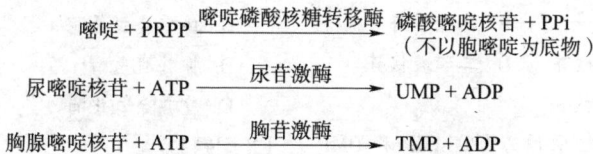

嘧啶 + PRPP $\xrightarrow{嘧啶磷酸核糖转移酶}$ 磷酸嘧啶核苷 + PPi
（不以胞嘧啶为底物）

尿嘧啶核苷 + ATP $\xrightarrow{尿苷激酶}$ UMP + ADP

胸腺嘧啶核苷 + ATP $\xrightarrow{胸苷激酶}$ TMP + ADP

图9－7 嘧啶核苷酸的补救合成

（3）嘧啶核苷酸的抗代谢物也是嘧啶、氨基酸或叶酸等的类似物。这些抗代谢物以竞争性抑制的方式干扰或阻断核苷酸的合成，从而进一步阻止核酸与蛋白质的合成，被广泛用于抗肿瘤的治疗中。嘧啶类似物主要有5－氟尿嘧啶，它的结构与胸腺嘧啶相似；核苷类似物有阿糖胞苷和环胞苷等。

2. 分解代谢 嘧啶核苷酸分解代谢的终产物为磷酸、核糖、CO_2、NH_3 及 β－氨基酸。与嘌呤碱的分解产生尿酸不同，嘧啶碱的分解产物均易溶于水。

典型题突破

一、选择题

【A 型题】

1. 嘌呤核苷酸从头合成时首先生成的是
   A. GMP　　　　B. AMP
   C. IMP　　　　D. ATP
   E. GTP

2. 次黄嘌呤 - 鸟嘌呤磷酸核糖转移酶
   （HGPRT）参与下列哪种反应
   A. 嘌呤核苷酸从头合成
   B. 嘧啶核苷酸从头合成
   C. 嘌呤核苷酸补救合成
   D. 嘧啶核苷酸补救合成
   E. 嘌呤核苷酸分解代谢

3. 氮杂丝氨酸干扰核苷酸合成，因为它
   是下列哪种化合物的类似物
   A. 丝氨酸　　　　B. 甘氨酸
   C. 天冬氨酸　　　D. 谷氨酰胺
   E. 天冬酰胺

4. 体内脱氧核苷酸是由下列哪种物质直
   接还原而成的
   A. 核糖　　　　B. 核糖核苷
   C. 一磷酸核苷　　D. 二磷酸核苷
   E. 三磷酸核苷

5. 下列化合物中作为合成 IMP 和 UMP
   的共同原料是
   A. 天冬酰胺　　　B. 磷酸核糖
   C. 甘氨酸　　　　D. 甲硫氨酸
   E. 一碳单位

6. 下面分别表示嘌呤环结构中各原子的
   编号，谷氨酰胺提供哪些原子
   A. C_2、C_8　　　　B. C_4、C_5、N_7

   C. N_1　　　　D. N_3、N_9
   E. C_6

7. 嘧啶核苷酸合成中，生成氨基甲酰磷
   酸的部位是
   A. 线粒体　　　　B. 微粒体
   C. 细胞质　　　　D. 溶酶体
   E. 细胞核

8. 体内进行嘌呤核苷酸从头合成最主要
   的组织是
   A. 胸腺　　　　B. 小肠黏膜
   C. 肝　　　　　D. 脾
   E. 骨髓

9. 人体内嘌呤核苷酸分解代谢的主要终
   产物是
   A. 尿素　　　　B. 肌酸
   C. 肌酸酐　　　D. 尿酸
   E. β - 丙氨酸

10. 别嘌呤醇治疗痛风症是因为能抑制
    A. 尿酸氧化酶
    B. 核苷磷酸化酶
    C. 鸟嘌呤脱氢酶
    D. 腺苷脱氢酶
    E. 黄嘌呤氧化酶

【X 型题】

1. 嘌呤核苷酸补救合成的底物分子有
   A. 腺苷　　　　B. 鸟嘌呤
   C. 腺嘌呤　　　D. 次黄嘌呤
   E. 黄嘌呤

2. 嘧啶核苷酸分解代谢产物有
   A. NH_3　　　　B. CO_2
   C. 磷酸　　　　D. 核糖

E. β-氨基酸

3. 嘌呤核苷酸从头合成的原料包括下列哪些物质

 A. CO_2 B. 氨基酸

 C. 磷酸核糖   D. 一碳单位

 E. 腺嘌呤

二、名词解释

1. 嘌呤核苷酸从头合成

2. 嘌呤核苷酸补救合成

3. 核苷酸合成的抗代谢物

三、简答题

1. 简述人体内嘌呤核苷酸的分解代谢

过程。

2. 嘌呤核苷酸补救合成的生理意义是什么？

3. 以酶的竞争性抑制作用的原理，说明氨蝶呤和甲氨蝶呤是如何发挥抗肿瘤作用的？

四、论述题

1. 简述嘌呤核苷酸和嘧啶核苷酸从头合成的主要原料、关键酶，以及两者过程的不同。

参考答案

一、选择题

【A 型题】

1. C。 嘌呤核苷酸从头合成分为两个阶段：第一阶段为 IMP 的合成；第二阶段为 AMP 和 GMP 的生成。

2. C。 利用体内游离的嘌呤或嘌呤核苷，经过简单的反应过程，合成嘌呤核苷酸，称为补救合成途径。参与补救合成的酶：腺嘌呤磷酸核糖转移酶、次黄嘌呤-鸟嘌呤磷酸核糖转移酶（HGPRT）和腺苷激酶。其中 HGPRT 催化如下反应：I/G + PRPP→IMP/GMP。

3. D。 嘌呤核苷酸的抗代谢物是一些嘌呤、氨基酸或叶酸类似物。氨基酸类似物有氮杂丝氨酸及 6-重氮-5-氧正亮氨酸等。它们结构与谷氨酰胺相似，可干扰谷氨酰胺在嘌呤核苷酸合成中的作用，从而抑制嘌呤核苷酸的合成。

4. D。 除 dTMP 是从 dUMP 转变而来以外，其他脱氧核苷酸都是在二磷酸核苷（NDP）水平上进行（N 代表 A、G、U、C 等碱基），由核苷酸还原酶催化。

5. B。 IMP 合成需要磷酸核糖、甘氨酸、天冬氨酸、谷氨酰胺、CO_2 及一碳单位；UMP 合成需要磷酸核糖、谷氨酰胺、CO_2 和天冬氨酸。合成 IMP 和 UMP 的共同原料有磷酸核糖、天冬氨酸和 CO_2。

6. D。 嘌呤环元素来源于天冬氨酸（N_1）、甘氨酸（C_4、C_5、N_7）、谷氨酰胺（N_3、N_9）、一碳单位（C_2、C_8）和 CO_2（C_6）。

7. C。 嘧啶环的合成始于氨基甲酰磷酸的生成。氨基甲酰磷酸也是尿素合成的原料。但是尿素合成所需的氨基甲酰磷酸是在肝线粒体中由氨基甲酰磷酸合成酶Ⅰ催化

生成的，而嘧啶合成所用的氨基甲酰磷酸则是在细胞质中用谷氨酰胺为氮源，由
氨基甲酰磷酸合成酶Ⅱ催化生成的。

8. C。肝是体内从头合成嘌呤核苷酸的主要器官，其次是小肠黏膜及胸腺。

9. D。尿酸是人体嘌呤分解代谢的终产物，水溶性较差。AMP 生成次黄嘌呤，后者
在黄嘌呤氧化酶作用下氧化成黄嘌呤，最后生成尿酸。GMP 生成鸟嘌呤，后者转
变为黄嘌呤，最后也生成尿酸。黄嘌呤氧化酶是该分解过程的关键酶。

10. E。在临床上，别嘌呤醇用于治疗痛风。别嘌呤醇与次黄嘌呤结构类似，故可抑
制黄嘌呤氧化酶，从而抑制尿酸的生成。而黄嘌呤、次黄嘌呤的水溶性较尿酸大
得多，不会沉积形成结晶。

【X 型题】

1. ABCD。补救合成过程比较简单，消耗能量也少。细胞利用现成嘌呤碱（腺嘌呤、
鸟嘌呤和次黄嘌呤）或嘌呤核苷（腺苷）重新合成嘌呤核苷酸。

2. ABCDE。嘧啶核苷酸分解代谢的终产物为磷酸、核糖、CO_2、NH_3 及 β - 氨基酸。
与嘌呤碱的分解产生尿酸不同，嘧啶碱的分解产物均易溶于水。

3. ABCD。肝是体内从头合成嘌呤核苷酸的主要器官，其次是小肠和胸腺。合成原料
为磷酸核糖、甘氨酸、天冬氨酸、谷氨酰胺、CO_2 及一碳单位。

二、名词解释

1. 嘌呤核苷酸从头合成：是指以磷酸核糖、甘氨酸、天冬氨酸、谷氨酰胺、一碳单
位及 CO_2 等简单物质为原料，经过多步酶促反应合成嘌呤核苷酸的过程。

2. 嘌呤核苷酸补救合成：利用体内游离的嘌呤或嘌呤核苷，经过简单的反应过程，
合成嘌呤核苷酸，称为嘌呤核苷酸补救合成。

3. 核苷酸合成的抗代谢物：指某些嘌呤、嘧啶、叶酸以及某些氨基酸类似物具有通
过竞争性抑制或以假乱真等方式干扰或阻断核酸的正常合成代谢，从而进一步
抑制核酸、蛋白质合成以及细胞增殖的作用，即为核苷酸合成的抗代谢物。

三、简答题

1. 细胞中的核苷酸在核苷酸酶的作用下水解成核苷。核苷经核苷磷酸酶作用，解离
成自由的碱基及 1 - 磷酸核糖。腺嘌呤生成次黄嘌呤，后者在黄嘌呤氧化酶的作用
下氧化成黄嘌呤，再在黄嘌呤氧化酶的作用下，生成尿酸。鸟嘌呤可直接转变成
黄嘌呤，最后也生成尿酸。

2. 嘌呤核苷酸补救合成的生理意义：一方面可以节省从头合成时的能量和一些氨基
酸的消耗；另一方面，体内某些组织器官，例如脑、骨髓等由于缺乏从头合成嘌
呤核苷酸的酶体系，它们只能进行嘌呤核苷酸的补救合成。因此，对这些组织器
官来说，补救合成途径具有更重要的意义。

3. 氨蝶呤与甲氨蝶呤的抗肿瘤机制：氨蝶呤和甲氨蝶呤都是叶酸的类似物，能竞

性抑制二氢叶酸还原酶，使叶酸不能还原成二氢叶酸及四氢叶酸，从而抑制了嘌呤核苷酸及胸腺嘧啶核苷酸的合成，抑制核酸的合成，达到抗肿瘤的目的。

四、论述题

1. (1) 合成主要原料：①嘌呤核苷酸：磷酸核糖、天冬氨酸、一碳单位、甘氨酸、谷氨酰胺、CO_2；②嘧啶核苷酸：谷氨酰胺、CO_2 与天冬氨酸。

(2) 关键酶：①嘌呤核苷酸：PRPP 合成酶、酰胺转移酶；②嘧啶核苷酸：氨基甲酰磷酸合成酶 II。

(3) 反应过程：磷酸核糖转移过程中嘌呤核苷酸在活化型磷酸核糖（PRPP）的基础上逐步完成嘌呤环合成过程，嘧啶核苷酸先合成嘧啶环，然后完成磷酸核糖转移生成嘧啶核苷酸；嘧啶合成路径不进行分支（UTP 与 CTP 顺序转化完成），嘌呤核苷酸（AMP，GMP）经 IMP 分支生成。

（卢雅彬）

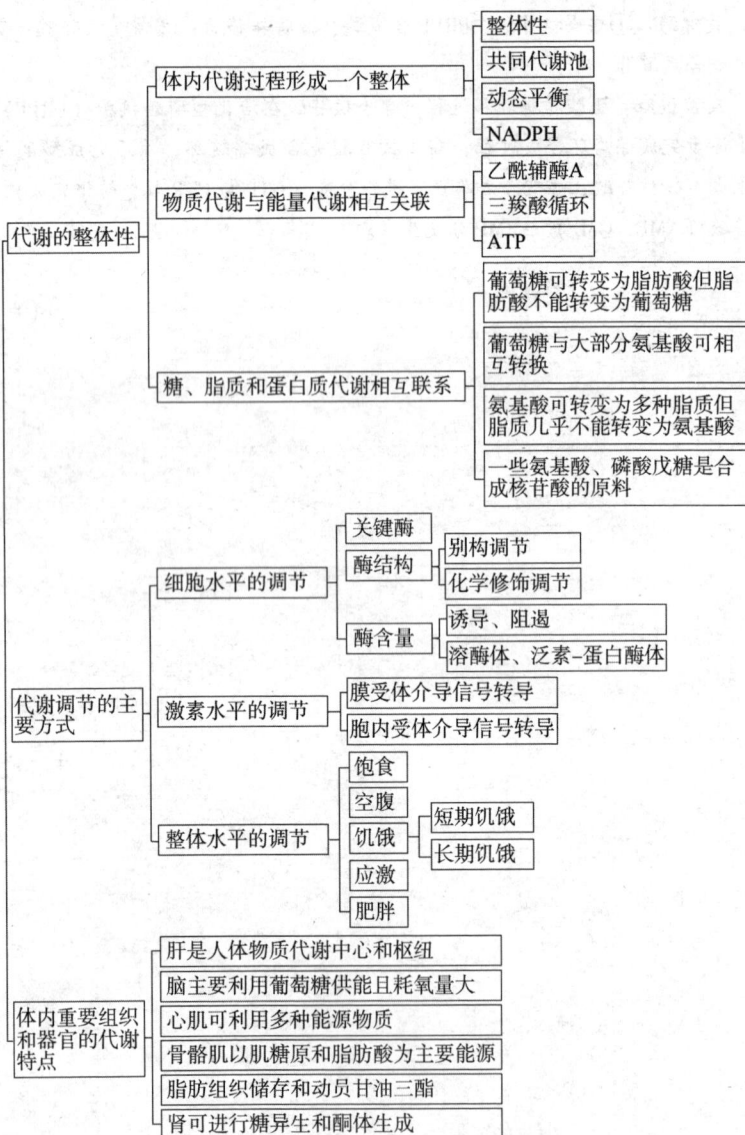

第十章　代谢的整合与调节

知识框架

- **代谢的整体性**
  - 体内代谢过程形成一个整体
    - 整体性
    - 共同代谢池
    - 动态平衡
  - 物质代谢与能量代谢相互关联
    - NADPH
    - 乙酰辅酶A
    - 三羧酸循环
    - ATP
  - 糖、脂质和蛋白质代谢相互联系
    - 葡萄糖可转变为脂肪酸但脂肪酸不能转变为葡萄糖
    - 葡萄糖与大部分氨基酸可相互转换
    - 氨基酸可转变为多种脂质但脂质几乎不能转变为氨基酸
    - 一些氨基酸、磷酸戊糖是合成核苷酸的原料

- **代谢调节的主要方式**
  - 细胞水平的调节
    - 关键酶
    - 酶结构
      - 别构调节
      - 化学修饰调节
    - 酶含量
      - 诱导、阻遏
      - 溶酶体、泛素-蛋白酶体
  - 激素水平的调节
    - 膜受体介导信号转导
    - 胞内受体介导信号转导
  - 整体水平的调节
    - 饱食
    - 空腹
    - 饥饿
      - 短期饥饿
      - 长期饥饿
    - 应激
    - 肥胖

- **体内重要组织和器官的代谢特点**
  - 肝是人体物质代谢中心和枢纽
  - 脑主要利用葡萄糖供能且耗氧量大
  - 心肌可利用多种能源物质
  - 骨骼肌以肌糖原和脂肪酸为主要能源
  - 脂肪组织储存和动员甘油三酯
  - 肾可进行糖异生和酮体生成

核心知识点纵览

一、代谢的整体性

1. 体内代谢过程相互联系形成一个整体

(1) 各种物质代谢之间互有联系，相互依存，构成统一的整体。

(2) 体内各种代谢物都具有各自共同的代谢池。

(3) 体内中间代谢处于动态平衡。

(4) 氧化分解产生的 NADPH 为合成代谢提供所需的还原当量。

2. 物质代谢与能量代谢相互关联　各条代谢途径之间，可通过一些枢纽性中间产物相互联系和转变。三大营养物质（糖、脂质和蛋白质）是机体的主要能量物质，虽然代谢通路、反应定位、组织器官的代谢偏好等各不相同，但都有共同的中间代谢物——乙酰 CoA，参与三羧酸循环和氧化磷酸化，释放能量并均以 ATP 形式储存。

3. 糖、脂质和蛋白质代谢通过中间代谢物而相互联系

(1) 糖代谢与脂代谢的相互联系：葡萄糖可以转变为脂肪储存于脂肪组织；而脂肪绝大部分不能在体内转变为糖，只有脂肪的甘油部分可以转变为糖；脂肪的分解代谢受糖代谢的影响。

(2) 糖代谢与氨基酸代谢的相互联系：20 种氨基酸除亮氨酸及赖氨酸外，均可转变为糖；而糖代谢中间代谢物仅能在体内转变成 11 种营养非必需氨基酸，其余 9 种营养必需氨基酸必须从食物中摄取。

(3) 脂肪代谢与氨基酸代谢的相互联系：氨基酸可以转变为脂肪；某些氨基酸也可作为合成磷脂的原料；但脂质不能转变为氨基酸，仅脂肪的甘油部分可循糖异生途径生成糖，再转变为某些营养非必需氨基酸。

(4) 核苷酸代谢与氨基酸代谢、糖代谢的相互联系：氨基酸是体内合成核苷酸的重要原料；合成核苷酸所需的磷酸核糖由糖代谢中的磷酸戊糖途径提供。

二、代谢调节的主要方式

1. 细胞水平代谢调节　细胞水平的调节主要是通过改变关键酶的活性来实现的。

(1) 快速调节（改变酶分子结构）

1) 别构调节：一些小分子化合物能与酶蛋白分子活性中心外的特定部位特异结合，改变酶蛋白分子构象、从而改变酶活性，这种调节称为酶的别构调节（allosteric regulation）。别构调节中以反馈调节多见。底物与代谢产物常作为别构效应剂对酶进行正、反不同方向的别构调节，引起代谢的方向性变化。别构调节通过别构酶来完成。别构酶含有催化部位（与底物结合）与调节部位（与别构效应剂结合）。别构调节引起酶的构象变化，不涉及共价键及组成的变化。

2）化学修饰调节：酶蛋白肽链上某些残基在酶的催化下发生可逆的共价修饰（covalent modification），从而引起酶活性改变，这种调节称为酶的化学修饰。酶的化学修饰调节是酶催化的反应，涉及酶的化学结构、共价修饰及组成的变化，有磷酸化、甲基化、乙酰化等方式，其中以磷酸化为主要方式。受化学修饰调节的关键酶有无（或低）活性和有（或高）活性两种形式，由两种酶催化发生共价修饰，互相转变。如糖原合酶的非磷酸化是活性状态。化学修饰调节具有放大效应，以调节代谢强度为主。别构调节与化学修饰调节相辅相成，其作用不可截然划分。

（2）迟缓调节（改变酶含量）

1）诱导或阻遏酶蛋白基因表达：诱导剂或阻遏剂在酶蛋白生物合成的转录或翻译过程中发挥作用，影响转录较常见。酶的诱导剂经常是底物或类似物，酶的阻遏剂经常是代谢产物。

2）改变酶蛋白降解速度调节酶含量：溶酶体蛋白水解酶可非特异降解酶蛋白质；酶蛋白质的特异性降解通过 ATP 依赖的泛素 – 蛋白酶体途径完成。

2. 激素水平代谢调节　激素水平的调节通过其受体进行。激素与靶细胞的特异性受体结合，通过信息传递途径，最终对靶蛋白质（或酶）进行别构调节或化学修饰调节，从而调节细胞代谢。根据受体所在位置不同，激素分为细胞膜受体激素与胞内受体激素。

（1）膜受体激素：通过跨膜信号转导调节物质代谢（胰岛素、肾上腺素、胰高血糖素、生长激素等）。

（2）胞内受体激素：通过激素 – 胞内受体复合物改变基因表达、调节物质代谢（类固醇激素、甲状腺激素等）。

3. 整体水平代谢调节：在神经系统主导下，调节激素释放，并通过激素整合不同组织器官的各种代谢，实现整体调节，以适应饱食、空腹、饥饿、营养过剩、应激等状态，维持整体代谢平衡。

（1）饱食：饱食状态下机体三大物质代谢与膳食组成有关。

（2）空腹：机体物质代谢以糖原分解、糖异生和中度脂肪动员为特征。

（3）饥饿：机体主要氧化分解脂肪供能。

1）短期饥饿：通常指 1~3 天未进食。机体从葡萄糖氧化供能为主转变为脂肪氧化供能为主；脂肪动员加强且肝酮体生成增多；肝糖异生作用明显增强；骨骼肌蛋白质分解加强。

2）长期饥饿：指未进食 3 天以上，长期饥饿可造成器官损害甚至危及生命。脂肪动员进一步加强；蛋白质分解减少；糖异生明显减少（与短期饥饿相比），乳酸和甘油成为肝糖异生的主要原料，肾糖异生作用明显增强，几乎与肝相等。

（4）应激：机体分解代谢加强，合成代谢受到抑制。

（5）肥胖：多因素引起代谢失衡的结果。

1）肥胖是动脉粥样硬化、冠心病、中风、糖尿病、高血压等疾病的主要危险因素之一，较长时间的能量摄入大于消耗导致肥胖。

2）"代谢综合征"（metabolic syndrome）是指一组以肥胖、高血糖、高血压以及血脂异常集结发病的临床征候群，特点是机体代谢上相互关联的危险因素在同一个体的组合。其表现为体脂（尤其是腹部脂肪）过剩、高血压、胰岛素耐受、血浆胆固醇水平升高以及血浆脂蛋白异常等。

三、体内重要组织和器官的代谢特点

（1）物质代谢枢纽为肝。肝是维持血糖水平相对稳定的重要器官，肝在脂质代谢中占据中心地位，肝的蛋白质合成及分解代谢均非常活跃，肝参与多种维生素和辅酶的代谢，肝参与多种激素的灭活。

（2）脑主要利用葡萄糖供能且耗氧量大。葡萄糖和酮体是脑的主要能量物质，脑耗氧量高达全身耗氧总量的四分之一，脑具有特异的氨基酸及其代谢调节机制。

（3）心肌优先利用脂肪酸氧化分解供能。心肌可利用多种营养物质及其代谢中间产物为能源，心肌细胞分解营养物质供能方式以有氧氧化为主。

（4）骨骼肌主要氧化脂肪酸，强烈运动产生大量乳酸。

（5）脂肪组织是储存和释放能量的重要场所。

（6）肾可进行糖异生和酮体生成。

（7）成熟红细胞没有线粒体，不能进行营养物质的有氧氧化，不能利用脂肪酸和其他非糖物质作为能源。葡萄糖酵解是其主要能量来源。

典型题突破

一、选择题

【A 型题】

1. 酶蛋白最常见的化学修饰是

  A. 泛素化与去泛素化

  B. 磷酸化与去磷酸化

  C. 腺苷化与去腺苷化

  D. 甲基化与去甲基化

  E. 乙酰化与脱乙酰化

2. 糖异生、酮体生成及尿素合成都可发生于

  A. 脑　　　　　　B. 肌肉

  C. 肺　　　　　　D. 心

  E. 肝

3. 长期饥饿时大脑的能量来源主要是

  A. 葡萄糖　　　　B. 氨基酸

  C. 甘油　　　　　D. 酮体

  E. 糖原

4. 通过第二信使 cAMP 发挥代谢调节作用的激素有

  A. 雌二醇

B. 1,25-(OH)$_2$-维生素 D$_3$

C. 肾上腺素

D. 孕酮

E. 甲状腺素

5. 下列代谢调节方式中不属于细胞水平调节的是

A. 酶蛋白降解的调节

B. 酶蛋白的化学修饰

C. 激素调节

D. 酶蛋白的诱导合成

E. 别构调节

6. 糖、脂酸及氨基酸分解代谢的交叉点是

A. α-磷酸甘油　B. 丙酮酸

C. α-酮戊二酸　D. 琥珀酸

E. 乙酰 CoA

7. 催化三羧酸循环与脂酸 β-氧化的酶分布在细胞的

A. 胞液　　　　B. 胞膜

C. 胞核　　　　D. 内质网

E. 线粒体

8. 经酶促共价修饰磷酸化反应后，活性降低的是

A. 磷酸化酶 b

B. 磷酸化酶 b 激酶

C. 糖原合酶

D. 激素敏感性三酰甘油脂肪酶

E. HMG-CoA 还原酶激酶

9. 酶的磷酸化修饰常发生在

A. 赖氨酸的 ε-氨基

B. 含羧基的氨基酸残基

C. 组氨酸的咪唑基

D. 含羟基的氨基酸残基

E. 半胱氨酸的巯基

10. 关于机体各器官物质代谢的叙述哪一项是错误的

A. 肝脏是机体物质代谢的中心和枢纽

B. 心脏对葡萄糖的分解以有氧氧化为主

C. 通常情况下大脑主要以葡萄糖供能

D. 红细胞所需能量主要来自葡萄糖酵解途径

E. 肝脏是体内进行糖异生的唯一器官

【X 型题】

1. 肝脏可进行下列哪些代谢

A. 尿素合成　　B. 糖原分解

C. 胆固醇合成　D. 酮体氧化

E. 脂酸的 β-氧化

2. 应激状态下血中物质改变正确的是

A. 游离脂肪酸增加

B. 氨基酸增加

C. 尿素减少

D. 乳酸增加

E. 葡萄糖增加

3. 别构调节的特点是

A. 别构剂与酶分子上的非催化特定部位结合

B. 使酶蛋白构象发生改变，从而改变酶活性

C. 酶分子多有调节亚基和催化亚基

D. 都产生正效应，即加快反应速度

E. 具有放大效应

二、名词解释

1. 酶的别构调节

2. 酶的化学修饰调节

3. 代谢综合征

三、简答题

1. 关键酶有哪些特点?
2. 试述乙酰CoA在物质代谢中的作用。
3. 简述人体在饥饿状态下物质代谢发生

的变化。

四、论述题

1. 糖、脂肪、蛋白质在机体内是否可以相互转变? 简要说明理由。

参考答案

一、选择题

【A型题】

1. **B**。酶的化学修饰主要有磷酸化与去磷酸化、乙酰化与去乙酰化、甲基化与去甲基化、腺苷化与去腺苷化及—SH与—S—S—互变等, 其中磷酸化与去磷酸化最多见。

2. **E**。糖异生主要发生在肝、肾细胞的细胞质及线粒体里。酮体生成以乙酰CoA为原料, 在肝线粒体由酮体合成酶系催化完成, 肝内生成的酮体需经血液运输至肝外组织氧化利用。尿素合成的部位在肝细胞的线粒体及胞质中。

3. **D**。葡萄糖和酮体是脑的主要能量物质。正常生理情况下, 葡萄糖是脑主要的供能物质, 长期饥饿血糖供应不足时, 脑主要利用由肝生成的酮体供能。饥饿3~4天时, 脑每天耗用约50g酮体, 饥饿2周后, 脑每天消耗的酮体可达100g。

4. **C**。激素水平的调节通过其受体进行。激素与靶细胞的特异性受体结合, 通过信息传递途径, 最终对靶蛋白质 (或酶) 进行别构调节或化学修饰调节, 从而调节细胞代谢。根据受体所在位置不同, 激素分为细胞膜受体激素与胞内受体激素。膜受体激素 (胰岛素、肾上腺素、胰高血糖素、生长激素等) 具有亲水性, 不能透过脂双层的细胞膜, 而是作为第一信使分子与相应的靶细胞膜受体结合后, 通过跨膜传递将所携带的信息传递到细胞内, 由第二信使将信号逐级放大, 产生代谢调节效应。胞内受体激素通过激素 – 胞内受体复合物改变基因表达、调节物质代谢 [类固醇激素、$1,25-(OH)_2$-维生素D_3、甲状腺激素、视黄酸等]。

5. **C**。细胞水平代谢调节主要是通过改变关键酶的活性来实现的。按照速度可分为快速调节与迟缓调节。前者通过改变酶的分子结构改变酶的活性, 进而改变酶促反应速度。快速调节又分为别构调节与化学修饰调节。迟缓调节通过改变酶蛋白分子的合成和降解速度改变细胞内酶的含量, 进而改变酶促反应速度。

6. **E**。三羧酸循环是联系糖、脂肪和氨基酸代谢的纽带。它通过枢纽性中间产物乙酰CoA, 来联系不同的代谢通路。

7. **E**。三羧酸循环是由线粒体内一系列酶促反应构成的循环反应系统。除脑组织外, 大多数组织均可进行脂酸β–氧化, 其中肝、肌肉最活跃, 相关的酶分布在细胞的线粒体内。

8. **C**。酶蛋白肽链上某些残基在酶的催化下发生可逆的共价修饰，从而引起酶活性改变，这种调节称为酶的化学修饰。其中最主要的化学修饰是磷酸化与脱磷酸化。磷酸化后，磷酸化酶 b、磷酸化酶 b 激酶、激素敏感性三酰甘油脂肪酶和 HMG - CoA 还原酶激酶被激活，而糖原合酶的活性则被抑制。

9. **D**。酶蛋白分子中丝氨酸、苏氨酸和酪氨酸的羟基是磷酸化修饰的位点，在蛋白激酶催化下，由 ATP 提供磷酸基及能量完成磷酸化；去磷酸化是磷酸酶催化的水解反应。

10. **E**。物质代谢枢纽为肝。脑主要利用葡萄糖供能且耗氧量大。心肌优先利用脂肪酸氧化分解供能，心肌细胞分解营养物质供能方式以有氧氧化为主。成熟红细胞没有线粒体，不能进行营养物质的有氧氧化，葡萄糖酵解是其主要能量来源。骨骼肌主要氧化脂肪酸，强烈运动产生大量乳酸。脂肪组织是储存和释放能量的重要场所。肾可进行糖异生和酮体生成。所以，肝脏不是体内进行糖异生的唯一器官，肾也可以进行糖异生。

【X 型题】

1. **ABCE**。肝脏是机体物质代谢的中心和枢纽。尿素合成的部位为肝细胞的线粒体及细胞质；糖原分解习惯上指肝糖原分解成为葡萄糖的过程，亚细胞定位在细胞质；胆固醇除成年动物脑组织及成熟红细胞外，几乎全身各组织均可合成，以肝、小肠为主；脂酸的 β - 氧化除脑组织外，大多数组织均可进行，其中肝、肌肉最活跃。而酮体生成在肝细胞线粒体内，但其不能利用酮体，酮体氧化发生在肝外组织（心、肾、脑、骨骼肌等）的线粒体内。

2. **ABDE**。应激状态下机体分解代谢加强，合成代谢受到抑制。应激时糖、脂质、蛋白质/氨基酸分解代谢增强，血中分解代谢中间产物，如葡萄糖、氨基酸、脂肪酸、甘油、乳酸、尿素等含量增加。

3. **ABC**。一些小分子化合物能与酶蛋白分子活性中心外的特定部位特异结合，改变酶蛋白分子构象、从而改变酶活性，这种调节称为酶的别构调节。使酶发生别构效应的物质，称为别构效应剂，引起酶活性增加的别构效应剂为别构激活剂，引起酶活性降低的变构效应剂为别构抑制剂。别构效应剂与酶的调节亚基结合，导致酶的构象发生改变，从而使酶的活性发生改变（激活或抑制）。酶的别构调节不具有放大效应，酶的化学修饰调节具有级联放大效应。

二、名词解释

1. 酶的别构调节：一些小分子化合物能与酶蛋白分子活性中心外的特定部位特异结合，改变酶蛋白分子构象、从而改变酶活性，这种调节称为酶的别构调节。

2. 酶的化学修饰调节：酶蛋白肽链上某些残基在酶的催化下发生可逆的共价修饰，

从而引起酶活性改变，这种调节称为酶的化学修饰调节。

3. 代谢综合征：是指一组以肥胖、高血糖、高血压以及血脂异常集结发病的临床征候群称为代谢综合征。

三、简答题

1. 每条代谢途径由一系列酶促反应组成，其反应速率和方向由其中一个或几个具有调节作用的关键酶活性决定。这些关键酶的特点包括：①常催化一条代谢途径的第一步反应或分支点上的反应，速度最慢，其活性能决定整个代谢途径的总速度。②常催化单向反应或非平衡反应，其活性能决定整个代谢途径的方向。③酶活性除受底物控制外，还受多种代谢物或效应剂调节。改变关键酶活性是细胞水平代谢调节的基本方式，也是激素水平代谢调节和整体代谢调节的重要环节。

2. 乙酰 CoA 是糖、脂、氨基酸代谢共有的重要中间代谢物，也是三大营养物代谢联系的枢纽。乙酰 CoA 的生成：糖有氧氧化；脂酸 β - 氧化；酮体氧化分解；氨基酸分解。乙酰 CoA 的代谢去路：进入三羧酸循环彻底氧化分解，是体内能量的主要来源；在肝细胞线粒体生成酮体，为缺糖时重要能源之一；合成脂酸；合成胆固醇；作为生物转化中乙酰化供体。

3. 饥饿时机体主要氧化分解脂肪供能。

①短期饥饿：通常指 1~3 天未进食。机体从葡萄糖氧化供能为主转变为脂肪氧化供能为主；脂肪动员加强且肝酮体生成增多；肝糖异生作用明显增强；骨骼肌蛋白质分解加强。

②长期饥饿：指未进食 3 天以上，长期饥饿可造成器官损害甚至危及生命。脂肪动员进一步加强；蛋白质分解减少；糖异生明显减少（与短期饥饿相比），乳酸和甘油成为肝糖异生的主要原料，肾糖异生作用明显增强，几乎与肝相等。

四、论述题

1. （1）糖代谢与脂代谢的相互联系：当摄入的糖量超过体内能量消耗时，除合成少量糖原储存在肝及肌肉组织外，生成的柠檬酸及 ATP 可别构激活乙酰 CoA 羧化酶，使由糖代谢产生的乙酰 CoA 羧化生成丙二酸单酰 CoA，进而合成脂肪酸以至脂肪，即糖可以转变为脂肪。而脂肪绝大部分不能在体内转变为糖，这是因为丙酮酸转变成乙酰 CoA 这步反应是不可逆的，故脂肪酸分解生成的乙酰 CoA 不能转变为丙酮酸。此外，脂肪分解代谢的强度及顺利进行还依赖于糖代谢的正常进行。

（2）糖代谢与氨基酸代谢的相互联系：体内蛋白质中的 20 种氨基酸，除生酮氨基酸（亮氨酸、赖氨酸）外，都可通过转氨基或脱氨作用，生成相应的 α - 酮酸。这些 α - 酮酸可通过三羧酸循环及氧化磷酸化生成 CO_2 和 H_2O 并释放出能量，也可转变成某些中间代谢物如丙酮酸，经糖异生途径转变为糖。同时，糖代谢的一些中间产物也可氨基化生成 11 种营养非必需氨基酸，其余 9 种营养必需氨基酸必须从食物中摄取。

（3）脂肪代谢与氨基酸代谢的相互联系：无论生糖氨基酸、生酮氨基酸还是生酮兼生糖氨基酸，分解后均生成乙酰CoA，后者经还原缩合反应可合成脂肪酸，进而合成脂肪，即蛋白质可以转变为脂肪。乙酰CoA也可合成胆固醇以满足机体的需要。此外，某些氨基酸也可作为合成磷脂的原料，但脂质不能转变为氨基酸，仅脂肪的甘油部分可循糖异生途径生成糖，再转变为某些营养非必需氨基酸。

（卢雅彬）

第十一章　真核基因与基因组

知识框架

真核基因的结构与功能
- 基本结构：断裂基因
- 编码多肽链和特定的RNA分子
- 调控序列
  - 启动子
  - 增强子
  - 沉默子
  - 绝缘子

真核基因组的结构与功能
- 真核基因组的结构特点
- 重复序列
  - 高度重复序列
  - 中度重复序列
  - 单拷贝序列（低度重复序列）
- 多基因家族与假基因
- 线粒体DNA结构
- 人基因组结构及基因在染色体上分布特征

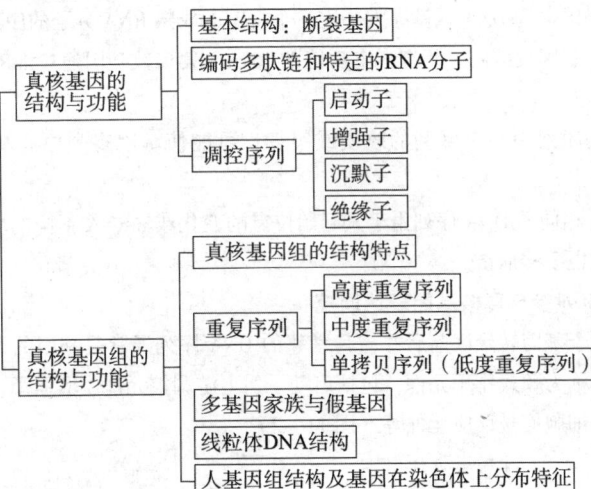

核心知识点纵览

一、真核基因的结构与功能

定义：基因是指能够编码蛋白质或 RNA 等具有特定功能产物的、负载遗传信息的基本单位。通常是指染色体或基因组的一段 DNA 序列。

1. 真核基因的基本结构

（1）包含编码蛋白质或 RNA 的编码序列及其与之相关的非编码序列。

（2）最突出的特点是其不连续性（图 11 - 1）。

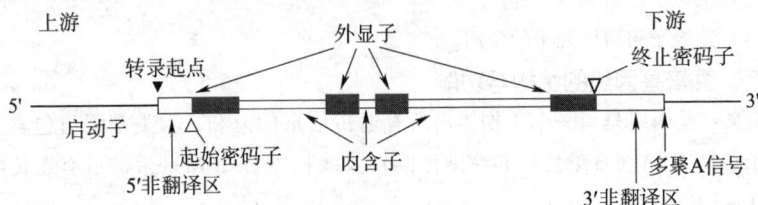

图 11 - 1　真核生物断裂基因

（3）绝大部分编码蛋白质的基因都有内含子。

（4）外显子与内含子接头处有一段高度保守的序列。

（5）将一个基因的 5′–端称为上游，3′–端称为下游；将基因序列中开始 RNA 链合成的第一个核苷酸所对应的碱基记为 +1，向 5′–端依次为 –1、–2 等，向 3′–端依次为 +2、+3 等。

2. 基因编码区编码多肽链和特定的 RNA 分子

（1）编码区中的 DNA 碱基序列决定一个特定的成熟 RNA 分子的序列。

（2）有的基因仅编码一些有特定功能的 RNA，大多数基因通过 mRNA 进一步编码蛋白质多肽链。

（3）编码序列中一个碱基的改变或突变，可能使基因丧失原有功能或获得新功能。

（4）有些相同的 DNA 序列由于其起始位点的变化或 mRNA 不同的剪接产物可以编码不同的蛋白质多肽链。

3. 调控序列参与真核基因表达调控

定义：位于基因转录区前后并与其紧邻的 DNA 序列通常是基因的调控区，这些调控序列又被称为顺式作用元件，包括启动子、上游调控元件、增强子、绝缘子、加尾信号和一些细胞信号反应元件等（图 11 – 2）。

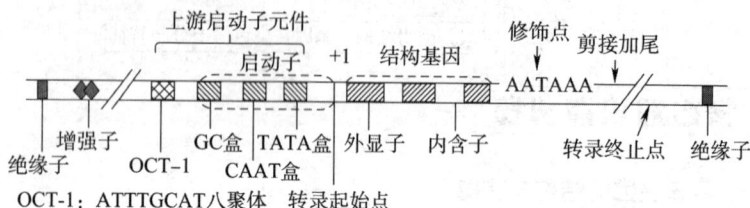

图 11 – 2　真核基因及调控序列的一般结构

（1）启动子提供转录起始信号：①Ⅰ类启动子富含 GC 碱基对；②Ⅱ类启动子具有 TATA 盒特征结构；③Ⅲ类启动子包括 A 盒、B 盒和 C 盒。

（2）增强子增强邻近基因的转录。

（3）沉默子是负调节元件。

（4）绝缘子阻碍增强子的作用。

二、真核基因组的结构与功能

定义：基因组是指一个生物体内所有遗传信息的总和。人类基因组包含了细胞核染色体 DNA（常染色体和性染色体）及线粒体 DNA 所携带的所有遗传物质（图 11 – 3）。

```
                              人类基因组
                    ┌──────────────┴──────────────┐
               细胞核基因组                      线粒体基因组
            约27.4%   约72.6%              ┌──────────┼──────────┐
        ┌──────────┴─────────┐        2个rRNA   22个tRNA    13个蛋白
   编码蛋白基因序列        基因外序列        基因        基因      编码基因
   约1.5%   约25.9%    ┌──────┴──────┐
   ┌─────┴─────┐   基因间序列  中度至高度
  外显子    内含子              重复序列
```

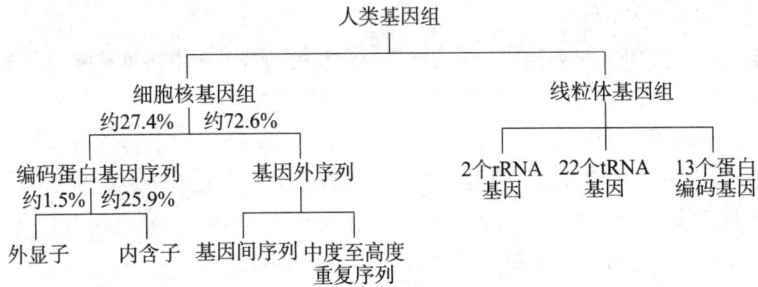

图 11 – 3　人的基因组成

1. 真核基因组具有独特的结构

（1）编码序列所占比例远小于非编码序列。

（2）含有大量的重复序列。

（3）存在多基因家族和假基因。

（4）大多基因转录后发生可变剪接。

（5）基因组 DNA 与蛋白质结合形成染色体。

2. 真核基因组中存在大量重复序列

（1）高度重复序列

定义：真核基因组中存在的、重复频率可达 10^6 次以上的短核苷酸重复序列，不编码蛋白质或 RNA。

类型：①反向重复序列；②卫星 DNA。

功能：①参与复制水平的调节；②参与基因表达的调控；③参与染色体配对。

（2）中度重复序列

定义：在真核基因组中重复数十至数千次的核苷酸序列。

类型：①短分散重复片段（Alu 家族，Kpn I 家族等）；②长分散重复片段。

（3）单拷贝序列（低度重复序列）

定义：在单倍体基因组中只出现一次或数次，大多数编码蛋白质的基因属于这一类。

3. 真核基因组中存在大量的多基因家族和假基因

（1）多基因家族

定义：由某一祖先基因经过重复和变异所产生的一组在结构上相似、功能相关的基因。

类型：①基因家族成簇地分布在某一条染色体上，它们可同时发挥作用，合成某些蛋白质；②一个基因家族的不同成员成簇地分布于不同染色体上，编码一组功能上紧密相关的蛋白质。

（2）多基因家族

定义：一些 DNA 序列相似，但功能不一定相关的若干个单拷贝基因或若干组基因家族总称，例如免疫球蛋白基因超家族、*ras* 基因超家族。

（3）假基因

定义：基因组中存在的一段与正常基因非常相似但一般不能表达的 DNA 序列，以 ψ 来表示。

类型：①经过加工的假基因；②未经过加工的假基因。

4. 线粒体 DNA 的结构

（1）可以独立编码线粒体中的一些蛋白质，是核外遗传物质。

（2）mtDNA 的结构与原核生物的 DNA 类似，是环状分子。

5. 人基因组约有两万个蛋白质编码基因

（1）总体上来讲，在进化过程中随着生物个体复杂性的增加，基因组的总趋势是由小变大、基因数也是由少变多。

（2）决定生物复杂性的因素：基因组大小、基因数、基因密度（gene density）等。

📖 典型题突破

一、选择题

【A 型题】

1. 属于真核基因的顺式作用元件的是
   A. 外显子　　　　B. 内含子
   C. 操纵子　　　　D. 增强子
   E. 转座子

2. 顺式作用元件实质上是
   A. RNA　　　　　B. DNA
   C. 蛋白质　　　　D. 转录因子
   E. RNA 聚合酶

3. 真核基因组的结构特点包括
   A. 含有大量的重复序列
   B. 大部分为编码序列
   C. 只有一个复制起始点
   D. 具有操纵子结构
   E. 基因是连续的

4. 大多数编码蛋白质的基因属于
   A. 串联重复序列
   B. 高度重复序列
   C. 中度重复序列
   D. 单拷贝序列
   E. 反向重复序列

5. 真核基因组中功能相关的基因通常构成
   A. 多顺反子　　　　B. 转座子
   C. 操纵子　　　　　D. 基因家族
   E. 假基因

6. 关于启动子的描述正确的是
   A. 与阻遏蛋白结合
   B. 能介导 RNA 聚合酶结合并形成转录起始复合体
   C. 表达基因产物

D. 均位于基因转录起点的下游

E. 与 DNA 聚合酶结合

7. 关于增强子描述错误的是

  A. 有基因特异性

  B. 没有方向性

  C. 对基因转录起负调控作用

  D. 可以在内含子中

  E. 可调控远距离基因的转录

8. 决定生物体复杂程度的因素不包括

  A. 基因组大小　　B. 基因数量

  C. 基因密度　　　D. 操纵子的结构

  E. 非编码序列的数量和种类

【X 型题】

1. 高度重复序列按其结构特点分为

  A. Alu 序列

  B. KpnI 序列

  C. 反向重复序列

  D. 短散在核元件

  E. 卫星 DNA

2. 原核生物基因组的结构特点包括

  A. 通常仅由一条环状双链 DNA 组成

  B. 基因组中只有一个复制起点

C. 基因通常是连续的

D. 基因组中重复序列很少

E. 基因组中存在可移动的 DNA 序列

3. 高度重复序列的功能主要是

  A. 参与复制水平的调节

  B. 参与基因表达的调节

  C. 参与染色体配对

  D. 编码蛋白质

  E. 表达有功能的非编码 RNA

二、名词解释

1. 基因

2. 基因组

3. 断裂基因

三、简答题

1. 简述顺式作用元件并举例。

2. 真核基因组中的重复序列分为哪几种？每种又包含哪些类型？

3. 何谓基因家族？基因家族包含哪几类？

四、论述题

1. 比较真核生物基因组和原核生物基因组的结构特点。

参考答案

一、选择题

【A 型题】

1. D。位于基因转录区前后并与其紧邻的 DNA 序列通常是基因的调控区，这些调控序列又被称为顺式作用元件，包括启动子、上游调控元件、增强子、绝缘子、加尾信号和一些细胞信号反应元件等。

2. B。同上题。

3. A。真核基因组的结构特点包括：编码序列所占比例远小于非编码序列；含有大量的重复序列；存在多基因家族和假基因；大多基因转录后发生可变剪接；基因组 DNA 与蛋白质结合形成染色体。

4. D。单拷贝序列（低度重复序列）在单倍体基因组中只出现一次或数次，大多数编码蛋白质的基因属于这一类。

5. **D**。基因家族是指由某一祖先基因经过重复和变异所产生的一组在结构上相似、功能相关的基因。

6. **B**。启动子是 DNA 分子上能够介导 RNA 聚合酶结合并形成转录起始复合体的序列。

7. **C**。增强子是可以增强真核启动子工作效率的顺式作用元件。能在相对于启动子的任何方向和任何位置上发挥这种增强作用。距离所调控基因近者十几个碱基对，远的可达几千个碱基对。通常数个增强子序列形成一簇，有时也可位于内含子之中。不同增强子序列结合不同调节蛋白。

8. **D**。决定生物复杂性的因素较多，除基因组大小和基因数以外，还有基因密度等因素。

【X 型题】

1. **CE**。类型：①反向重复序列；②卫星 DNA。

2. **ABCDE**。原核生物基因组的结构特点包括：通常仅有一条环状双链 DNA 组成；只有一个复制起点，具有操纵子结构；基因通常是连续的，没有内含子；重复序列很少；存在可移动的 DNA 序列，包括转座子等。

3. **ABC**。功能：①参与复制水平的调节；②参与基因表达的调控；③参与染色体配对。

二、名词解释

1. 基因：能够编码蛋白质或 RNA 等具有特定功能产物的、负载遗传信息的基本单位。通常是指染色体或基因组的一段 DNA 序列。

2. 基因组：指一个生物体内所有遗传信息的总和。

3. 断裂基因：与原核生物相比，真核基因结构最突出的特点是其不连续性，被称为断裂基因。

三、简答题

1. 位于基因转录区前后并与其紧邻的 DNA 序列通常是基因的调控区，这些调控序列又被称为顺式作用元件。包括启动子、上游调控元件、增强子、绝缘子、加尾信号和一些细胞信号反应元件等。

2. （1）高度重复序列

定义：真核基因组中存在的、重复频率可达 10^6 次以上的短核苷酸重复序列，不编码蛋白质或 RNA。

类型：①反向重复序列；②卫星 DNA。

（2）中度重复序列

定义：在真核基因组中重复数十至数千次的核苷酸序列。

类型：①短分散重复片段（Alu 家族，Kpn I 家族等）；②长分散重复片段。

（3）单拷贝序列（低度重复序列）

定义：在单倍体基因组中只出现一次或数次，大多数编码蛋白质的基因属于这一类。

3. 定义：由某一祖先基因经过重复和变异所产生的一组在结构上相似、功能相关的基因。

类型：①基因家族成簇地分布在某一条染色体上，它们可同时发挥作用，合成某些蛋白质；②一个基因家族的不同成员成簇地分布于不同染色体上，编码一组功能上紧密相关的蛋白质。

四、论述题

1. 真核生物基因组的结构特点：基因的编码序列所占比例远小于非编码序列；高等真核生物基因组含有大量的重复序列；真核基因组中存在多基因家族和假基因；大多基因具有可变剪接，80%的可变剪接会使蛋白质的序列发生改变；基因组DNA与蛋白质结合形成染色体，储存于细胞核内，除配子细胞外，体细胞的基因组为二倍体。

原核生物基因组的结构特点：通常仅有一条环状双链DNA组成；只有一个复制起点，具有操纵子结构；基因通常是连续的，没有内含子；重复序列很少；存在可移动的DNA序列，包括转座子等。

（张静）

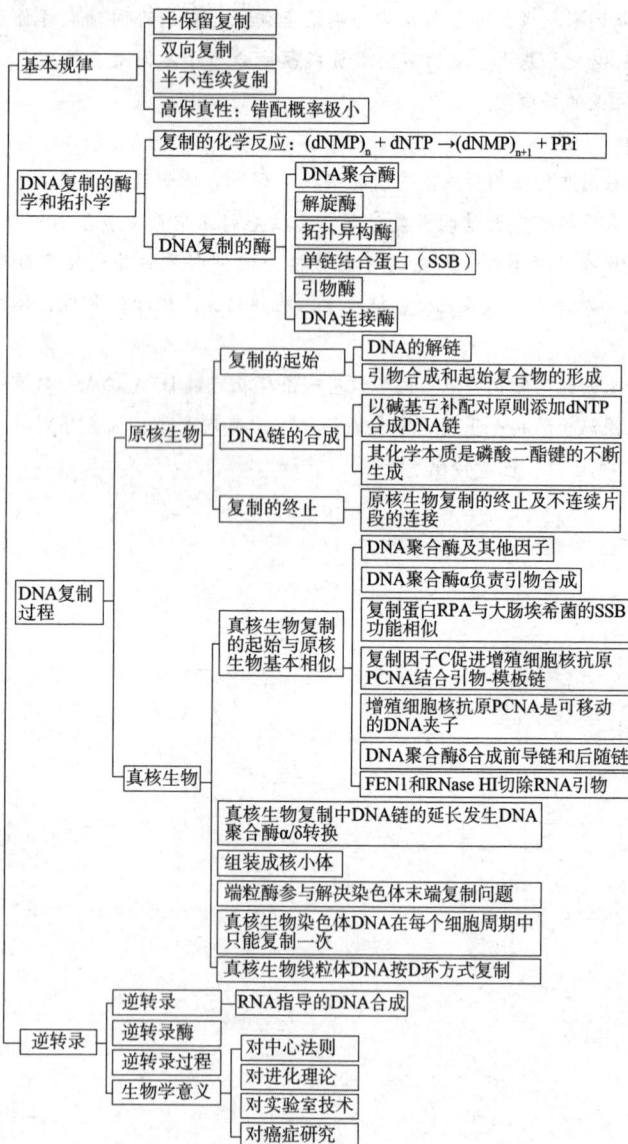

第十二章　DNA 的合成

知识框架

- **基本规律**
  - 半保留复制
  - 双向复制
  - 半不连续复制
  - 高保真性：错配概率极小

- **DNA复制的酶学和拓扑学**
  - 复制的化学反应：$(dNMP)_n + dNTP \rightarrow (dNMP)_{n+1} + PPi$
  - **DNA复制的酶**
    - DNA聚合酶
    - 解旋酶
    - 拓扑异构酶
    - 单链结合蛋白（SSB）
    - 引物酶
    - DNA连接酶

- **DNA复制过程**
  - **原核生物**
    - **复制的起始**
      - DNA的解链
      - 引物合成和起始复合物的形成
    - **DNA链的合成**
      - 以碱基互补配对原则添加dNTP合成DNA链
      - 其化学本质是磷酸二酯键的不断生成
    - **复制的终止**
      - 原核生物复制的终止及不连续片段的连接
  - **真核生物**
    - **真核生物复制的起始与原核生物基本相似**
      - DNA聚合酶及其他因子
      - DNA聚合酶α负责引物合成
      - 复制蛋白RPA与大肠埃希菌的SSB功能相似
      - 复制因子C促进增殖细胞核抗原PCNA结合引物-模板链
      - 增殖细胞核抗原PCNA是可移动的DNA夹子
      - DNA聚合酶δ合成前导链和后随链
      - FEN1和RNase HI切除RNA引物
    - 真核生物复制中DNA链的延长发生DNA聚合酶α/δ转换
    - 组装成核小体
    - 端粒酶参与解决染色体末端复制问题
    - 真核生物染色体DNA在每个细胞周期中只能复制一次
    - 真核生物线粒体DNA按D环方式复制

- **逆转录**
  - 逆转录 —— RNA指导的DNA合成
  - 逆转录酶
  - 逆转录过程
  - **生物学意义**
    - 对中心法则
    - 对进化理论
    - 对实验室技术
    - 对癌症研究

核心知识点纵览

一、DNA 复制的基本规律

1. 定义　DNA 复制（replication）：以 DNA 为模板的 DNA 合成，是基因组的复制过程。

2. DNA 复制的主要特征

（1）半保留复制（semiconservative replication）

1）定义：在复制时，亲代双链 DNA 解开为两股单链，各自作为模板，依据碱基配对规律，合成序列互补的子链 DNA 双链。

2）意义：子代保留了亲代的全部遗传信息，保证了遗传信息的准确性。

（2）双向复制（bidirectional replication）：原核生物的双向复制形成 θ 环，真核生物有多个复制起点，形成多个复制泡。

（3）半不连续复制（semi-discontinuous replication）

1）定义：在 DNA 复制过程中，一条链是连续合成的，另一条链是不连续的。

2）特点：①前导链（leading strand）：DNA 复制时，顺着解链方向生成的子链，复制是连续的。②后随链（lagging strand）：复制方向与解链方向相反，需要等待解开足够长度的模板链才能进行复制，得到不连续的片段（冈崎片段，Okazaki fragment）。

（4）高保真性：错配概率极小。

二、DNA 复制的酶学和拓扑学变化

1. 复制的化学反应

（1）反应体系：底物-dNTP（dATP、dCTP、dGTP、dTTP）、聚合酶、模板、其他酶和蛋白因子。参见图 12-1。

（2）复制的化学反应：$(dNMP)_n + dNTP \rightarrow (dNMP)_{n+1} + PPi$。

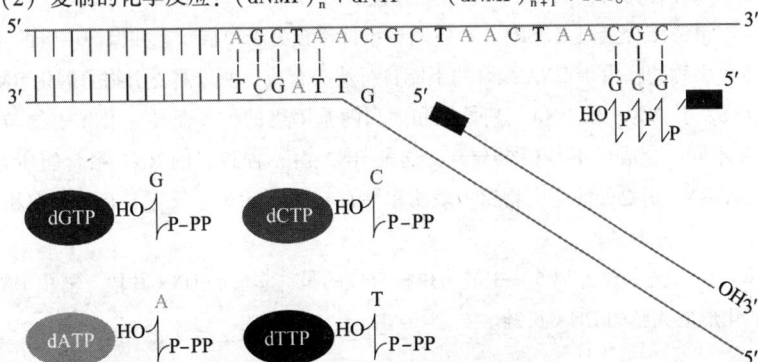

图 12-1　DNA 复制的化学反应

2. DNA 复制的酶

（1）DNA 聚合酶（DNA polymerase，DNA - pol）：催化四种 dNTP 通过与模板链的碱基互补配对合成新的对应 DNA 链，新链合成方向为 $5'\rightarrow3'$。因其合成过程中需要 DNA 母链为模板，故称为依赖 DNA 的 DNA 聚合酶（DNA - dependent DNAp olymerase，DDDP）。参见表 12 - 1。

1）大肠埃希菌中 DNA 聚合酶共有三种类型：①pol I：催化 DNA 链沿 $5'\rightarrow3'$ 方向延长，同时具有 $3'\rightarrow5'$ 外切酶活性和 $5'\rightarrow5'$ 外切酶活性；②pol II：催化 DNA 链沿 $5'\rightarrow3'$ 方向延长，具有 $3'\rightarrow5'$ 外切酶活性，但没有 $5'\rightarrow3'$ 外切酶活性；③pol III：催化 DNA 链沿 $5'\rightarrow3'$ 方向延长，具有 $3'\rightarrow5'$ 外切酶活性，它是大肠埃希菌中主要的聚合酶。

2）真核生物中含有数种 DNA 聚合酶，即 DNA 聚合酶 α、β、γ、δ、ε 和线粒体 DNA 聚合酶。其中真核生物的 DNA polγ 是线粒体催化 DNA 复制的 DNA 聚合酶（表 12 - 1）。

表 12 - 1 真核生物和原核生物 DNA 聚合酶的比较

E. Coli	真核细胞	功能
I		填补复制中的 DNA 空隙，DNA 修复和重组
II		复制中的校对，DNA 修复
	β	DNA 修复
	γ	线粒体 DNA 合成
III	ε	前导链合成
DnaG	α	引物酶
	δ	后随链合成

（2）解旋酶：利用 ATP 供能，作用于氢键，使 DNA 双链解开成为两条单链。

（3）拓扑异构酶：既能水解、又能连接磷酸二酯键。

（4）单链结合蛋白（SSB）：在复制中维持模板处于单链状态并保护单链的完整。

（5）引物酶：由于 DNA 聚合酶不能自行从头合成，所以需要引物酶催化 RNA 引物的合成。引物为一段 RNA，其长度和序列随基因组的种类而异。RNA 引物与典型的 RNA 不同，合成后不与模板分开，这种 RNA 由一种独特的 RNA 聚合酶所合成，合成这种 RNA 引物的酶称引物酶。该酶单独存在很不活泼，只有与有关蛋白相互结合形成引发体才有活性。

（6）DNA 连接酶：以 $5'\rightarrow3'$ 链为模板合成的是许多短的 DNA 片段，需由 DNA 连接酶催化形成完整的 DNA 长链。

三、DNA 复制的过程

1. 原核生物

（1）复制的起始

1）DNA 的解链：在固定的起始部位，拓扑异构酶和解旋酶松弛 DNA 超螺旋并解开一段双链，由单链结合蛋白保护和稳定 DNA 单链，形成复制叉。DNA 复制起始的解链是由 DnaA、DnaB 和 DnaC 蛋白共同作用完成的。

2）引物合成和起始复合物的形成：在复制原点，引发体中的相关蛋白识别复制起始点，以 $3'{\rightarrow}5'$ 方向的单链 DNA 为模板，引物酶合成 RNA 引物。含有解旋酶 DnaA、DnaC、引物酶和 DNA 复制起始区域的复合结构称为起始复合物。参见图 12-2。

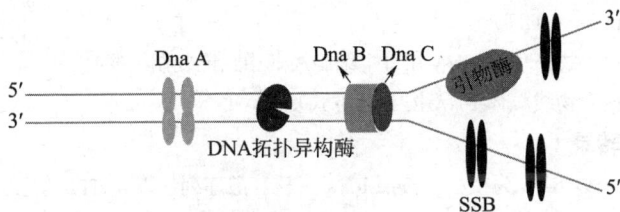

图 12-2　起始复合物的形成

（2）DNA 链的合成：在 RNA 引物的 $3'-OH$ 端，DNA 聚合酶不断按模板链的碱基排列顺序，以碱基互补配对原则添加 dNTP 合成 DNA 链。

（3）复制的终止：原核生物复制的终止及不连续片段的连接：DNA 片段合成至一定长度后，链中的 RNA 引物被核酸酶水解而切掉。出现的缺口由 DNA 片段的延长而填补。然后随从链中相邻的两个 DNA 片段在 DNA 连接酶的作用下连接起来，形成完整的 DNA 分子。

2. 真核生物

（1）真核生物复制的起始与原核生物基本相似

1）DNA 聚合酶及其他因子：真核生物中含有数种 DNA 聚合酶，即 DNA 聚合酶 α、β、γ、δ、DNA 聚合酶及其他因子。

2）DNA 聚合酶 α 负责引物合成。

3）复制蛋白 RPA 与大肠埃希菌的 SSB 功能相似。

4）复制因子 C 促进增殖细胞核抗原 PCNA 结合引物－模板链。

5）增殖细胞核抗原 PCNA 是可移动的 DNA 夹子。

6）DNA 聚合酶 δ 合成前导链和后随链。

7）FEN1 和 RNase H I 切除 RNA 引物。

（2）真核生物复制中 DNA 链的延长发生 DNA 聚合酶 α/δ 转换：Pol α 不具备持

续合成能力；Pol δ 与模板的亲和性更高；PCNA 在 Pol α/δ 转换中起到重要作用。

（3）组装成核小体：核小体装配与复制同步进行，随着复制叉向前移动，核小体又在子链上迅速形成。

（4）端粒酶参与解决染色体末端复制问题

1）端粒：真核生物染色体线性 DNA 分子末端的结构。富含 TG 的重复序列组成，人的端粒重复序列为 5′ – TTAGGG – 3′。可以维持染色体的稳定性，维持 DNA 复制的完整性。

2）端粒酶：20 世纪 80 年代发现，是一种 RNA – 蛋白质复合物。由三部分组成，包括 RNA 和蛋白质。端粒酶 RNA（human telomerase RNA，hTR）、端粒酶协同蛋白（human telomerase associated protein 1，hTP1）和端粒酶逆转录酶（human telomerase reverse transcriptase，hTRT）。

（5）真核生物染色体 DNA 在每个细胞周期中只能复制一次。

（6）真核生物线粒体 DNA 按 D 环方式复制。

四、逆转录

1. 定义 以 RNA 为模板，按照 RNA 中核苷酸序列，以 dNTPs 为原料合成 DNA，称 RNA 指导的 DNA 合成，也称反向转录或逆转录。

2. 逆转录酶

（1）定义：催化逆转录的酶称为逆转录酶，也称依赖 RNA 的 DNA 聚合酶（RNA – dependent DNA polymerase，RDDP）。

（2）特点：有以 RNA 为模板催化合成 DNA 的活性、水解杂化链上的 RNA 的活性、以 DNA 为模板催化 DNA 合成的活性。

3. 逆转录过程 ①合成 RNA/DNA 杂化双链；②水解 RNA 链；③剩下的 DNA 单链作为模板合成第二条 DNA 互补链。

4. 生物学意义 ①对中心法则；②对进化理论；③对实验室技术；④对癌症研究。

典型题突破

一、选择题

【A 型题】

1. 以 RNA 作为模板合成 DNA 的过程是

　A. DNA 的全保留复制机制

　B. DNA 的半保留复制机制

　C. DNA 的半不连续复制

　D. DNA 的全不连续复制

　E. 逆转录

2. 需要以 RNA 为引物的是

　A. DNA 复制　　B. RNA 复制

C. 转录   D. 剪接

E. 翻译

3. 在大肠埃希菌 DNA 复制中识别结合复制起始点的蛋白是

A. DnaA   B. DnaB

C. DnaC   D. DnaG

E. HU 蛋白

4. 下列关于 DNA 连接酶的叙述，错误的是

A. 催化相邻的 DNA 片段以 $5',3'$ – 磷酸二酯键相连

B. 连接反应需要 ATP 或 NAD^+ 参与

C. 催化相邻的 DNA 片段以 $3',5'$ – 磷酸二酯键相连

D. 参与后随链的生成

E. 催化反应中首先与 ATP 生成中间体

5. 真核细胞中发生 DNA 复制的部位是

A. 细胞膜   B. 细胞核

C. 胞质   D. 微粒体

E. 核蛋白体

6. 关于大肠埃希菌 DNA 聚合酶 I 的说法正确的是

A. 具有 $3'→5'$核酸外切酶活性

B. 具有 $5'→3'$核酸内切酶活性

C. 唯一参与大肠埃希菌 DNA 复制的聚合酶

D. 催化引物的合成

E. dUTP 是它的一种底物

7. DNA 复制时，以 $5'$ – TCTA – $3'$作为模板所合成的互补结构是

A. $5'$ – TAGA – $3'$ B. $5'$ – TAGC – $3'$

C. $5'$ – UAGA – $3'$ D. $5'$ – GCGA – $3'$

E. $5'$ – TCUA – $3'$

8. 真核生物共有几种 DNA 聚合酶

A. 1   B. 2

C. 3   D. 4

E. 5

9. 比较原核生物与真核生物的 DNA 复制，二者的相同之处是

A. 不需要引物

B. 合成方向为 $5'→3'$

C. 冈崎片段长度短

D. 有多个复制起始点

E. DNA 复制的速度较慢

10. DNA 合成的原料是

A. dAMP、dGMP、dCMP、dTMP

B. dATP、dGTP、dCTP、dTTP

C. dADP、dGDP、dCDP、dTGP

D. ATP、GTP、CTP、UTP

E. AMP、GMP、CMP、UMP

11. 端粒酶是一种

A. 逆转录酶

B. DNA 聚合酶

C. RNA 聚合酶

D. DNA 水解酶

E. 连接酶

12. DNA 复制起始时，参与打开双股链的酶或因子是

A. 拓扑异构酶 I

B. 解旋酶

C. DNA 结合蛋白

D. 引发前体

E. 拓扑异构酶 II

13. 关于 DNA 的半不连续合成，错误的说法是

A. 前导链是连续合成的

B. 随从链是不连续合成的

C. 不连续合成的片段是冈崎片段

D. 前导链和随从链合成中有一半是不连续合成的

E. 随从链的合成迟于前导链的合成

14. 线粒体 DNA 的复制方式是

A. 采用滚环式复制

B. 采用 D 环复制模式

C. 两条亲代双链同时复制

D. 两条亲代双链在同一起点复制

E. 前导链和随从链同时合成

15. 如果缺乏下列哪种酶，复制叉上一个核苷酸也加不上去

A. DNA Pol Ⅰ　　B. DNA Pol Ⅱ

C. DNA Pol Ⅲ　　D. DNA 连接酶

E. 核酸内切酶

【X 型题】

1. 将细菌培养在含有放射性物质的培养液中，使双链都带有标记后，继续在不含标记物的培养液中生长三代，其结果是

A. 第一代细菌的 DNA 都带有标记

B. 第二代细菌的 DNA 都带有标记

C. 不出现两股链都带标记的子代细菌

D. 第三代多数细菌的 DNA 不带有标记

E. 第三代多数细菌的 DNA 带有标记

2. 逆转录时碱基的配对原则是

A. A – T　　　　B. U – A

C. C – G　　　　D. G – A

E. U – T

3. 下列有关大肠埃希菌 DNA 复制的叙述哪些是正确的

A. 双螺旋中每一条链进行不连续合成

B. 生成冈崎片段

C. 需要 RNA 引物

D. DNA 结合蛋白可稳定复制期间的 DNA 单链

E. 需 DNA 连接酶

4. 端粒酶和其他 DNA 合成酶有什么区别

A. 从 3′→5′方向合成 DNA

B. 端粒酶以自身 RNA 为模板

C. 端粒酶含有 RNA 成分

D. 以 dNTP 为底物合成 DNA

E. 是特异的逆转录酶

5. DNA 聚合酶Ⅰ、Ⅱ、Ⅲ共有的酶活性是

A. 5′→3′聚合酶

B. 3′→ 5′核酸外切酶

C. 5′→3′核酸外切酶

D. 核酸内切酶

E. 逆转录酶活性

二、名词解释

1. 半保留复制

2. 冈崎片段

3. 复制子

4. 逆转录

5. 前导链

三、简答题

1. 简述 DNA 复制的特点。

2. 何为冈崎片段？合成结束时冈崎片段是如何连接的？

3. 简述端粒酶的分子组成及功能。

4. 何为逆转录酶？其有什么作用特点？

5. DNA 复制需要的酶和蛋白因子主要有哪些？各发挥何种作用。

四、论述题

1. 试从原料、模板、酶、引物、方向和产物等五个方面比较 DNA 复制和逆

转录。

2. 大肠埃希菌 DNA 聚合酶 I 具有哪些活性? 其在大肠埃希菌中发挥哪些作

用? 如果用枯草杆菌蛋白酶进行处理后, DNA 聚合酶 I 还能发挥什么作用? 为什么?

参考答案

一、选择题

【A 型题】

1. E。 以 RNA 为模板, 按照 RNA 中核苷酸序列, 以 dNTPs 为原料合成 DNA, 称 RNA 指导的 DNA 合成, 也称反向转录或逆转录。

2. A。 复制起始过程中需要先合成引物。在复制原点, 引发体中的相关蛋白识别复制起始点, 以 3′→5′方向的单链 DNA 为模板, 引物酶合成 RNA 引物。

3. A。 DnaA 辨认复制起始点。

4. A。 DNA 连接酶连接 DNA 链 3′- OH 末端和相邻 DNA 链 5′- P 末端, 使二者生成 3′,5′-磷酸二酯键, 从而把两段相邻的 DNA 链连接成一条完整的链。

5. B。 DNA 复制是以 DNA 为模板的 DNA 合成, 是基因组的复制过程。基因组包括编码 DNA 和非编码 DNA、线粒体 DNA 和叶绿体 DNA。DNA 复制主要是在细胞核中进行。但是有些细胞器, 包括叶绿体, 线粒体也会进行 DNA 的复制。

6. A。 pol I —催化 DNA 链沿 5′→3′方向延长、具有 3′→5′外切酶活性、具有 5′→3′外切酶活性。

7. A。 DNA 是反向平行的互补双链结构, 其走向一条链是 5′→3′, 另一条链是 3′→5′。DNA 复制时双链解开以母链为模板, 遵照碱基互补规律 A 与 T 配对, G 与 C 配对, 以 5′→3′方向延长子链, 故模板 3′-端即对应为新链 5′-端, 所以互补结构只能是 5′- TAGA -3′。

8. E。 真核生物中含有数种 DNA 聚合酶, 即 DNA 聚合酶 α、β、γ、δ、ε。

9. B。 真核生物和原核生物 DNA 合成的合成方向均为 5′→3′。原核生物引物长度为 10 至数 10 个核苷酸; 冈崎片段为 1000 ~ 2000 核苷酸; 有 1 个复制起始点。真核生物引物长度不清; 冈崎片段为 100 ~ 200 核苷酸; 有多个复制起始点。

10. B。 DNA 合成需要四种 dNTP, 包括 dATP、dGTP、dCTP、dTTP。

11. A。 端粒酶是一种 RNA -蛋白质复合物, 包括端粒酶 RNA、端粒酶协同蛋白和端粒酶逆转录酶。该酶具有提供 RNA 模板和催化逆转录的功能。

12. B。 DNA 复制起始的解链是由 DnaA、DnaB 和 DnaC 蛋白共同作用完成的。DnaA 辨认并结合于 *OriC* 的串联重复序列 (AT 区) 上, 并形成 DNA -蛋白复合体结构, 促进 AT 区解链, DnaB (解旋酶) 在 DnaC 的协助下, 结合并沿解链方向移动, 使双链解开足够用于复制的长度。

13. **D**。在 DNA 复制过程中，一条链是连续合成的，另一条链是不连续的。

14. **B**。D 环复制是真核生物线粒体 DNA 的复制方式。

15. **C**。pol Ⅲ是大肠埃希菌中主要的聚合酶，DNA 连接酶催化形成完整的 DNA 长链，而核酸内切酶则水解分子链内部磷酸二酯键生成寡核苷酸。

【X 型题】

1. **ACD**。亲代 DNA 复制后，是以半保留的形式存在于子代 DNA 分子中的，所以第一代细菌的 DNA 都带有标记，但不会是两条链都带有标记。第二代细菌的 DNA 有一半带有标记，而后逐渐被稀释，第三代多数细菌的 DNA 不带有标记。

2. **ABC**。逆转录是以 RNA 为模板，按照 RNA 中核苷酸序列，以 dNTPs 为原料合成 DNA。遵循的碱基互补配对原则是 A - T、U - A、C - G 配对原则。

3. **BCDE**。DNA 复制的主要特征之一是半不连续复制，是指 DNA 的一条链是连续合成的，另一条链是不连续的。大肠埃希菌 DNA 复制时会生成冈崎片段，并且需要 RNA 引物以及 DNA 结合蛋白稳定复制期间的 DNA 单链。最后，随从链中相邻的两个 DNA 片段在 DNA 连接酶的作用下连接起来，形成完整的 DNA 分子。

4. **BCE**。端粒酶由三部分组成，包括 RNA 和蛋白质。端粒酶 RNA、端粒酶协同蛋白和端粒酶逆转录酶。

5. **AB**。三种酶均具有 $5' \rightarrow 3'$ 延长脱氧核苷酸链的聚合酶活性以及 $3' \rightarrow 5'$ 核酸外切酶活性。

二、名词解释

1. 半保留复制：DNA 复制时，以 DNA 的两条链各自为模板，以 dNTP 为原料，在 DNA 聚合酶的作用下，按照碱基配对规律合成新的互补链，子代 DNA 分子的双链一条来自亲代，另一条是新合成的，故称为半保留复制。

2. 冈崎片段：在 DNA 复制过程中，以 $5' \rightarrow 3'$ DNA 链为模板，在后随链上不连续合成的 DNA 短片段。

3. 复制子：从一个 DNA 复制起点起始的 DNA 复制区域，它是一个独立复制单位，包括复制起点和终点。

4. 逆转录：以 RNA 为模板，按照 RNA 中核苷酸序列，以 dNTPs 为原料合成 DNA，称 RNA 指导的 DNA 合成，也称反向转录或逆转录。

5. 前导链：DNA 复制时，顺着解链方向生成的子链，复制是连续的。

三、简答题

1. ①需要 RNA 引物；②原料为 dNTP（dATP、dTTP、dCTP、dGTP）；③新链合成方向均为 $5' \rightarrow 3'$；④催化复制的酶主要是 DDDP，DNA 指导的 DNA 聚合酶；⑤复制的方式为半保留复制，新合成的子代 DNA 双链中，一条来自亲代，另一条为新合成；⑥复制过程为半不连续复制，连续合成的是前导链，不连续合成的是随从链；

⑦有固定的复制起点；⑧复制具有高度忠实性。

2. 在 DNA 复制过程中，以 5′→3′ DNA 链为模板，在随从链上不连续合成的 DNA 短片段。合成结束时，先切除 RNA 引物，然后由 DNA 聚合酶填补缺口，最后由 DNA 连接酶连接起来。

3. 端粒酶由三部分组成：端粒酶 RNA、端粒酶协同蛋白、端粒酶反转录酶。端粒酶 RNA 提供 RNA 模板、反转录酶催化反转录。

4. 催化逆转录的酶称为逆转录酶，也称 RNA 指导的 DNA 聚合酶（RDDP）。有以 RNA 为模板催化合成 DNA 的活性、有水解杂化链上的 RNA 的活性、有用 DNA 为模板催化 DNA 合成的活性。

5. DNA 聚合酶，催化子代 DNA 按碱基互补配对原则合成；解链酶，打开 DNA 双链；拓扑异构酶，松弛 DNA 超螺旋结构；DNA 连接酶，负责复制终止阶段 DNA 缺口的连接；引物酶，催化 RNA 引物的合成；单链结合蛋白，可以结合打开的 DNA 单链。

四、论述题

1. 复制：原料为四种 dNTP，模板为 DNA 双链，DNA 聚合酶为 DDDP，引物为一段 RNA 序列，合成方向为 5′→3′，产物为子代 DNA。

   逆转录：原料为四种 dNTP，模板为 RNA，DNA 聚合酶为逆转录酶 RDDP，引物为 tRNA 或寡核苷酸，合成方向为 5′→3′，产物为 cDNA。

2. 大肠埃希菌 DNA 聚合酶Ⅰ具有 5′→3′聚合酶活性、3′→5′外切酶活性、5′→3′外切酶活性。DNA 聚合酶Ⅰ主要在大肠埃希菌 DNA 复制时切除冈崎片段的 RNA 引物，并填补空缺；还参与 DNA 损伤修复。用枯草杆菌蛋白酶处理后，DNA 聚合酶Ⅰ被水解成一个大片段和小片段，其中大片段又被称为 Klenow 酶，具有 5′→3′聚合酶活性、3′→5′外切酶活性，可以用于 DNA 探针标记和平端化。

（杨传真）

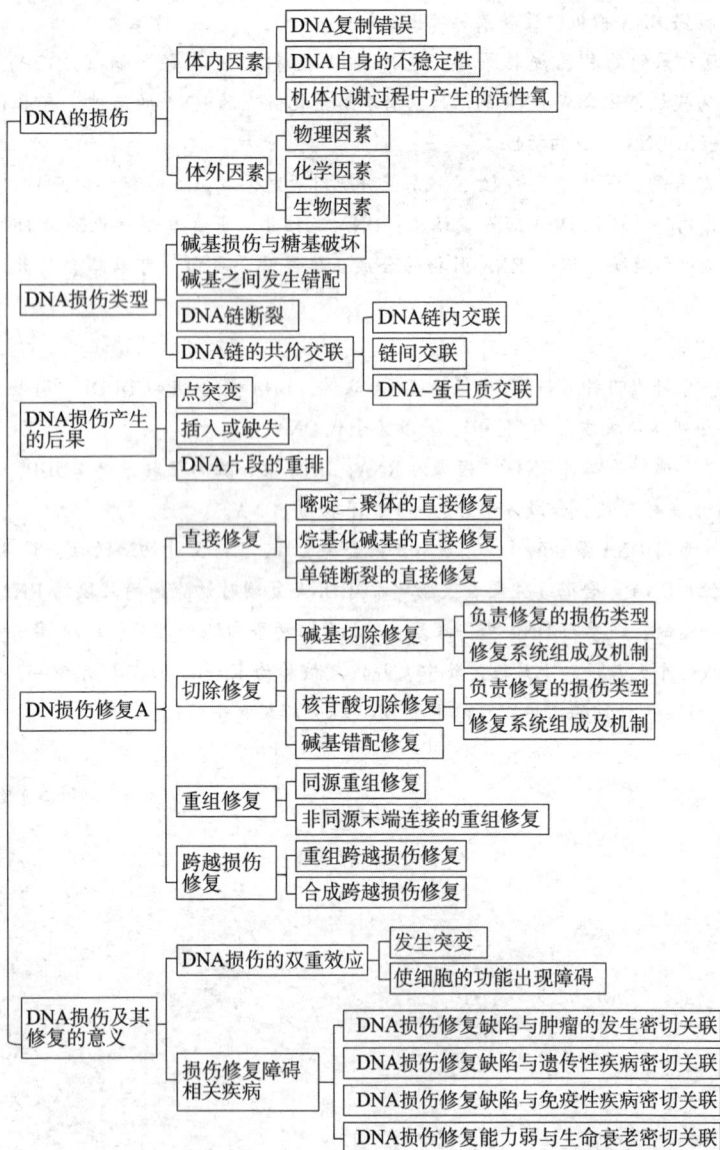

第十三章　DNA 损伤修复

知识框架

- **DNA的损伤**
  - 体内因素
    - DNA复制错误
    - DNA自身的不稳定性
    - 机体代谢过程中产生的活性氧
  - 体外因素
    - 物理因素
    - 化学因素
    - 生物因素

- **DNA损伤类型**
  - 碱基损伤与糖基破坏
  - 碱基之间发生错配
  - DNA链断裂
  - DNA链的共价交联
    - DNA链内交联
    - 链间交联
    - DNA–蛋白质交联

- **DNA损伤产生的后果**
  - 点突变
  - 插入或缺失
  - DNA片段的重排

- **DN损伤修复A**
  - 直接修复
    - 嘧啶二聚体的直接修复
    - 烷基化碱基的直接修复
    - 单链断裂的直接修复
  - 切除修复
    - 碱基切除修复
      - 负责修复的损伤类型
      - 修复系统组成及机制
    - 核苷酸切除修复
      - 负责修复的损伤类型
      - 修复系统组成及机制
    - 碱基错配修复
  - 重组修复
    - 同源重组修复
    - 非同源末端连接的重组修复
  - 跨越损伤修复
    - 重组跨越损伤修复
    - 合成跨越损伤修复

- **DNA损伤及其修复的意义**
  - DNA损伤的双重效应
    - 发生突变
    - 使细胞的功能出现障碍
  - 损伤修复障碍相关疾病
    - DNA损伤修复缺陷与肿瘤的发生密切关联
    - DNA损伤修复缺陷与遗传性疾病密切关联
    - DNA损伤修复缺陷与免疫性疾病密切关联
    - DNA损伤修复能力弱与生命衰老密切关联

核心知识点纵览

一、DNA 损伤

1. 定义　各种体内外因素所导致的 DNA 组成与结构的变化称为 DNA 损伤（DNA damage）。

2. 导致 DNA 损伤的因素

（1）体内因素

1）DNA 复制错误：DNA 复制保真性高的原因：DNA 聚合酶的校对功能，DNA 复制的错配率：$1/10^{10}$，DNA 复制系统的"打滑"现象。

2）DNA 自身的不稳定性：DNA 所处环境的温度和 pH 值发生变化时，DNA 分子的结构可能发生的变化——糖苷键水解、脱氨基。

3）机体代谢过程中产生的活性氧：活氧性（reactive oxygen species，ROS）可以直接作用修饰碱基。

（2）体外因素

1）物理因素：电离辐射和紫外线。

2）化学因素：能引起 DNA 损伤的化学因素种类繁多，主要包括自由基、碱基类似物、碱基修饰物和嵌入染料等。

3）生物因素：生物因素主要指病毒，它们产生的毒素和代谢产物有诱变作用。

二、DNA 损伤类型

1. 碱基损伤与糖基破坏

（1）碱基损伤：化学毒性分子通过对碱基的某些基团进行修饰，改变碱基的理化性质，破坏碱基的结构。

（2）糖基破坏：DNA 分子中的戊糖基的碳原子和羟基上的氢可能与自由基反应，由此戊糖基的正常结构被破坏。

2. 碱基之间发生错配

3. DNA 链断裂　包括 DNA 单链断裂和 DNA 双链断裂。

4. DNA 链的共价交联

（1）DNA 链内交联（DNA intrastrand cross-linking）：DNA 分子中同一条链中的两个碱基以共价键结合。

（2）链间交联（DNA interstrand cross-linking）：DNA 分子一条链上的碱基与另一条链上的碱基以共价键结合。

（3）DNA - 蛋白质交联（DNA protein cross-linking）：DNA 分子还可与蛋白质以共价键结合。

三、DNA 损伤产生的后果

1. 点突变 DNA 分子中单个碱基序列的改变。可引起无义突变、错义突变、同义突变。

2. 插入或缺失 DNA 分子中单个或多个核苷酸的插入或缺失。若插入或缺失的核苷酸数量是三的整数倍，造成整码突变；若插入或缺失的核苷酸数量不是三的整数倍，造成移码突变。

3. DNA 片段的重排 根据重排 DNA 链的来源，分为基因内重排和基因间重排。

四、DNA 损伤修复

1. 直接修复

（1）嘧啶二聚体的直接修复：光复合修复及其特点。

（2）烷基化碱基的直接修复。

（3）单链断裂的直接修复。

2. 切除修复

（1）碱基切除修复（base excision repair，BER）

1）负责修复的损伤类型：DNA 分子中单个碱基的损伤，包括脱氨基、氧化和烷基化修饰。

2）修复系统组成及机制：①DNA 糖苷酶：特异性识别 DNA 分子中已受损的碱基并将其水解，产生一个无碱基位点（AP）；②AP 核酸内切酶：在 AP 位点的两端水解磷酸二酯键，留下缺口；③DNA 聚合酶：填补缺口；④DNA 连接酶：将切口重新连接。

（2）核苷酸切除修复（nucleaotide excision repair，NER）

1）负责修复的损伤类型：识别损伤对 DNA 双螺旋结构所造成的扭曲。

2）修复系统组成及机制：以大肠埃希菌 NER 系统为例。①Uvr A 和 Uvr B：识别结合损伤区域；②Uvr C：切除受损片段；③Uvr D：发挥解旋酶活性；④DNA 聚合酶 I：填补缺口；⑤DNA 连接酶：封闭缺口。

（3）碱基错配修复：碱基错配修复可以被看作碱基切除修复的一种特殊形式。

3. 重组修复 用于 DNA 双链断裂的修复。

（1）同源重组修复（homologus recombination repair）：参加重组的两段双链 DNA 在相当长的范围内序列相同以保证重组后生成的新区序列正确。大肠埃希菌同源重组中起关键作用的是 RecA 蛋白。酵母的重组修复过程更加复杂，先后有 Mre、Nbs、Rad50、Rad52、Rad51B、Rad51C、Rad51D、XRCC2、XRCC3 和 RPA 等相关蛋白质或酶的参与。

（2）非同源末端连接的重组修复（non - homologus end joining recombination repair）：两段 DNA 链的末端不需要同源性就能相互替代连接。起关键作用的蛋白是 DNA 依赖的蛋白激酶（DNA - dependent protein kinase，DNA - PK）、Ku 杂二聚体蛋白

和 XRCC4。

4. 跨越损伤修复　正在复制的 DNA 聚合酶遭遇尚未修复的 DNA 损伤，细胞自动防故障系统能够使复制体绕过损伤部位继续复制。

（1）重组跨越损伤修复：通过对 DNA 模板的交换，跨越模板链上的损伤部位，在新合成的链上恢复正常的核苷酸序列。重组跨越虽然没有消除模板链上的损伤，但也没有在复制过程中扩大损伤。模板链上的损伤可以在复制完成后，用其他途径进行修复。

（2）合成跨越损伤修复：在模板链遇到损伤部位，负责复制的 DNA pol（原核细胞是 DNA pol Ⅲ，真核细胞是聚合酶 δ 或 ε）停滞不前的情况下，用可以进行跨损伤合成的 DNA 聚合酶Ⅳ或Ⅴ取代复制酶，在损伤部位的互补位置上随机插入（正确的或错误的）核苷酸，合成错配率较高的 DNA，再用其他机制进行修复。

五、DNA 损伤及其修复的意义

1. DNA 损伤的双重效应

（1）DNA 带来永久性的改变，即突变，可能改变基因的编码序列或者基因的调控序列。

（2）DNA 的这些改变使得 DNA 不能用作复制和转录的模板，使细胞的功能出现障碍，重则死亡。

2. 损伤修复障碍相关疾病

（1）DNA 损伤修复缺陷与肿瘤的发生密切关联：DNA 损伤→DNA 修复异常→基因突变（促癌基因异常活化或者抑癌基因失活）→肿瘤发生。

（2）DNA 损伤修复缺陷与遗传性疾病密切关联：着色性干皮病——常染色体隐性遗传性皮肤病。

（3）DNA 损伤修复缺陷与免疫性疾病密切关联。

（4）DNA 损伤修复能力弱与生命衰老密切关联。

典型题突破

一、选择题

【A 型题】

1. 特异性识别 DNA 分子中已受损的碱基并将其水解的酶是

  A. AP 核酸内切酶

  B. DNA 聚合酶

  C. DNA 糖苷酶

  D. 核酸外切酶

  E. 光修复酶

2. 下列属于 DNA 自发性损伤的是

  A. DNA 复制时的碱基错配

  B. 胸腺嘧啶二聚体的形成

  C. 胞嘧啶的甲基化

  D. DNA 交联

E. DNA 双链断裂

3. 下列能导致框移的突变是

A. A 取代 C

B. G 取代 A

C. 缺失三个核苷酸

D. 插入一个核苷酸

E. 插入三个核苷酸

4. 紫外线对 DNA 的损伤主要是

A. 引起碱基置换

B. 形成嘧啶二聚体

C. 导致碱基缺失

D. 发生碱基插入

E. 导致碱基错配

5. 引起镰状细胞贫血的原因是血红蛋白 β 链突变，其突变的类型是

A. 断裂   B. 插入

C. 缺失   D. 点突变

E. 移码突变

6. 与 DNA 修复过程缺陷有关的疾病是

A. 着色性干皮病

B. 卟啉病

C. 黄疸

D. 黄嘌呤尿症

E. 痛风

7. 减少染色体 DNA 末端降解和缩短的方式或结构是

A. 重组修复

B. SDS 修复

C. SOS 修复

D. DNA 甲基化修饰

E. 端粒

8. DNA 损伤的光复活修复需要

A. DNA 聚合酶   B. 糖基化酶

C. 光复活酶   D. 转甲基酶

E. 核酸内切酶

【X 型题】

1. 点突变包括

A. 转换   B. 颠换

C. 插入   D. 缺失

E. 倒位

2. 参与损伤 DNA 切除修复的酶有

A. 核酸内切酶   B. DNA 聚合酶

C. 核酸外切酶   D. DNA 连接酶

E. 拓扑异构酶

二、名词解释

1. 无义突变

2. DNA 损伤

3. DNA 链内交联

三、简答题

1. DNA 突变有哪些类型？

2. 简述 DNA 损伤的原因。

3. 何为切除修复？包括哪些类型？

四、论述题

1. 试述着色性干皮病产生的机制。

参考答案

一、选择题

【A 型题】

1. **C**。特异性识别 DNA 分子中已受损的碱基并将其水解的酶是 DNA 糖苷酶。DNA 聚合酶是催化四种 dNTP 通过与模板链的碱基互补配对合成新的对应 DNA 链。AP 核酸内切酶可以通过剪切 AP 位点上的磷酸二酯键使链断裂。核酸外切酶是具有从分

子链的末端顺次水解磷酸二酯键而生成单核苷酸作用的酶。光修复酶能直接识别并结合于 DNA 链上的嘧啶二聚体部位。

2. **A**。DNA 复制时碱基的异构互变，4 种 dNTP 之间的浓度不平衡均能够引起碱基的错配。

3. **D**。由于密码子的简并性，碱基的替换并不一定导致氨基酸的改变。碱基每 3 个一组，构成一个"密码子"，对应 1 种氨基酸。缺失或插入三个核苷酸导致一个氨基酸的缺失或插入，但不会导致框移，而缺失一个核苷酸则导致框移。

4. **B**。紫外线主要能够导致嘧啶二聚体的形成，也会引起 DNA 链间的其他交联或链的断裂。

5. **D**。镰状细胞贫血是由于基因缺陷导致珠蛋白的 β－肽链第 6 位的谷氨酸被缬氨酸替代。编码谷氨酸的密码子 GAG 突变为编码缬氨酸 GUG，即 GAG→GUG，实际上指决定 β 多肽链的 DNA 分子上一碱基发生了改变，即 A→T。氨基酸的改变会形成异常血红蛋白，容易出现血红蛋白形状改变，出现溶血导致各种原因、各种程度的贫血。

6. **A**。着色性干皮病相关基因包括 XPA、XPC、XPD、XPF 和 XPG，其编码蛋白参与核苷酸切除修复系统。当这些 DNA 损伤核苷酸切除修复系统基因缺陷时，就会导致着色性干皮病的发生。

7. **E**。复制终止时，染色体端粒区域的 DNA 确有可能缩短或断裂，端粒酶通过爬行模型的机制合成端粒 DNA。

8. **C**。光复活酶可将嘧啶二聚体解聚为原来的单体核苷酸形式，完成修复。

[X 型题]

1. **AB**。点突变：DNA 分子中单个碱基序列的改变。DNA 链中一种嘌呤被另外一种嘌呤取代，或一种嘧啶被另外一种嘧啶取代，称为转换。嘌呤被嘧啶取代或反之，称为颠换。转换或颠换可引起 DNA 的错配，导致基因突变。碱基的插入或缺失可引起移码突变。

2. **ABCD**。DNA 损伤切除修复涉及的酶包括：①核酸内切酶：将 DNA 链的磷酸二酯键切开；②DNA 聚合酶：填补缺口；③核酸外切酶：从 5′－端到 3′－端方向切除损伤；④DNA 连接酶：将切口重新连接。

二、名词解释

1. 无义突变：由于碱基对的取代，使原来可以翻译某种氨基酸的密码子变成了终止密码子的突变。

2. DNA 损伤：各种体内外因素所导致的 DNA 组成与结构的变化称为 DNA 损伤。

3. DNA 链内交联：DNA 分子中同一条链中的两个碱基以共价键结合。

三、简答题

1. DNA 突变的类型包括：点突变、插入或缺失、DNA 重排、DNA 链断裂、DNA 链间共价交联。

2. ①体内因素：自身复制过程中发生的错误、DNA 自身的不稳定性以及 ROS 等。②外界环境的影响，如物理因素（紫外线、X 射线辐射等），化学因素（各种诱变剂、抗生素等）、生物因素。造成嘧啶碱基形成聚合体，发生碱基错配、缺失和插入。

3. 切除修复是最普遍的 DNA 损伤修复方式，通过这种方式能够将不正确的碱基或核苷酸除去并替换掉。分为碱基切除修复（DNA 分子中单个碱基的损伤，包括脱氨基、氧化和烷基化修饰）和核苷酸切除修复（识别损伤对 DNA 双螺旋结构所造成的扭曲）。碱基错配修复可以被看作碱基切除修复的一种特殊形式，是维持细胞中 DNA 结构完整稳定的重要方式。

四、论述题

1. 着色性干皮病是一种发生在暴露部位的色素变化、萎缩、角化及癌变的遗传性疾病。着色性干皮病相关基因包括 XPA、XPC、XPD、XPF 和 XPG，其编码蛋白参与核苷酸切除修复系统。当这些 DNA 损伤核苷酸切除修复系统基因缺陷时，就会导致着色性干皮病的发生。患者在日光照射后皮肤容易被紫外线损伤，先是出现皮肤炎症，继而可发生皮肤癌。

（杨传真）

第十四章 RNA 的合成

知识框架

原核生物转录
- 转录模板：模板链和编码链
- RNA聚合酶（核心酶和σ亚基）
- 原核生物的转录过程
  - 起始：全酶识别并结合启动子，核心酶催化RNA链的合成
  - 延长：转录与翻译同时进行
  - 终止
    - 依赖ρ因子的终止
    - 非依赖ρ因子的终止

真核生物转录
- RNA聚合酶
  - RNA聚合酶Ⅰ(产物45SrRNA)
  - RNA聚合酶Ⅱ(产物前体mRNA等)
  - RNA聚合酶Ⅲ(产物tRNA，5SrRNA等)
- 转录过程
  - 转录起始需转录因子
  - 转录延长与翻译不同时进行
  - 转录终止与加尾修饰同时进行
- 前体RNA的加工与降解
  - mRNA：戴帽、加尾、内含子剪接
  - rRNA：酶剪切，内含子剪切
  - tRNA：碱基切除或修饰、内含子剪切

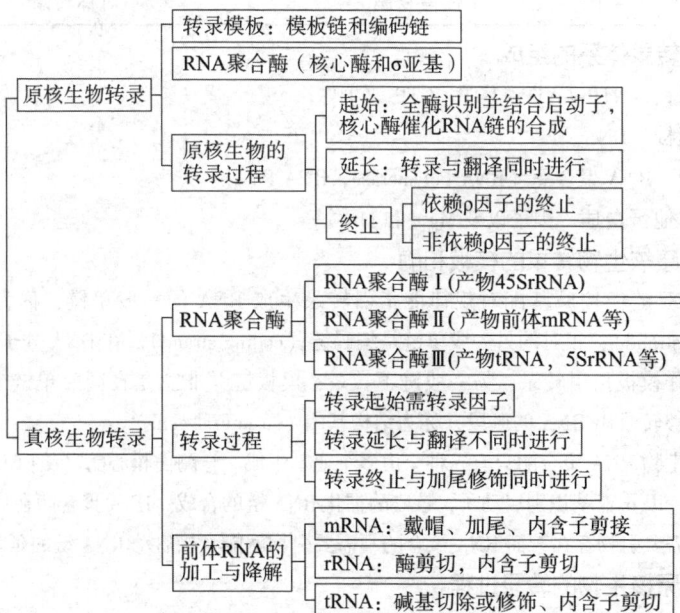

核心知识点纵览

一、转录的概念

定义：转录（transcription）是生物体以 DNA 为模板合成 RNA 的过程。

二、转录与复制的比较（表 14 – 1）

表 14 – 1 复制与转录的异同

	复 制	转 录
原料	dNTP	NTP
酶	DNA 聚合酶（DDDP）	RNA 聚合酶（DDRP）
模板	DNA 双链均为模板	DNA 双链中的模板链
引物	RNA 短片段	无
方向	5′-端→3′-端	5′-端→3′-端

	复 制	转 录
产物	DNA	mRNA、rRNA、tRNA
碱基配对	A－T、C－G	A－U、T－A、C－G
方式	半保留复制	不对称转录

三、转录体系的组成

1. 原料 NTP（ATP、UTP、GTP、CTP）。

2. 模板 DNA。

3. 酶 RNA 聚合酶（RNA Polymerase，RNA Pol）。

4. 其他蛋白质 因子以及 Mg^{2+} 和 Mn^{2+} 等。

四、原核生物转录的模板和酶

DNA 双链中按碱基配对规律能指引转录生成 RNA 的一股单链，称为模板链（template strand）；相对的另一股单链是编码链（coding strand）。在 DNA 分子双链上，一股链用作模板指引转录，另一股链不转录；模板链并非总是在同一单链上。DNA 分子上能够转录出 RNA 的区段，称为结构基因（structural gene）。

原核生物 RNA 聚合酶只有一种，由多个亚基组成。全酶由核心酶（$α_2ββ'ω$）和 σ 亚基组成，以 σ 亚基识别启动子，核心酶催化 RNA 链的合成。DNA 聚合酶在启动 DNA 链延长时需要引物存在，而 RNA 聚合酶不需要引物就能直接启动 RNA 链的延长。

五、原核生物的转录过程

原核生物的转录过程可分为转录起始、转录延长和转录终止三个阶段。

1. 转录起始需要 RNA pol 全酶

（1）RNA 聚合酶全酶（$α2ββ'σ$）识别并结合启动子，形成闭合转录复合体（closed transcription complex）。

（2）DNA 双链打开，形成开放转录复合体（open transcription complex）；DNA 分子接近 -10 区域的部分双螺旋解开后转录开始。

（3）在 RNA 聚合酶作用下发生第一次聚合反应，形成第一个磷酸二酯键。

2. RNA pol 核心酶独立延长 RNA 链

（1）σ 亚基脱落，RNA 聚合酶核心酶变构，与模板结合松弛，沿着 DNA 模板前移。

（2）RNA 聚合反应的前方局部双链 DNA 不断地解链，解链范围为 17bp 左右，合成完成后又恢复为双链。RNA 链延长过程中的局部解链和再聚合，可视为 17bp 左右的开链区在 DNA 上的动态移动，其外观类似泡状，被称为转录泡（transcription bubble）。

（3）在核心酶作用下，NTP 不断聚合，RNA 链不断延长。

3. 原核生物转录延长与蛋白质的翻译同时进行　在同一 DNA 模板上，有多个转录同时在进行；转录尚未完成，翻译已同时在进行。

4. 原核生物转录终止　分为依赖 ρ 因子与非依赖 ρ 因子的转录终止。

（1）依赖 ρ 因子的转录终止：ρ 因子是由相同亚基组成的六聚体蛋白质，ρ 因子还有 ATP 酶活性和解螺旋酶（helicase）的活性。ρ 因子识别 RNA 上的转录终止信号，并与之结合，引起 ρ 因子和 RNA 聚合酶发生构象改变，从而使 RNA 聚合酶的移动停顿；ρ 因子的解旋酶活性使 DNA/RNA 杂化双链拆离，RNA 产物从转录复合物中释放，转录终止。

（2）非依赖 ρ 因子的转录终止：DNA 模板上靠近终止处，有些特殊的碱基序列，转录出 RNA 后，RNA 产物形成特殊的结构如茎环结构，使转录终止。

六、真核生物的 RNA 聚合酶

1. 真核生物的三种 RNA 聚合酶的比较（表 14 - 2）

表 14 - 2　真核生物的三种 RNA 聚合酶

种类	I	II	III
转录产物	rRNA 的前体 45S rRNA	mRNA 前体 hnRNA、lncRNA、piRNA、miRNA	tRNA、5S rRNA、snRNA
对鹅膏蕈碱的反应	耐受	敏感	高浓度下敏感
细胞内定位	核仁	核内	核内

2. 羧基末端结构域（Carboxyl - terminal domain，CTD）　RNA 聚合酶 II 由 12 个亚基组成，其最大的亚基称为 RBP1。RBP1 的羧基末端有一段共有序列（consensus sequence），为 Tyr - Ser - Pro - Thr - Ser - Pro - Ser 样的七肽重复序列，称为羧基末端结构域。所有真核生物的 RNA pol II 都具有 CTD，只是七肽共有序列的重复程度不同。CTD 对于维持 RNA 聚合酶 II 的催化活性是必需的，CTD 磷酸化在转录起始中起关键作用。RNA 聚合酶 I 和 RNA 聚合酶 III 没有 CTD。

3. RNA 聚合酶 I、II 和 III 分别使用不同类型的启动子，分别为 I 类、II 类和 III 类启动子。

七、真核生物的转录过程

真核生物的基因转录过程，同样可以分为 3 个阶段：起始、延长和转录终止。真核生物的转录过程比原核更复杂。与原核生物显著不同是，起始和延长过程都需要众多相关的蛋白质因子参与，这些因子被称为转录因子（transcriptional factors，TF）或反式作用因子（trans - acting factors）。

1. 顺式作用元件和转录因子在真核生物转录起始中有重要的作用

（1）与转录起始有关的顺式作用元件：不同物种、不同细胞或不同的基因，转录起始点上游都有不同的特异 DNA 序列，包括启动子、增强子、沉默子等，统称为顺式作用元件（cis – acting element）。

（2）转录因子：能直接、间接辨认和结合转录上游区段 DNA 的蛋白质，现已发现数百种，统称为反式作用因子（trans – acting factors）。反式作用因子中，直接或间接结合 RNA 聚合酶的，则称为通用转录因子（general transcription factor）或基本转录因子（basal transcription factor）。

（3）转录前起始复合体的形成：真核生物转录起始也需要 RNA pol 对起始点上游 DNA 序列进行辨认和结合，生成转录前起始复合体（preinitiation complex，PIC）。转录起始时，真核生物的 RNA pol 不直接识别和结合模板的起始区，而是依靠转录因子识别并结合起始序列，故其起始复合体的装配过程比原核生物复杂的多。真核生物中不同的 RNA pol 需要不同的基本转录因子（TF）配合完成转录的起始和延长。RNA pol Ⅰ、RNA pol Ⅱ、RNA pol Ⅲ需要的转录因子（TF）分别为 TF Ⅰ、TF Ⅱ、TF Ⅲ。RNA pol Ⅱ需要的通用转录因子有 TF Ⅱ A、TF Ⅱ B、TF Ⅱ D、TF Ⅱ E、TF Ⅱ F、TF Ⅱ H（表 14 – 3）。

表 14 – 3 转录因子的功能

TF	功能
TF Ⅱ D	TBP 亚基结合 TATA 盒
TF Ⅱ A	辅助 TBP – DNA 结合
TF Ⅱ B	稳定 TF Ⅱ D – DNA 复合物，结合 RNA pol
TF Ⅱ E	解螺旋酶，结合 TF Ⅱ H
TF Ⅱ F	促进 RNA pol Ⅱ结合及作为其他因子结合的桥梁
TF Ⅱ H	解旋酶、作为蛋白激酶催化 CTD 磷酸化

RNA pol Ⅱ 和 TF Ⅱ 形成转录前起始复合物过程：

①由 TF Ⅱ D 中的 TBP 识别 TATA 盒，并在 TAFs 的协助下结合到启动子区，然后 TF Ⅱ B 与 TBP 结合，同时 TF Ⅱ B 也能与 DNA 结合，TF Ⅱ A 可以稳定与 DNA 结合的 TF Ⅱ B – TBP 复合体。

②TF Ⅱ B – TBP 复合体与 RNA pol Ⅱ – TF Ⅱ F 复合体结合，此举可降低 RNA pol Ⅱ与 DNA 的非特异部位的结合，协助 RNA pol Ⅱ靶向结合启动子。

③TF Ⅱ E 和 TF Ⅱ H 加入，形成闭合复合体。

④TF Ⅱ H 具有解旋酶（helicase）活性，能使转录起点附近的 DNA 双螺旋解开，

使闭合转录复合体成为开放转录复合体。TF ⅡH 还具有激酶活性，它的一个亚基能使 RNA pol Ⅱ的 CTD 磷酸化。CTD 磷酸化能使开放复合体的构象发生改变，启动转录。

⑤当合成一段含有 60~70 个核苷酸的 RNA 时，TF ⅡE 和 TF ⅡH 释放，RNA pol Ⅱ进入转录延长期。此后，大多数的 TF 就会脱离转录前起始复合物。

2. 真核生物 RNA 转录延长过程不与翻译同步　真核生物转录延长过程与原核生物大致相似，但因有核膜相隔，没有转录与翻译同步的现象。转录延长过程中可以观察到核小体移位和解聚现象。

3. 真核生物的转录终止和加尾修饰同时进行　真核生物的转录终止，是和转录后修饰密切相关的。真核生物 mRNA 有多聚腺苷酸（poly A）加尾，是转录后加上去的。

八、真核生物 RNA 前体的加工和降解

真核生物转录生成的 RNA 分子是前体 RNA（pre-RNA），也称为初级转录产物，需要经过加工才能成为具有功能的成熟 RNA。

1. 真核前体 RNA 经首、尾修饰、剪接和编辑加工后成为成熟 mRNA　真核生物前体核不均一 RNA（hnRNA），需要经过 5'-端和 3'-端（首、尾部）的修饰以及剪接（splicing），才能成为成熟的 mRNA，被转运到核糖体，指导蛋白质翻译。

（1）真核前体 mRNA 在 5'-末端加上 7-甲基鸟嘌呤的帽结构。

RNA 聚合酶 Ⅱ 催化合成的新生 RNA 在长度达到 25~30 个核苷酸时，5'-端核苷酸与 7-甲基鸟嘌呤核苷通过 5',5'-三磷酸酯键相连，形成 5'-端帽结构，如图 14-1 所示。

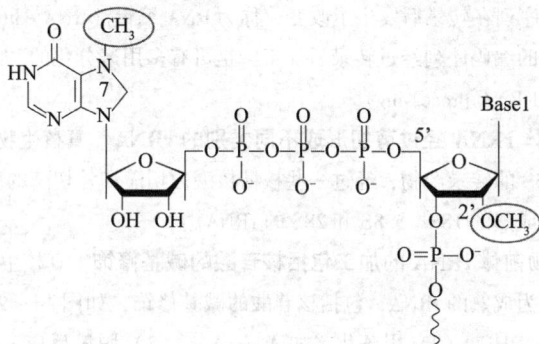

图 14-1　真核生物 mRNA 5'-末端的帽结构

mRNA 加帽过程由加帽酶（capping enzyme）和甲基转移酶（methyltransferase）催化完成。5'-末端的帽结构可以使 mRNA 免受核酸酶的攻击，也能与帽结合蛋白质复合体结合，参与 mRNA 和核糖体的结合，启动蛋白质的生物合成。

（2）前体 mRNA 在 3'-端特异位点断裂并加上多聚腺苷酸尾。

除组蛋白 mRNA 外，真核 mRNA 在 3'-末端都有多聚腺苷酸（poly A）的尾巴结

构，约含 80～250 个腺苷酸。真核 mRNA 尾部修饰是和转录终止同时进行的过程。前体 mRNA 上的断裂点也是聚腺苷酸化的起始点，断裂点的上游 10～30nt 有 AAUAAA 信号序列，断裂点的下游 20～40nt 有富含 G 和 U 的序列。

（3）前体 mRNA 的剪接主要是去除内含子。

去除初级转录物上的内含子，把外显子连接为成熟 RNA 的过程称为 mRNA 剪接（mRNA splicing）。前体 mRNA 的剪接由剪接体完成。剪接体是由 5 种小核 RNA（small nuclear RNA，snRNA）和大约 100 种蛋白质组成；其中的 snRNA 分别是 U1、U2、U4、U5 和 U6。每一种 snRNA 分别与多种蛋白质结合，形成核小核糖核蛋白（small nuclear ribonucleoprotein，snRNP）颗粒。各种 snRNP 在内含子剪接过程中先后结合到前体 mRNA 上，使内含子形成套索，并拉近上、下游外显子。剪接过程需要两次转酯反应和 5 种 snRNA 的参与，需要消耗 ATP。

前体 mRNA 分子的加工除上述剪接外，还有一种剪切（cleavage）模式。剪切指的是剪去某些内含子后，在上游的外显子 3′-端直接进行多聚腺苷酸化，不进行相邻外显子之间的连接反应。

许多前体 mRNA 分子经过加工只产生一种成熟的 mRNA，翻译成相应的一种多肽；有些则可剪切或（和）剪接加工成结构有所不同的 mRNA，这一现象称为可变剪接（alternative splicing），又称选择性剪接。

（4）mRNA 编辑是对基因的编码序列进行转录后加工。

有些基因的蛋白质产物的氨基酸序列与基因的初级转录物序列并不完全对应，mRNA 上的一些序列在转录后发生了改变，称为 RNA 编辑（RNA editing）。RNA 编辑作用说明，基因的编码序列经过转录后加工，是可有多用途分化的，因此也称为分化加工（differential RNA processing）。

2. 真核前体 rRNA 经过剪切形成不同类别的 rRNA 真核生物基因组的 rRNA 基因转录产生 45S 的转录产物，经过一些核糖核酸内切酶和外切酶的剪切，去除内含子等序列，产生成熟的 18S、5.8S 和 28S 的 rRNA。

3. 真核生物前体 tRNA 的加工包括核苷酸的碱基修饰 真核生物前体 tRNA 需经过加工才能成为成熟的 tRNA，包括核苷酸的碱基修饰，如图 14－2 所示：（1）还原反应，如 $U \rightarrow DHU$；（2）甲基化，如 $A \rightarrow A^m$；（3）脱氨反应，如 $A \rightarrow I$；（4）核苷内的转位反应，如 $U \rightarrow \psi$ 等。

4. RNA 催化一些内含子的自剪接 1982 年美国科学家 T. Cech 等发现四膜虫编码 rRNA 前体的 DNA 序列中的内含子，在没有任何蛋白质情况下，rRNA 前体能通过准确地剪接而去除内含子。这种由 RNA 分子催化自身内含子剪接的反应称为自剪接（self-splicing）。

```
                        3'
                       A-OH
                        C
                        C
                  5'    A
                 pG — C
                  C — G
                  C — G
                  G — U
                  A — U
                  U — A                              (2)
                  U — A                               ↓
(1)           (2)         U    G A C A C   C U     (1)U → DHU
 ↓             ↓         A    | | | | |    mA      (2)G → Gᵐ
 D  G  A          A    m C U G U G   G           A → Aᵐ
D    C U CmG              C          C           (3)A → I
D    | | | |             C          U            (4)U → ψ
G    G A G C          A      T ψ
 G  G  A    mG          G    mG    (4)
                 C — G
                 C — G
                 A — U
                 G — mC
                 A — ψ
                 Cₘ      A
                 U      I  ← (3)
                 G U A
```

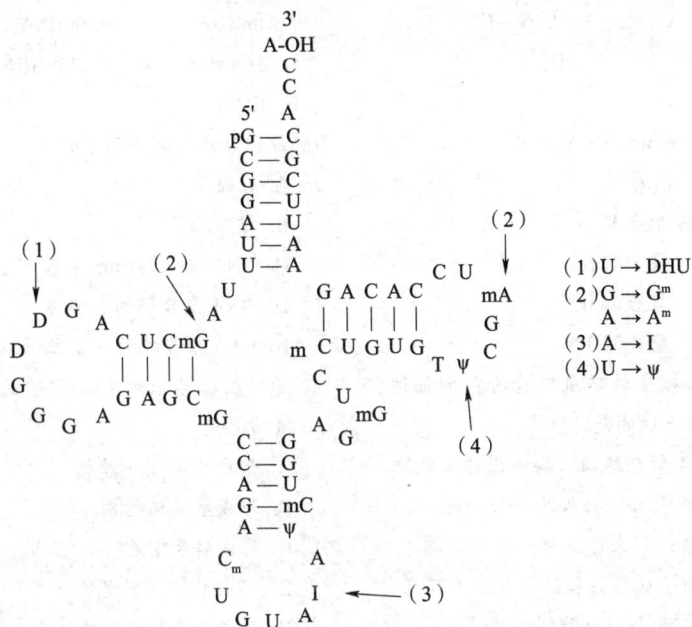

图 14-2　真核生物前体 tRNA 的碱基修饰

5. 真核 RNA 在细胞内的降解有多种途径　真核细胞正常转录物和异常转录物的降解途径有一定差异。正常转录物的降解途径包括依赖于脱腺苷酸化的 mRNA 降解和不依赖于脱腺苷酸化的 mRNA 降解；异常转录物的降解途径包括无义介导的 mRNA 降解、无终止降解、无停滞降解和核糖体延伸介导的降解等。但细胞内少部分正常 mRNA 也可经由无义介导的途径降解。

典型题突破

一、选择题

【A 型题】

1. 有关 DNA 复制和转录，描述不正确的是
   A. 都需要聚合酶催化
   B. 转录需要的底物是 NTP
   C. 复制需要的底物是 dNTP
   D. 两者均需 RNA 引物
   E. 合成方向都为 5'→3'

2. 关于大肠埃希菌的转录过程，描述正确的是
   A. 边转录，边翻译
   B. 始终以同一 DNA 链为模板
   C. 形成冈崎片段
   D. 需 RNA 引物
   E. 有先导链，滞后链

3. 下面哪一种碱基配对不属于 RNA 转录

A. T－A   B. G－C

C. A－T   D. A－U

E. C－G

4. 催化合成 hnRNA 的酶是

  A. 反转录酶

  B. DNA 聚合酶

  C. RNA 聚合酶Ⅲ

  D. RNA 聚合酶Ⅱ

  E. RNA 聚合酶Ⅰ

5. 关于原核生物转录延长阶段的描述，叙述不正确的是

  A. RNA 聚合酶核心酶催化转录延伸

  B. RNA 聚合酶与模板结合松弛

  C. 转录过程未终止时，即开始翻译

  D. σ 因子从转录起始复合物上脱落

  E. RNA 聚合酶全酶催化此过程

6. 原核生物参与转录起始的酶是

  A. RNA 聚合酶全酶

  B. 引物酶

  C. 核酸酶

  D. DNA 聚合酶

  E. 核心酶

7. 参与 RNA 剪接的是

  A. snRNA   B. tRNA

  C. 45S－rRNA   D. mRNA

  E. hnRNA

8. 关于转录因子，描述正确的一项是

  A. 本质是 RNA 分子

  B. 是真核生物的顺式元件

  C. 是真核生物 RNA 聚合酶的组分

  D. 是转录调控中的反式作用因子

  E. 是原核生物 RNA 聚合酶的组分

9. 真核细胞中经 RNA－pol Ⅲ 催化转录的产物是

A. hnRNA   B. mRNA

C. 18S rRNA   D. 45S rRNA

E. tRNA

10. 原核转录识别启动子的是

  A. ρ 因子

  B. 核心酶

  C. RNA 聚合酶的 σ 亚基

  D. RNA 聚合酶的 β′亚基

  E. RNA 聚合酶的 β 亚基

11. 原核生物非依赖 Rho 因子的转录终止方式是

  A. 形成 5′－帽子结构

  B. 形成茎－环结构

  C. 形成转录空泡

  D. 形成 poly A 的尾巴

  E. 形成三叶草的结构

12. 下列哪种反应不属于真核转录后修饰

  A. 5′－端加上帽子结构

  B. 3′－端加多聚腺苷酸尾巴

  C. RNA 编辑

  D. 内含子去除

  E. 外显子去除

13. 真核生物转录发生的部位是

  A. 溶酶体   B. 细胞浆

  C. 细胞核   D. 内质网

  E. 微粒体

14. RNA 聚合酶催化转录的底物是

  A. ATP、GTP、TTP、CTP

  B. dATP、dGTP、dUTP、dCTP

  C. ADP、GDP、TDP、CDP

  D. ATP、GTP、UTP、CTP

  E. ddATP、ddGTP、ddTTP、ddCTP

15. 核酶是在研究哪种 RNA 前体中首次

被发现

A. hnRNA　　　　B. snRNA

C. rRNA 前体　　D. siRNA

E. tRNA 前体

【X 型题】

1. 有关 rRNA 分子叙述正确的是

　A. 是体内含量最多的 RNA

　B. 由 rDNA 编码而生成

　C. 与组蛋白结合构成核小体

　D. 具有自我剪接功能

　E. 是体内活性最高、最不稳定的

　　RNA

2. 以下哪些属于顺式作用元件

　A. 启动子　　　B. 转录因子

　C. 可诱导因子　D. 增强子

　E. 沉默子

3. 有关 tRNA 分子叙述正确的是

　A. 携带反密码子

　B. 3′- 末端在末端转移酶催化下加入

　　CAA - OH

　C. 嘌呤碱可被甲基化

　D. 含稀有碱基

　E. 三级结构形似三叶草

4. 有关原核生物转录终止的叙述哪些是

　正确的

　A. 转录终止后通过修饰加上 Poly

　　A 尾

　B. 完全不依赖 ρ 因子

　C. 必须依赖 ρ 因子

　D. 可以不依赖 ρ 因子

E. 末端连续的 U 形成的发夹结构改

　变了 RNA 聚合酶构象

5. 有关真核细胞 RNA 聚合酶叙述正确

　的是

　A. 转录延长过程形成转录空泡

　B. 不需要引物

　C. 不同种类的酶对鹅膏蕈碱敏感性都

　　很强

　D. 直接或间接与转录因子结合

　E. 直接与 DNA 模板结合

二、名词解释

1. 结构基因

2. 转录因子

3. 转录空泡

4. hnRNA

5. mRNA 编辑

三、简答题

1. 转录模板为 5′ - GAGAATCAGTT - 3′，
   写出与之相对应的编码链及转录
   产物。

2. 试述真核生物在转录起始时辨认及结
   合 DNA 模板的位点。

3. 简述大肠埃希菌 RNA - pol 的组成以
   及各自的功能。

4. 简述真核生物 mRNA 转录后加工
   过程。

5. 简述真核生物 tRNA 转录后加工过程。

四、论述题

1. 复制和转录过程中有何异同点？

2. 简述原核生物转录的基本过程。

参考答案

一、选择题

【A 型题】

1. **D**。DNA 复制需要先合成引物，引物是由引物酶催化合成的短链 RNA 分子，提供 $3'-OH$ 末端使 dNTP 可以依次聚合。RNA 聚合酶可以从头合成，不需要引物。

2. **A**。原核生物转录延长与蛋白质的翻译同时进行。在同一 DNA 模板上，有多个转录同时在进行；转录尚未完成，翻译已同时在进行。

3. **C**。RNA 链中不含胸腺嘧啶 T，因此，RNA 转录时不会产生 A-T 配对。

4. **D**。真核生物的三种 RNA 聚合酶，RNA 聚合酶 II 催化 mRNA 前体 hnRNA、lncRNA、piRNA、miRNA 的合成。RNA 聚合酶 I 催化 rRNA 的前体 45S rRNA 合成，RNA 聚合酶 III 催化 tRNA、5S rRNA 和 snRNA 合成。DNA 聚合酶催化合成 DNA 链，反转录酶催化合成 cDNA。

5. **E**。RNA pol 核心酶独立延长 RNA 链。σ 亚基脱落，RNA 聚合酶核心酶变构，与模板结合松弛，沿着 DNA 模板前移；在核心酶作用下，NTP 不断聚合，RNA 链不断延长。

6. **A**。RNA 聚合酶全酶（α2 ββ'σ）识别并结合启动子，形成闭合转录复合体。DNA 双链打开，形成开放转录复合体；在 RNA 聚合酶作用下发生第一次聚合反应，形成第一个磷酸二酯键。然后 σ 亚基脱落，RNA 聚合酶核心酶变构，核心酶独立延长 RNA 链。转录尚未完成，翻译已同时在进行。

7. **A**。前体 mRNA 的剪接由剪接体完成。剪接体是由 5 种小核 RNA（snRNA）和大约 100 种蛋白质组成。

8. **D**。能直接、间接辨认和结合转录上游区段 DNA 的蛋白质，现已发现数百种，统称为反式作用因子。反式作用因子中，直接或间接结合 RNA 聚合酶的，则称为通用转录因子或基本转录因子。

9. **E**。真核生物的三种 RNA 聚合酶，其中 RNA 聚合酶 III 催化 tRNA、5S rRNA 和 snRNA 合成。

10. **C**。原核 RNA 聚合酶 σ 亚基辨认转录起始区。

11. **B**。原核生物非依赖 Rho 因子的转录终止方式是：DNA 模板上靠近终止处，有些特殊的碱基序列，转录出 RNA 后，RNA 产物形成特殊的结构如茎 - 环结构，使转录终止。

12. **E**。真核生物转录生成的 RNA 分子是前体 RNA（pre-RNA），也称为初级转录产物，需要经过加工才能成为具有功能的成熟 RNA。转录后加工包括 5'-端加上帽子结构，3'-端加多聚腺苷酸尾巴，去除内含子和 RNA 编辑等。

13. **C**。真核生物转录发生的部位是细胞核。

14. **D**。RNA 聚合酶催化转录的底物是 NTP，即 ATP、GTP、UTP、CTP。

15. **C**。1982 年美国科学家 T. Cech 等发现四膜虫编码 rRNA 前体的 DNA 序列中的内含子，在没有任何蛋白质情况下，rRNA 前体能通过准确地剪接而去除内含子。这种自身剪接内含子的 RNA 具有催化功能。属于核酶。

【X 型题】

1. **ABD**。核小体是由 DNA 和组蛋白形成。mRNA 是三类 RNA 中最不稳定的，它代谢活跃、更新迅速。

2. **ADE**。顺式作用元件是转录起始点上游的一些特异 DNA 序列，与反式作用因子相互作用而发挥调控基因表达的作用，包括启动子、增强子、沉默子等。

3. **ACD**。真核生物前体 tRNA 需经过加工才能成为成熟的 tRNA，包括核苷酸的碱基修饰，如某些嘌呤甲基化，如 A → Am；尿嘧啶还原反应，如 U → DHU；核苷内的转位反应，如 U → ψ；脱氨反应，如 A → I 等。氨基酸臂的 3′-端由核苷酸转移酶加上特有的 CCA-OH 末端。

4. **DE**。原核生物转录终止分为依赖 ρ 因子与非依赖 ρ 因子的转录终止。非依赖 ρ 因子的转录终止：DNA 模板上靠近终止处，有些特殊的碱基序列，转录出 RNA 后，RNA 产物形成特殊的结构如茎环结构，使转录终止。RNA 链上的多聚 U 可与 A 形成发夹结构，也促使 RNA 链从模板上脱落。

5. **BD**。转录起始时，真核生物的 RNA pol 不直接识别和结合模板的起始区，而是依靠转录因子识别并结合起始序列。不同的 RNA pol 需要不同的基本转录因子（TF）配合完成转录的起始和延长。真核三种 RNA 聚合酶对鹅膏蕈碱的敏感性有较大差异，RNA pol Ⅱ 对鹅膏蕈碱敏感，RNA pol Ⅲ 对高浓度鹅膏蕈碱敏感，RNA pol Ⅰ 对鹅膏蕈碱耐受。

二、名词解释

1. 结构基因：在整个基因组中，只有少部分基因能发生转录，能转录出 RNA 的那段 DNA 区段，称为结构基因。

2. 转录因子：能直接、间接辨认和结合转录上游区段 DNA 的蛋白质中，直接或间接结合 RNA 聚合酶的，则称为通用转录因子或基本转录因子。

3. 转录空泡：RNA 聚合反应的前方局部双链 DNA 不断地解链，解链范围为 17bp 左右，合成完成后又恢复为双链。RNA 链延长过程中的局部解链和再聚合，可视为这一 17bp 左右的开链区在 DNA 上的动态移动，其外观类似泡状，被称为转录泡。

4. hnRNA：核内不均一 RNA，是真核细胞 mRNA 的前体，需经加工改造后，才能成为成熟的 mRNA。

5. mRNA 编辑：有些基因的蛋白质产物的氨基酸序列与基因的初级转录物序列并不

完全对应，mRNA 上的一些序列在转录后发生了改变，称为 RNA 编辑。RNA 编辑作用说明，基因的编码序列经过转录后加工，是可有多用途分化的，因此也称为分化加工。

三、简答题

1. 编码链为：$5' - \text{AACTGATTCTC} - 3'$。转录产物链为：$5' - \text{AACUGAUUCUC} - 3'$。

2. 真核生物转录起始时，RNA - pol 不直接结合模板。真核生物的转录上游 DNA 分子上具有可影响或调控转录的各种组分，即顺式作用元件，主要有 TATA 盒、CAAT 盒、CG 盒、上游活化序列（酵母细胞）、增强子等。而反式作用因子能与这些区段的 DNA 直接或间接辨认及结合，其中转录因子与 RNA - pol 直接或间接结合，上游因子与上游序列如 CAAT、GC 结合等，使得真核生物的转录起始比原核生物更加复杂。

3. 大肠埃希菌 RNA 聚合酶全酶由 $\alpha_2\beta\beta'\alpha$ 五部分组成，其中 α - 亚基决定哪些基因被转录，β 与转录全过程有关，β' - 亚基结合 DNA 模板，α - 亚基辨认 DNA 转录的起始部位与 DNA 启动子的识别部位结合。

4. 真核生物 mRNA 转录后的加工主要包括首、尾的修饰和 mRNA 的剪接
   （1）形成帽子结构：$5'$ - 末端形成帽子结构。转录产物第一个核苷酸常是 $5'$ - 三磷酸鸟苷 pppG。mRNA 在成熟过程中，先由磷酸酶把 $5'$ - pppG 水解生成 $5'$ - pG，然后 $5'$ 起始部位与另一个三磷酸鸟苷 pppG 反应，生成三磷酸双鸟苷。在甲基化酶作用下，第二个鸟嘌呤碱基发生甲基化反应，形成帽子结构（GpppmG）。
   （2）加上 poly A 尾巴结构：在 mRNA $3'$ - 端加上聚腺苷酸尾巴（poly A）。这一过程在细胞核内完成，在加入 poly A 之前，先由核酸外切酶切去 $3'$ - 末端一些过剩的核苷酸，然后在多聚腺苷酸聚合酶催化下，在 $3'$ - 末端加上 poly A。
   （3）mRNA 的剪接：hnRNA 是 mRNA 的前体，通过多种核酸酶的作用将 hnRNA 中的内含子部分切去，将基因的外显子部分连接起来，形成成熟的 mRNA。

5. 真核生物的 tRNA 由 RNA - pol Ⅲ 催化生成初级转录产物，然后进一步加工成熟。
   （1）在细胞核内，初级产物中有一段碱基在加工过程中经剪接而除去。
   （2）生成各种稀有碱基。包括腺嘌呤甲基化反应、尿嘧啶还原反应、转位反应以及脱氨反应等。
   （3）在核苷酸转移酶作用下，$3'$ - 末端除去个别碱基，换上 CCA - OH。

四、论述题

1. 相同点：复制和转录都以 DNA 为模板，都需要依赖 DNA 的聚合酶，聚合过程都是在核苷酸之间生成磷酸二酯键，生成的核酸链都从 $5'$ 向 $3'$ 方向延长，都须遵从碱基配对规律。
   不同点：通过复制使子代保留亲代全部遗传信息，而转录只需要按生存需要部分

信息表达。因此可以从模板和产物的不同来理解这一重大区别。模板在复制中为 DNA 双链中的每一条链，复制方式为半保留复制，复制时需要引物 RNA，在转录中为 DNA 双链中的模板链，转录方式为不对称转录，转录时不需引物；产物在复制中为子代双链 DNA，在转录中为 RNA 分子。此外，聚合酶分别是 DNA pol 和 RNA pol；底物分别是 dNTP 和 NTP；此外，还有碱基配对的差别，复制中是 A - T、G - C 配对，转录中为 A - U、T - A、G - C 配对。

2. 转录全过程都需要 RNA 聚合酶的催化。

(1) 起始：RNA 聚合酶全酶与 DNA 启动子结合，首先由 σ 因子识别 DNA 启动子的识别部位，核心酶则结合在启动子的结合部位，DNA 双螺旋局部打开，暴露 DNA 模板链，RNA 的合成原料 NTP 按照碱基互补原则定位进入模板链，在 RNA 聚合酶的催化下，第一个和第二个 NTP 之间形成 3',5' - 磷酸二酯键，同时释放一个焦磷酸，当第一个磷酸二酯键形成后，σ 因子脱落，起始阶段结束。

(2) 延长：RNA 聚合酶核心酶沿 DNA 模板链 3'→5' 滑动，每往前移动一个核苷酸距离，就有一个与模板互补的 NTP 进入反应体系，在 RNA 聚合酶的催化下，逐一地形成 3',5' - 磷酸二酯键，使新合成的 RNA 分子不断延长。

(3) 终止：DNA 分子上具有终止转录的终止信号，此部位有一段富含 GC 区，具有反向重复序列，使转录生成的 RNA 形成发夹结构，此发夹结构可阻碍 RNA 聚合酶的移动，从而终止转录。此外还有一种依赖 ρ 因子的终止，ρ 因子有 ATP 酶和解螺旋酶两种活性，与 RNA 转录产物及 RNA - pol 结合后使 RNA - pol 变构，从而 RNA - pol 停顿，解螺旋酶的活性使 DNA/RNA 杂化双链拆离，从而 RNA 产物从转录复合物中脱落。

（刘华）

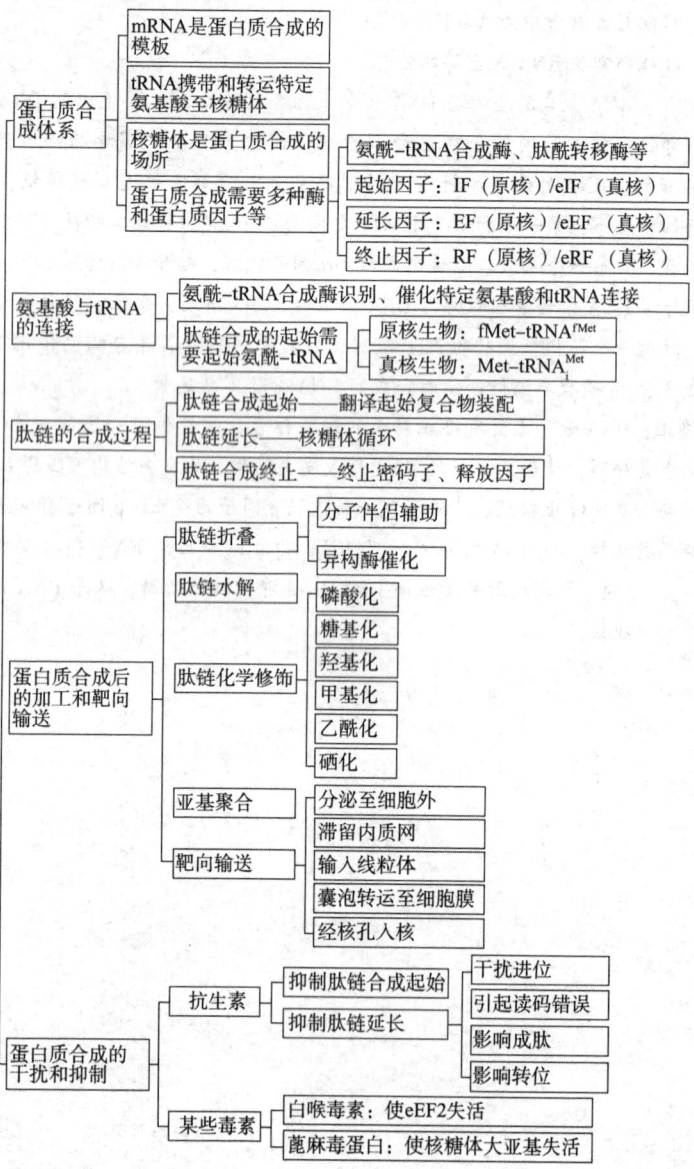

第十五章　蛋白质的合成

知识框架

- **蛋白质合成体系**
  - mRNA是蛋白质合成的模板
  - tRNA携带和转运特定氨基酸至核糖体
  - 核糖体是蛋白质合成的场所
  - 蛋白质合成需要多种酶和蛋白质因子等
    - 氨酰–tRNA合成酶、肽酰转移酶等
    - 起始因子：IF（原核）/eIF（真核）
    - 延长因子：EF（原核）/eEF（真核）
    - 终止因子：RF（原核）/eRF（真核）

- **氨基酸与tRNA的连接**
  - 氨酰–tRNA合成酶识别、催化特定氨基酸和tRNA连接
  - 肽链合成的起始需要起始氨酰–tRNA
    - 原核生物：$fMet–tRNA^{fMet}$
    - 真核生物：$Met–tRNA^{Met}$

- **肽链的合成过程**
  - 肽链合成起始——翻译起始复合物装配
  - 肽链延长——核糖体循环
  - 肽链合成终止——终止密码子、释放因子

- **蛋白质合成后的加工和靶向输送**
  - 肽链折叠
    - 分子伴侣辅助
    - 异构酶催化
  - 肽链水解
  - 肽链化学修饰
    - 磷酸化
    - 糖基化
    - 羟基化
    - 甲基化
    - 乙酰化
    - 硒化
  - 亚基聚合
  - 靶向输送
    - 分泌至细胞外
    - 滞留内质网
    - 输入线粒体
    - 囊泡转运至细胞膜
    - 经核孔入核

- **蛋白质合成的干扰和抑制**
  - 抗生素
    - 抑制肽链合成起始
    - 抑制肽链延长
      - 干扰进位
      - 引起读码错误
      - 影响成肽
      - 影响转位
  - 某些毒素
    - 白喉毒素：使eEF2失活
    - 蓖麻毒蛋白：使核糖体大亚基失活

核心知识点纵览

一、蛋白质合成体系

蛋白质合成体系的组成：

（1）原料：氨基酸。

（2）模板：mRNA。

（3）氨基酸搬运工具：tRNA。

（4）蛋白质合成场所：核糖体。

（5）酶和蛋白质因子：氨酰 – tRNA 合成酶、肽酰转移酶、转位酶、起始因子（IF）、延长因子（EF）、释放因子（RF）等。

此外，蛋白质生物合成还需要 ATP 和 GTP 提供能量；需要 Mg^{2+}、K^+ 等无机离子。

（一）mRNA 是蛋白质合成的模板

1. 密码子　在 mRNA 的开放阅读框区域，每 3 个相邻的核苷酸为一组，编码一种氨基酸，称为三联体密码或密码子。如表 15 – 1 所示，四种核苷酸一共组成 64 个密码子。

2. 起始密码子和终止密码子

起始密码子：AUG。

终止密码子：UAA、UAG、UGA。

表 15 – 1　遗传密码表

第 1 个核苷酸（5′ – 端）	第 2 个核苷酸				第 3 个核苷酸（3′ – 端）
	U	C	A	G	
U	苯丙氨酸	丝氨酸	酪氨酸	半胱氨酸	U
	苯丙氨酸	丝氨酸	酪氨酸	半胱氨酸	C
	亮氨酸	丝氨酸	终止密码子	终止密码子	A
	亮氨酸	丝氨酸	终止密码子	色氨酸	G
C	亮氨酸	脯氨酸	组氨酸	精氨酸	U
	亮氨酸	脯氨酸	组氨酸	精氨酸	C
	亮氨酸	脯氨酸	谷氨酰胺	精氨酸	A
	亮氨酸	脯氨酸	谷氨酰胺	精氨酸	G
A	异亮氨酸	苏氨酸	天冬酰胺	丝氨酸	U
	异亮氨酸	苏氨酸	天冬酰胺	丝氨酸	C
	异亮氨酸	苏氨酸	赖氨酸	精氨酸	A
	甲硫氨酸	苏氨酸	赖氨酸	精氨酸	G

第1个核苷酸	第2个核苷酸				第3个核苷酸
(5′-端)	U	C	A	G	(3′-端)
G	缬氨酸	丙氨酸	天冬氨酸	甘氨酸	U
	缬氨酸	丙氨酸	天冬氨酸	甘氨酸	C
	缬氨酸	丙氨酸	谷氨酸	甘氨酸	A
	缬氨酸	丙氨酸	谷氨酸	甘氨酸	G

3. 遗传密码的特点

（1）方向性：按照5′→3′方向阅读密码子。

（2）连续性：密码子之间没有间隔核苷酸，三联体密码子被连续阅读。

（3）简并性：有的氨基酸可由多个密码子编码。

（4）摆动性：反密码子的第1位碱基与密码子的第3位碱基配对存在摆动配对。

（5）通用性：从低等生物到高等生物，遗传密码具有通用性。

（二）tRNA是氨基酸和密码子之间的特异连接物

tRNA的作用：

（1）运载氨基酸：氨基酸各由其特异的tRNA携带，一种氨基酸可有几种对应的tRNA，氨基酸结合在tRNA 3′-CCA的位置，结合需要ATP供能。

（2）充当"适配器"：每种tRNA的反密码子决定了所携带的氨基酸能准确地在mRNA上对号入座。

（三）核糖体是蛋白质合成的场所

合成肽链时mRNA与tRNA的相互识别、肽键形成、肽链延长等过程全部在核糖体上完成，核糖体沿着模板mRNA链从5′-端向3′-端移动。核糖体类似于一个移动的多肽链"装配厂"。原核生物和真核生物的核糖体上都有三个重要的功能部位，分别称为A位、P位和E位。A位结合氨酰-tRNA，称氨酰位（aminoacyl site）；P位结合肽酰-tRNA，称肽酰位（peptidyl site）；E位释放已经卸载了氨基酸的tRNA，称为排出位（exit site）。

（四）蛋白质合成需要多种酶和蛋白质因子（表15-2）

1. 酶类 氨酰-tRNA合成酶、肽酰转移酶、转位酶。

2. 蛋白质因子 起始因子（IF）、延长因子（EF）、释放因子（RF）。

表 15 – 2　原核生物肽链合成所需要的蛋白质因子

种类		生物学功能
起始因子	IF1	占据核糖体 A 位，防止 tRNA 过早结合于 A 位
	IF2	促进 fMet – tRNA^{fMet} 与小亚基结合
	IF3	阻止大、小亚基过早结合；增强 P 位结合 fMet – tRNA^{fMet} 的特异性
延长因子	EF – Tu	促进氨酰 – tRNA 进入 A 位，结合并分解 GTP
	EF – Ts	EF – Tu 的调节亚基
	EF – G	有转位酶活性，促进 mRNA – 肽酰 – tRNA 由 A 位移至 P 位；促进 tRNA 卸载与释放
释放因子	RF1	特异识别终止密码 UAA 或 UAG；诱导肽酰转移酶转变为酯酶
	RF2	特异识别终止密码 UAA 或 UGA；诱导肽酰转移酶转变为酯酶
	RF3	具有 GTPase 活性，当新合成肽链从核糖体释放后，促进 RF1 或 RF2 与核糖体分离

二、氨基酸与 tRNA 的连接

（一）氨酰 – tRNA 合成酶识别特定氨基酸和 tRNA

氨酰 – tRNA 合成酶对底物氨基酸和 tRNA 都具有高度专一性，能识别特异的氨基酸，催化该种氨基酸与相应的 tRNA 连接。

反应过程（图 15 – 1）：

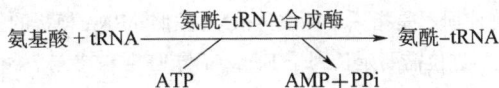

$$\text{氨基酸} + \text{tRNA} \xrightarrow[\text{ATP} \qquad \text{AMP+PPi}]{\text{氨酰–tRNA合成酶}} \text{氨酰–tRNA}$$

图 15 – 1　氨酰 – tRNA 合成反应

（二）肽链合成的起始需要特殊的起始氨酰 – tRNA

1. 真核生物起始氨酰 – tRNA：Met – tRNA$_i^{Met}$。

2. 原核生物起始氨酰 – tRNA：fMet – tRNA^{fMet}。

三、肽链的合成过程

肽链合成过程包括起始、延长和终止三个阶段。真核生物的肽链合成过程与原核生物的肽链合成过程基本相似，只是反应更复杂、涉及的蛋白质因子更多。

（一）翻译起始复合物的装配启动肽链合成

1. 原核生物翻译起始复合物的形成

（1）核糖体大小亚基分离：完整核糖体在 IF 协助下，大、小亚基分离，为结合

mRNA 和 fMet – tRNA^{fMet} 做好准备。

（2）mRNA 与核糖体小亚基结合：小亚基与 mRNA 结合时，可准确识别起始密码子 AUG。mRNA 起始密码子 AUG 上游存在一段被称为核糖体结合位点的序列，该序列距 AUG 上游约 10 个核苷酸处通常为 – AGGAGG –（也称为 Shine – Dalgarno 序列，S – D 序列，可被 16S rRNA 通过碱基互补而精确识别，将核糖体小亚基准确定位于 mRNA。

（3）fMet – tRNA^{fMet} 结合在核糖体 P 位：fMet – tRNA^{fMet} 与结合了 GTP 的 IF2 一起，识别并结合对应于小亚基 P 位的 mRNA 的 AUG 处。此时，A 位被 IF1 占据，不与任何氨酰 – tRNA 结合。

（4）翻译起始复合物形成：结合于 IF2 的 GTP 水解，释放的能量促使 3 种 IF 释放，大亚基与结合了 mRNA、fMet – tRNA^{fMet} 的小亚基结合，形成由完整核糖体、mRNA、fMet – tRNA^{fMet} 组成的翻译起始复合物。

2. 真核生物翻译起始复合物的形成

（1）43S 前起始复合物的形成。

（2）mRNA 与核糖体小亚基结合。

（3）核糖体大亚基的结合。

（二）在核糖体上重复进行的三步反应延长肽链

翻译起始复合物形成后，核糖体从 mRNA 的 5′ – 端向 3′ – 端移动，依据密码子顺序，从 N 端开始向 C 端合成多肽链，在核糖体上重复进行进位、成肽和转位，每循环 1 次，肽链上即可增加 1 个氨基酸残基，称为核糖体循环（狭义）。

肽链延长的三步反应：

1. 进位　又称注册，是指一个氨酰 – tRNA 按照 mRNA 模板的指令进入并结合到核糖体 A 位的过程。进位需要延长因子 EF – Tu 与 EF – Ts 参与。

2. 成肽　是在转肽酶的催化下，核糖体 P 位上起始氨酰 – tRNA 的 N – 甲酰甲硫氨酰基或肽酰 – tRNA 的肽酰基转移到 A 位并与 A 位上氨酰 – tRNA 的 α – 氨基结合形成肽键的过程。

3. 转位　是在转位酶的催化下，核糖体向 mRNA 的 3′ – 端移动一个密码子的距离，使 mRNA 序列上的下一个密码子进入核糖体的 A 位，而占据 A 位的肽酰 – tRNA 移入 P 位的过程。转位需要延长因子 EF – G 参与。EF – G 有转位酶活性，可结合并水解 1 分子 GTP，释放的能量促进核糖体向 mRNA 的 3′ – 端移动，使起始二肽酰 – tRNA – mRNA 相对位移进入核糖体 P 位，而卸载的 tRNA 则移入 E 位。

真核生物与原核生物的肽链延长过程基本相似，只是反应体系和延长因子不同。

（三）终止密码子和释放因子导致肽链合成终止

肽链上每增加一个氨基酸残基，就需要经过一次进位、成肽和转位反应。如此往复，直到核糖体的 A 位对应到了 mRNA 的终止密码子上。终止密码子不被任何氨酰 – tRNA 识别，只有释放因子 RF 能识别终止密码子而进入 A 位，这一识别过程需要水解 GTP。

原核生物有 3 种 RF：RF1 识别 UAA 或 UAG，RF2 识别 UAA 或 UGA，RF3 则与 GTP 结合并使其水解，协助 RF1 与 RF2 与核糖体结合。

真核生物仅有 eRF 一种释放因子，所有 3 种终止密码子均可被 eRF 识别。真核生物中肽链合成完成后的水解释放过程尚未完全了解。

无论在原核细胞还是真核细胞内，1 条 mRNA 模板链上都可附着 10 ~ 100 个核糖体。这些核糖体依次结合起始密码子并沿 mRNA $5'{\rightarrow}3'$ 方向移动，同时进行同一条肽链的合成。多个核糖体结合在 1 条 mRNA 链上所形成的聚合物称为多聚核糖体。

四、蛋白质合成后的加工和靶向输送

(一) 新生肽链折叠需要分子伴侣

细胞中大多数天然蛋白质折叠并不是自发完成的，其折叠过程需要其他酶或蛋白质的辅助，这些辅助性蛋白质可以指导新生肽链按特定方式正确折叠，它们被称为分子伴侣 (molecular chaperone)。

目前研究得较为清楚的分子伴侣是热激蛋白 70 (heat shock protein 70, Hsp70) 家族和伴侣蛋白 (chaperonin)。在蛋白质翻译后加工过程中，Hsp70 与未折叠蛋白的疏水区结合，既可避免蛋白质因高温而变性，又可防止新生肽链过早折叠。Hsp70 也可以使一些跨膜蛋白在转位至膜前保持非折叠状态。有些 Hsp70 通过与多肽链结合、释放的循环过程，使多肽链发生正确折叠。这个过程需要 ATP 水解供能，并需要其他伴侣蛋白如 Hsp40 的共同作用。伴侣蛋白的主要作用是为非自发性折叠肽链提供正确折叠的微环境。

除了需要分子伴侣协助肽链折叠外，一些蛋白质形成正确的空间构象还需要异构酶的参与，如蛋白质二硫键异构酶 (PDI) 和肽脯氨酰顺 – 反异构酶 (PPI)。

(二) 肽链水解加工产生具有活性的蛋白质或多肽

新生肽链的水解是肽链加工的重要形式。新生肽链 N 端的甲硫氨酸残基，在肽链离开核糖体后，大部分即由特异的蛋白水解酶切除。

还有许多蛋白质在初合成时是分子量较大的没有活性的前体分子，如胰岛素原、胰蛋白酶原等。这些前体分子也需经过水解作用切除部分肽段，才能成为有活性的蛋白质分子或功能肽。

(三) 氨基酸残基的化学修饰改变蛋白质的活性

已发现蛋白质中存在 100 多种修饰性氨基酸，常见的类型有磷酸化、糖基化、羟基化、甲基化、乙酰化和硒化等，使蛋白质的功能更具多样性。

（四）亚基聚合形成具有四级结构的活性蛋白质

具有四级结构的蛋白质由两条以上的肽链通过非共价键聚合，形成具有四级结构的寡聚体。

（五）蛋白质合成后被靶向输送至细胞特定部位

分泌型蛋白质在内质网加工及靶向输送；内质网蛋白的 C 端含有滞留信号序列；大部分线粒体蛋白在细胞质合成后靶向输入线粒体；质膜蛋白质由囊泡靶向输送至细胞膜；核蛋白由核输入因子运载经核孔入核。

五、蛋白质合成的干扰和抑制

（一）许多抗生素通过抑制蛋白质合成发挥作用

某些抗生素可抑制细胞的蛋白质合成，仅仅抑制原核细胞蛋白质合成的抗生素可作为抗菌药。抑制真核细胞蛋白质合成的抗生素可作为抗肿瘤药。

1. 抑制肽链合成的抗生素 伊短菌素和密旋霉素可引起在核糖体上 mRNA 错位，阻碍形成翻译起始复合物，对原核和真核生物的蛋白质合成都有抑制作用。晚霉素与原核 23S rRNA 结合，阻止 $fMet-tRNA^{fMet}$ 的转位。

2. 抑制肽链延长的抗生素（表 15-3）

（1）干扰进位的抗生素：四环素与 30S 亚基 A 位结合，抑制氨酰-tRNA 进位。粉霉素抑制 EF-Tu 的 GTP 酶活性，阻止 EF-Tu 与氨酰-tRNA 结合；黄色霉素可抑制 EF-Tu 从核糖体释出。

（2）引起读码错误的抗生素：链霉素与 30S 亚基结合，低浓度时引起读码错误，高浓度时抑制细菌蛋白质合成的起始。潮霉素和新霉素干扰 30S 亚基解码部位，引起读码错误。

（3）影响成肽的抗生素：氯霉素可结合 50S 亚基，抑制肽酰转移酶；林可霉素作用于 A 位和 P 位，阻止 tRNA 进入；红霉素能与 50S 亚基中肽链排出通道结合，阻止肽链排出；嘌呤霉素的结构与酪氨酰-tRNA 相似，可取代酪氨酰-tRNA 进入核糖体 A 位；放线菌酮特异性抑制真核肽酰转移酶活性。

（4）影响转位的抗生素：夫西地酸、硫链丝菌肽等抑制 EF-G 的转位酶活性，阻止核糖体转位；大观霉素阻止小亚基变构，抑制转位。

表 15-3 常用抗生素的作用

抗生素	作用位点	作用原理	应用
四环素	原核核糖体的小亚基	抑制氨酰-tRNA 与小亚基结合	抗菌药物
氯霉素、林可霉素、红霉素	原核核糖体的大亚基	抑制肽酰转移酶，阻断肽链延长	抗菌药物

续表

抗生素	作用位点	作用原理	应用
放线菌酮	真核核糖体的大亚基	抑制肽酰转移酶，阻断肽链延长	医学研究
嘌呤霉素	原核、真核核糖体	取代酪氨酰–tRNA进入核糖体A位，肽链脱落	抗肿瘤药
大观霉素	原核核糖体的小亚基	阻止转位	抗菌药物

（二）某些毒素抑制真核生物的蛋白质合成

白喉毒素使 eEF2 发生 ADP–核糖基化修饰，使 eEF2 失活，从而抑制蛋白质合成。蓖麻毒蛋白作用于真核生物核糖体大亚基的 28S rRNA，特异催化其中一个腺苷酸发生脱嘌呤反应，导致 28S rRNA 降解，从而使核糖体大亚基失活。

典型题突破

一、选择题

【A 型题】

1. 下面属于遗传密码特性的是
   A. 起始密码为 AGU
   B. 终止密码有 UAA、UAG
   C. 1 个氨基酸只有 1 密码编码
   D. 所有碱基突变都可导致框移突变
   E. 64 组密码可编码 20 种氨基酸

2. 原核细胞合成蛋白质的特点是
   A. 先转录后翻译
   B. 先翻译后转录
   C. 大亚基先与 mRNA 结合
   D. 小亚基与甲硫氨酰–tRNA 结合
   E. 边转录边翻译

3. 有关 RNA 的描述，正确的是
   A. mRNA 是最稳定的 RNA
   B. tRNA 携带遗传密码

   C. rRNA 是核糖体的主要成分
   D. 胞质中只有一种 mRNA
   E. snRNA 是 mRNA 的前身

4. 真核生物蛋白质合成时，第一个被掺入的氨基酸是
   A. 亮氨酸　　　B. 酪氨酸
   C. 甲硫氨酸　　D. 脯氨酸
   E. 甲酰甲硫氨酸

5. 下列哪种酶是肽链延长所需要的
   A. 氧化脱氨酶　B. 氨基酸合酶
   C. 连接酶　　　D. 转肽酶
   E. 核酶

6. 通过抑制肽酰转移酶活性抑制蛋白质合成的是
   A. 四环素　　　B. 链霉素
   C. 嘌呤霉素　　D. 放线菌酮
   E. 红霉素

7. 蛋白质合成过程中氨基酰活化的专一性取决于

A. mRNA

B. 核糖体

C. 氨酰 – tRNA 合成酶

D. 密码子

E. 甲硫氨酸

8. 蛋白质合成过程中注册是指

A. 氨酰 – tRNA 进入核糖体 P 位

B. 氨酰 – tRNA 进入核糖体 A 位

C. 肽酰 – tRNA 进入核糖体 P 位

D. 肽酰 – tRNA 进入核糖体 A 位

E. IF 进入核糖体的 A 位

9. 原核生物多肽链合成时的起始氨基酸是

A. 蛋氨酸 　　 B. 胱氨酸

C. 甘氨酸 　　 D. 色氨酸

E. 甲酰蛋氨酸

10. 核糖体循环不需要

A. 氨酰 – tRNA 　 B. mRNA

C. 核糖体 　　　 D. CTP

E. EF – G

11. 氨酰 – tRNA 的合成需要

A. ATP 　　 B. UTP

C. GTP 　　 D. CTP

E. TTP

12. 下列哪种因子参与了蛋白质生物合成的终止过程

A. σ 　　　 B. ω

C. RF 　　　 D. AUG

E. ρ

13. 可利用嘌呤霉素抑制蛋白质合成，这是因为它

A. 使大小亚基解聚

B. 使肽链提前释放

C. 抑制肽酰转移酶活性

D. 抑制氨酰 – tRNA 合成酶活性

E. 阻止形成多核糖体

14. 翻译起始复合物中，mRNA 上占据核糖体 P 位的密码子是

A. AUG 　　　 B. AGU

C. UAG 　　　 D. UGA

E. UAA

15. 遗传密码的摆动性是指

A. 一个氨基酸可以有几个密码子编码

B. 一个遗传密码子可以代表几个不同的氨基酸

C. 密码子和反密码子可以随机配对

D. 密码子的第 3 位碱基与反密码子的第 1 位碱基不严格遵循 Waston – Crick 配对

E. 密码子的第 1 位碱基与反密码子的第 3 位碱基可以不严格配对

【X 型题】

1. 对肽 – 脯氨酰顺反异构酶作用的叙述，正确的是

A. 肽链在出现脯氨酸残基部位为直链状

B. 促进肽酰 – 脯氨酸肽键顺反异构体间转换

C. 肽链肽酰 – 脯氨酸间肽键多是顺式构型

D. 该酶作为蛋白质三维构象形成的限速酶

E. 促进多肽在各脯氨酸弯折处形成准确折叠

2. 翻译过程需要消耗能量的反应有

A. 氨基酸和 tRNA 结合

B. 密码子辨认反密码子

C. 氨酰 – tRNA 进入核糖体

D. 核糖体大、小亚基结合

E. 肽键生成

3. 与蛋白质生物合成有关的酶是

A. 氨酰 – tRNA 合成酶

B. 转氨酶

C. 转肽酶

D. 转位酶（延长因子 G）

E. 转甲基酶

4. 蛋白质生物体系中参与物质除有原料氨基酸、mRNA、tRNA、核糖体外，还包括下列哪些物质

A. 一些蛋白质因子

B. 一些无机离子

C. ATP

D. CTP

E. GTP

5. 能结合核糖体小或大亚基抑制蛋白质生物合成的是

A. 利福霉素　　B. 链霉素

C. 卡那霉素　　D. 氯霉素

E. 丝裂霉素 C

三、名词解释

1. 三联体密码

2. 摆动配对

3. 多聚核糖体

4. 核糖体循环

5. Shine – Dalgarno 序列（S – D 序列）

四、简答题

1. 参与蛋白质生物合成的物质有哪些? 并简述它们的作用。

2. 原核生物蛋白质合成起始复合物由哪些成分组成? 简述该复合物的形成过程。

3. 请描述原核生物肽链合成的终止过程。

4. 为什么说蛋白质靶向输送的信息存在于其一级结构中?

5. 简述蛋白质生物合成的延长过程。

五、论述题

1. 原核生物和真核生物的翻译起始复合物的生成有何异同?

2. 试述蛋白质的生物合成过程。

参考答案

一、选择题

【A 型题】

1. **B**。起始密码子是 AUG；终止密码子为 UAA、UAG、UGA；有的氨基酸可由多个密码子编码，64 个密码子中，有 61 个编码氨基酸。

2. **E**。原核生物细胞合成蛋白质的特点是边转录边翻译。合成起始时，mRNA 与核糖体小亚基结合。

3. **C**。由核糖体是由 rRNA 以及数十种不同的核糖体蛋白质组成。mRNA 携带遗传密码，是三类 RNA 中最不稳定的。mRNA 的前体是 hnRNA。tRNA 运载氨基酸。

4. **C**。真核生物起始氨酰 – tRNA 是 Met – tRNA$_i^{Met}$，第一个掺入的氨基酸是甲硫氨酸。

5. **D**。肽链延长中的成肽反应是在转肽酶的催化下完成的。

6. **D**。放线菌酮特异性抑制真核肽酰转移酶活性。四环素与30S亚基A位结合，抑制氨酰-tRNA进位。链霉素与30S亚基结合，高浓度时抑制细菌蛋白质合成的起始。红霉素能与50S亚基中肽链排出通道结合，阻止肽链排出；嘌呤霉素的结构与酪氨酰-tRNA相似，可取代酪氨酰-tRNA进入核糖体A位。

7. **C**。氨酰-tRNA合成酶对底物氨基酸和tRNA都具有高度专一性，能识别特异的氨基酸，催化该种氨基酸与相应的tRNA连接。

8. **B**。进位：又称注册，是指一个氨酰-tRNA按照mRNA模板的指令进入并结合到核糖体A位的过程。

9. **E**。肽链合成的起始需要特殊的起始氨酰-tRNA，原核生物起始氨酰-tRNA是fMet-tRNA^{fMet}，原核生物多肽链合成时的起始氨基酸是甲酰蛋氨酸。

10. **D**。核糖体循环包括进位、成肽和转位三步反应。进位是氨酰-tRNA按照mRNA模板的指令进入核糖体A位。进位需要延长因子EF-Tu与EF-Ts参与。转位需要延长因子EF-G参与。EF-G有转位酶活性，可结合并水解1分子GTP，释放的能量促进核糖体向mRNA的3'-端移动。

11. **A**。每个氨基酸活化为氨酰-tRNA时需要消耗2个来自ATP的高能磷酸键。

12. **C**。终止密码子不被任何氨酰-tRNA识别，只有释放因子RF能识别终止密码子而进入A位，终止密码子和释放因子导致肽链合成终止。

13. **B**。嘌呤霉素的结构与酪氨酰-tRNA相似，可取代酪氨酰-tRNA进入核糖体A位，使肽链提前释放。

14. **A**。原核生物翻译起始复合物形成时，核糖体大小亚基分离，小亚基与mRNA结合时，可准确识别起始密码子AUG，将核糖体小亚基准确定位于mRNA，mRNA的AUG位于小亚基P位处。

15. **D**。密码子的第3位碱基与反密码子的第1位碱基不严格遵循Waston-Crick配对，可出现摆动配对。

【X型题】

1. **BDE**。一些蛋白质形成正确的空间构象还需要异构酶的参与，如肽脯氨酰基顺-反异构酶（PPI）。该酶是蛋白质三维构象形成的限速酶，多肽链中的肽酰-脯氨酸间的肽键大部分为反式构型，PPI促进肽酰-脯氨酸肽键顺反异构体间转换，促进多肽在各脯氨酸弯折处形成准确折叠。

2. **ACE**。氨基酸活化为氨酰-tRNA时需要消耗2个来自ATP的高能磷酸键。肽链延长中的转位需要延长因子EF-G，EF-G有转位酶活性，结合并水解1分子GTP，释放的能量促进核糖体向mRNA的3'-端移动。

3. **ACD**。氨酰-tRNA合成酶识别特异的氨基酸，催化该种氨基酸与相应的tRNA连

接。在转肽酶的催化下，核糖体 P 位上起始氨酰－tRNA 的 N－甲酰甲硫氨酰基或
肽酰－tRNA 的肽酰基转移到 A 位并与 A 位上氨酰－tRNA 的 α－氨基结合形成肽
键。在转位酶的催化下，核糖体向 mRNA 的 3′－端移动一个密码子的距离。

4. **ABCE**。蛋白质合成体系的组成包括：氨基酸、mRNA、tRNA、核糖体、氨酰－
tRNA 合成酶、肽酰转移酶、转位酶、起始因子（IF）、延长因子（EF）、释放因
子（RF）等。此外，还需要 ATP 和 GTP；需要 Mg^{2+}、K^+ 等无机离子。

5. **BCD**。链霉素与 30S 亚基结合，低浓度时引起读码错误，高浓度时抑制细菌蛋白
质合成的起始。氯霉素可结合 50S 亚基，抑制肽酰转移酶活性。卡那霉素是一种
氨基糖苷类药，其抗菌作用机制与链霉素相同，通过作用于细菌体内的核糖体，
抑制细菌蛋白质合成。利福霉素抑制细菌 RNA 聚合酶，从而抑制 RNA 合成。丝裂
霉素 C 与 DNA 双螺旋形成交联，破坏 DNA 的结构与功能。

二、名词解释

1. 三联体密码：mRNA 从 5′ 至 3′ 方向，每相邻的三个碱基，组成一个遗传密码，代
表一个氨基酸，此三个碱基称三联体密码。

2. 摆动配对：密码的第三位碱基与反密码的第一位碱基不严格互补也能辨认配对，
这种现象称摆动配对。

3. 多聚核糖体：是由 1 个 mRNA 分子与一定数目的单个核糖体结合而成的，呈串珠
状排列。每个核糖体可以独立完成一条肽链的合成，所以多个核糖体上可以同时
进行多条肽链的合成，可以加速蛋白质的合成速度，提高模板 mRNA 的利用率。

4. 核糖体循环：指翻译过程的肽链延长，每次循环包括进位、成肽、转位三个步骤，
循环一次，肽链延长一个氨基酸，如此不断重复，直至肽链合成终止。

5. Shine－Dalgarno 序列（S－D 序列）：原核 mRNA 起始密码上游，存在短一致序列，
富含嘌呤，如－AGGAGG－，称为 S－D 序列。可与小亚基 16S－rRNA 3′－端短序
列互补，使 mRNA 与小亚基结合。S－D 序列又称为核糖体结合位点。

三、简答题

1. 原料 20 种氨基酸。模板 mRNA 是翻译的直接模板。运载体 tRNA 可和相应的氨基
酸结合成氨酰－tRNA，并借其反密码辨认相应的密码，将氨基酸带入肽链的正确
位置上。装配场所 rRNA 和多种蛋白质组成核糖体，是翻译的场所。蛋白因子原核
生物起始因子（IF）、延长因子（EF）、释放因子（RF、RR），分别在翻译的 3 个
阶段发挥作用。能量 ATP 或 GTP，以及无机离子等，共同协调发挥作用。

2. 原核生物蛋白质合成起始复合物由甲酰蛋氨酰－tRNA（fMet－tRNA）、mRNA 和核
糖体大小亚基组成。步骤如下：①核糖体大、小亚基分离。②30S 亚基在 IF－3 和
IF－1 的促进下与 mRNA 的启动部位结合，在 IF－2 的促进与 IF－1 的辅助下与
fMet－tRNA 以及 GTP 结合，形成 30S 起动复合物。30S 起动复合物由 30S 亚基、

fMet‑tRNA、mRNA 和 IF‑1、IF‑2、IF‑3、GTP 组成。③30S 起动复合物形成后，IF3 即行脱落，50S 亚基与 30S 起动复合物结合，形成 70S 起动前复合物。70S 起动前复合物由核糖体大小亚基、fMet‑tRNA、mRNA 和 IF‑1、IF‑2、GTP 组成。④70S 起动前复合物中的 GTP 水解释放出 GDP 和磷酸，IF‑1、IF‑2 随之脱落，形成起动复合物，完成蛋白质合成的起动步骤。

3. 终止包括：终止密码的辨认，肽链从肽酰‑tRNA 水解释出，mRNA 从核糖体分离及大小亚基解聚。①当翻译至 A 位出现 mRNA 的终止密码时，任何氨酰‑tRNA 不能与之识别，只有 RF‑1 或 RF‑2 能识别之，并进入 A 位。②RF‑3 激活大亚基上的转肽酶，使之变构后表现酯酶的水解活性，将 P 位上的多肽链从 tRNA 分离下来。③在核糖体释放因子 RR 的作用下，GTP 供能空载 tRNA、mRNA 及 RF 均从核糖体脱落。在 IF 的作用下大小亚基解聚。

4. 所有靶向输送的蛋白质一级结构中都存在特定氨基酸序列，称为信号序列。主要为 N 端特异序列，如分泌蛋白的信号肽，线粒体蛋白 N 端序列，又称导肽。胞核蛋白的核定位序列可在肽链不同部位。它们是决定靶向输送特性的最重要元件，可以通过识别特异受体引导蛋白靶向输送到适当部位，也可使蛋白整合在生物膜中。因此可以认为，蛋白质一级结构中，既有决定形成天然空间构象的信息，也有靶向输送到适当部位的信息，蛋白质生物功能依赖所有信息。

5. 蛋白质生物合成延长可分三步描述：①注册（或称进位）：即氨酰‑tRNA 进入核糖体 A 位，是由延长因子 EF‑T 结合和促进的过程。进位完成后，核糖体 P 位有起始氨酰‑tRNA（第二轮以后则为肽酰 tRNA），A 位有下一位的氨酰‑tRNA。②成肽：在转肽酶催化下，P 位上的肽酰‑tRNA 的肽酰基 RCO—与 A 位上氨酰‑tRNA 氨基酸 NH_2 成肽，肽链延长一个氨基酸残基。P 位上的 tRNA 脱落。③转位：新生成的肽酰‑tRNA 连同 mRNA 从 A 位前移至 P 位，此过程由转位酶催化。转位后 A 位留空，回复到可注册的状态，继续下一位氨基酸的加入。

四、论述题

1. 相同点：①翻译模板均是 mRNA。②均需起始因子。③需要形成起始复合物。④能量均由 GTP 提供。

不同点：①两者的 mRNA 结构稍有差异，原核生物 mRNA 上有 S‑D 序列（核糖体结合序列），真核生物 mRNA 5′‑端有帽子结构。②起始复合物形成顺序不同。原核生物 mRNA 靠 S‑D 序列先与核糖体小亚基结合，再结合上甲酰蛋氨酰‑tRNA 和大亚基形成起始复合物，而真核生物 mRNA 无 S‑D 序列，是先由蛋氨酰‑tRNA 结合核糖体小亚基，再借助 CBP（帽子结合蛋白）及其他起始因子，mRNA 才能与已结合蛋氨酰‑tRNA 的核糖体小亚基结合，加上大亚基形成起始复合物。③起始因子不同，原核生物需要 3 种起始因子，真核生物则需 5 种。

2. 蛋白质的生物合成分为三个阶段，即氨基酸的活化、核糖体循环、翻译后加工修饰。

(1) 氨基酸的活化，由氨酰-tRNA 合成酶催化氨基酸与 tRNA 结合形成氨酰-tRNA。

(2) 氨基酸活化后由 tRNA 转运至核糖体上以 mRNA 为模板合成多肽链的过程，分为起始、延长、终止。起始：形成起始复合物。延长：由进位、转肽和转位三个步骤周而复始重复进行，每重复一次，肽链延长一个氨基酸残基，核糖体沿 mRNA 向 3' -端移动一个密码子的位置。终止：核糖体移至 mRNA 的终止密码子处时，在释放因子的帮助下，释出合成的多肽链，核糖体大、小亚基与 RNA 分离。

(3) 翻译后加工修饰，从核糖体上释放出的多肽链，不具备生物活性，必须进一步加工，进行切割或修饰，乃至聚合，才能表现出生理活性。

（刘华）

第十六章 基因表达调控

知识框架

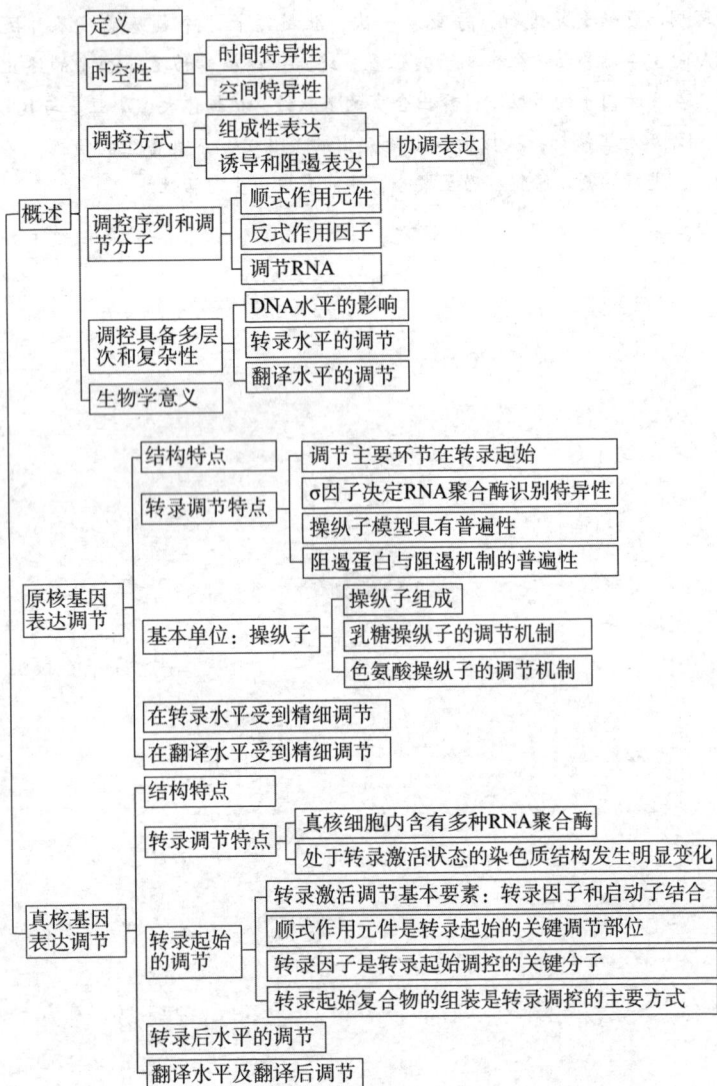

- 概述
  - 定义
  - 时空性
    - 时间特异性
    - 空间特异性
  - 调控方式
    - 组成性表达
    - 诱导和阻遏表达 —— 协调表达
  - 调控序列和调节分子
    - 顺式作用元件
    - 反式作用因子
    - 调节RNA
  - 调控具备多层次和复杂性
    - DNA水平的影响
    - 转录水平的调节
    - 翻译水平的调节
  - 生物学意义

- 原核基因表达调节
  - 结构特点
  - 转录调节特点
    - 调节主要环节在转录起始
    - σ因子决定RNA聚合酶识别特异性
    - 操纵子模型具有普遍性
    - 阻遏蛋白与阻遏机制的普遍性
  - 基本单位：操纵子
    - 操纵子组成
    - 乳糖操纵子的调节机制
    - 色氨酸操纵子的调节机制
  - 在转录水平受到精细调节
  - 在翻译水平受到精细调节

- 真核基因表达调节
  - 结构特点
  - 转录调节特点
    - 真核细胞内含有多种RNA聚合酶
    - 处于转录激活状态的染色质结构发生明显变化
  - 转录起始的调节
    - 转录激活调节基本要素：转录因子和启动子结合
    - 顺式作用元件是转录起始的关键调节部位
    - 转录因子是转录起始调控的关键分子
    - 转录起始复合物的组装是转录调控的主要方式
  - 转录后水平的调节
  - 翻译水平及翻译后调节

核心知识点纵览

一、基因表达调控概念与特点

1. 基因（gene）定义　负载特定遗传信息的 DNA 片段，可以编码单个具有生物功能的产物。

2. 基因表达（gene expression）定义　基因表达就是基因转录及翻译的过程。在一定调节机制控制下，大多数基因经历基因激活、转录及翻译等过程，产生具有特异生物学功能的蛋白质分子，赋予细胞或个体一定的功能或形态表型，但并非所有基因表达过程都产生蛋白质。rRNA、tRNA 编码基因转录产生 RNA 的过程也属于基因表达。

3. 基因的表达具有时空性

4. 基因表达的方式及调节

（1）组成性表达：细胞中持续表达，称为管家基因。

（2）在特定环境信号刺激下，相应的基因被激活，基因表达产物增加，称为可诱导基因（inducible gene）；如果基因对环境信号应答时被抑制，这种基因称为可阻遏基因（repressible gene）。

5. 基因表达调控呈现多层次和复杂性

（1）DNA 水平的影响。

（2）转录水平的调节。

（3）翻译水平的调节。

6. 基因表达调控的生物学意义

（1）适应环境、维持生长和增殖。

（2）维持个体发育与分化。

二、原核基因表达调节

1. 原核生物的结构特点

（1）基因组中很少出现重复序列。

（2）编码蛋白质的结构基因为连续编码，且多为单拷贝基因。

（3）结构基因所占比例远远大于真核生物。

（4）许多结构基因在基因组中以操纵子为单位排列。

2. 原核基因转录调节特点

（1）σ 因子决定 RNA 聚合酶识别特异性。

（2）操纵子模型具有普遍性。

（3）阻遏蛋白与阻遏机制的普遍性。

3. 操纵子是原核基因转录调控的基本单位

（1）操纵子（operon）：由结构基因、调控序列和调节基因组成。

1）结构基因：包括数个功能上有关联的基因，它们串联排列，共同构成编码区。这些结构基因共用一个启动子和一个转录终止信号序列，因此转录合成时仅产生一条 mRNA 长链，为几种不同的蛋白质编码。这样的 mRNA 分子携带了几个多肽链的编码信息，被称为多顺反子（polycistron）mRNA。

2）调控序列：包括启动子（promoter）和操纵元件（operator）。

①启动子：RNA 聚合酶和各种调控蛋白作用的部位，是决定基因表达效率的关键元件 DNA。

②操纵元件：是一段能被特异的阻遏蛋白识别和结合的 DNA 序列。

3）调节基因（regulatory gene）：编码能够与操纵序列结合的阻遏蛋白

（2）其他调控蛋白：特异因子，激活蛋白

1）特异因子决定 RNA 聚合酶对一个或一套启动序列的特异性识别和结合能力。

2）激活蛋白可结合启动子邻近的 DNA 序列，提高 RNA 聚合酶与启动序列的结合能力，从而增强 RNA 聚合酶的转录活性，是一种正调控。

4. 乳糖操纵子调节机制

（1）乳糖代谢酶基因表达特点：环境中没有乳糖，该些基因处于关闭状态；环境中有乳糖，该些基因诱导开放。

（2）乳糖操纵子概念（lac operon）：大肠埃希菌能利用乳糖作为碳源，而利用乳糖作为碳源的酶只有在乳糖被作为唯一碳源时才会被合成。它包括三个结构基因 Z、Y、A，启动序列 P，操作序列 O，阻遏基因 I 及 CAP 结合位点。参见图 16 - 1。

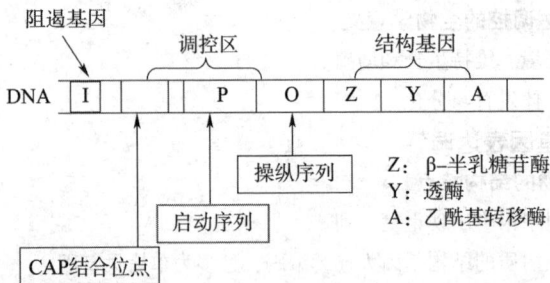

图 16 - 1　乳糖操纵子（lac operon）结构示意图

5. 协调调节　当阻遏蛋白封闭转录时，CAP 对该系统不能发挥作用；如无 CAP 存在，即使没有阻遏蛋白与操纵序列结合，操纵子仍无转录活性。单纯乳糖存在时，细菌利用乳糖作碳源；若有葡萄糖或葡萄糖/乳糖共同存在时，细菌首先利用葡萄糖。葡萄糖对 lac 操纵子的阻遏作用称分解代谢阻遏（catabolic repression）。示意图见图 16 - 2：

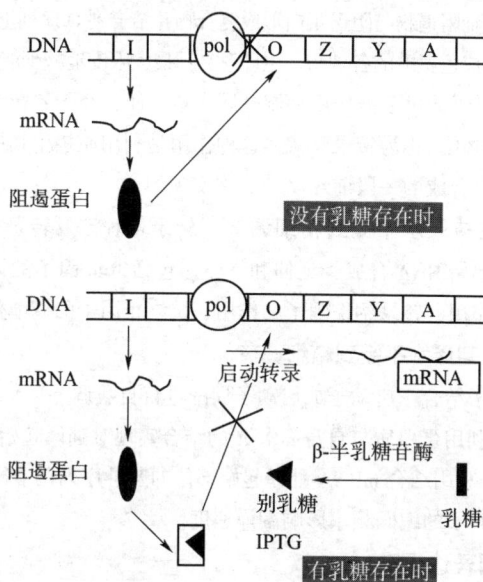

图 16-2　阻遏蛋白的负性调节

阻遏蛋白的负性调节。葡萄糖供应正常的情况下，阻遏蛋白和操纵序列结合，基因不转录。细胞外的乳糖通过透性酶吸收到细胞内，细胞内的 β-半乳糖苷酶将乳糖转变为异乳糖，异乳糖结合到乳糖阻遏物上使之从操纵子上脱离，聚合酶开启 lacZYA 的转录，即负控诱导。参见图 16-3。

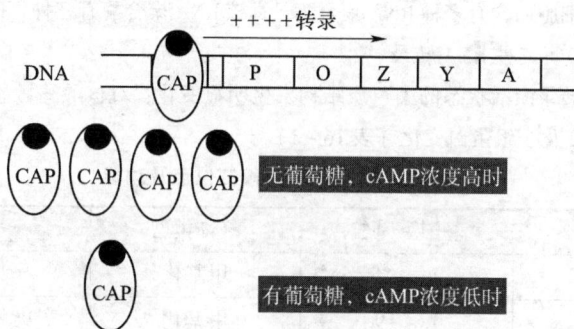

图 16-3　CAP 的正性调节

CAP 的正性调节。该过程还需要生长系统中缺少葡萄糖，使得 cAMP 含量增加，足够的 cAMP 和 CAP 结合后，转录才可以有效进行。

6. 色氨酸操纵子通过阻遏作用和衰减作用抑制基因表达

（1）色氨酸操纵子通过阻遏作用抑制基因表达：细胞内无色氨酸时，阻遏蛋白不能与 O 序列结合，因此色氨酸操纵子处于开放状态，结构基因得以表达；细胞内色氨酸的浓度较高时，色氨酸作为辅阻遏物与阻遏蛋白形成复合物并结合到 O 序列上，关闭色氨酸操纵子，停止表达用于合成色氨酸的各种酶。生理意义：最大限度地减少能量消耗。

（2）色氨酸操纵子通过衰减作用抑制基因表达：使已经开始转录的 mRNA 合成终止的基因表达调节方式，称为转录衰减。这种作用是利用原核生物中转录与翻译过程偶联进行，翻译时先合成的一段前导序列 L 来实现的。

7. 原核基因在转录水平受到精细调节 转录过程涉及转录机器附着于 DNA，识别启动子序列，起始 RNA 合成、延伸和终止。包括 Rho 因子的调节作用、组蛋白等类似蛋白的调节作用、转录调控因子的作用、抗终止因子的调节作用。

8. 原核基因在翻译水平受到精细调节

（1）蛋白质分子结合于启动子或启动子周围进行自我调节。

（2）翻译阻遏利用蛋白质与自身 mRNA 的结合实现对翻译起始的调控。

（3）反义 RNA 利用结合 mRNA 翻译起始部位的互补序列调节翻译起始。

（4）mRNA 密码子的编码频率影响翻译速度。

三、真核基因表达调节

1. 真核基因组结构特点 真核基因组结构庞大、真核基因转录产物为单顺反子 [单顺反子（mono‑cistron）：即一个编码基因转录生成一个 mRNA 分子，经翻译生成一条多肽链]、含有大量的重复序列、基因具有不连续性、真核基因组具有独特的结构（如核小体，组蛋白修饰等）。

2. 真核基因表达调控的特点

（1）真核细胞内含有多种 RNA 聚合酶：真核 RNA 聚合酶有三种，即 RNA pol Ⅰ、Ⅱ及Ⅲ，分别负责三种 RNA 转录。

（2）处于转录激活状态的染色质结构发生明显变化：对核酸酶敏感、DNA 碱基的甲基化修饰变化、组蛋白变化（表 16‑1）。

表 16‑1 常见组蛋白修饰位点及功能

组蛋白	氨基酸残基位点	修饰类型	功能
H3	Lys‑4	甲基化	激活
H3	Lys‑9	甲基化	染色质浓缩
H3	Lys‑9	甲基化	DNA 甲基化所必需
H3	Lys‑9	乙酰化	激活
H3	Ser‑10	磷酸化	激活
H3	Lys‑14	乙酰化	防止 Lys‑9 的甲基化
H3	Lys‑79	甲基化	端粒沉默

续表

组蛋白	氨基酸残基位点	修饰类型	功能
H4	Arg－3	甲基化	
H4	Lys－5	乙酰化	装配
H4	Lys－12	乙酰化	装配
H4	Lys－16	乙酰化	核小体装配
H4	Lys－16	乙酰化	Fly X 激活

3. 转录起始的调节

（1）基本要素：转录因子和启动子结合。

（2）顺式作用元件是转录起始的关键调节部位

①顺式作用元件：真核生物中，基因的调控序列与被调控的编码序列位于同一条 DNA 链上，其中影响自身基因表达活性的 DNA 序列即为顺式作用元件，大部分为编码基因附近的非编码 DNA 序列。但是并非都位于转录起始点上游。真核基因的顺式作用元件分为启动子、增强子及沉默子等。

②转录因子（transcription factor）：是指真核基因的转录调节蛋白，由其编码基因表达后，进入细胞核，通过识别、结合特异的顺式作用元件而增强或降低相应基因的表达。转录因子也被称为反式作用蛋白或反式作用因子。

③mRNA 转录激活需要转录起始复合物的形成。

4. 转录后水平的调节

（1）hnRNA 加工成熟的调节。

（2）mRNA 运输、胞浆内稳定性的调节。

5. 翻译水平及翻译后调节

（1）对翻译起始因子活性的调节主要通过磷酸化修饰进行。

（2）RNA 结合蛋白参与了对翻译起始的调节。

（3）对翻译产物水平及活性的调节可以快速调控基因表达。

（4）小分子 RNA 对基因表达的调节十分复杂。

典型题突破

一、选择题

【A 型题】

1. miRNA 的特点不包括

　　A. 其长度一般为 2000 个碱基以上

　　B. 在不同生物体中普遍存在

　　C. 其序列在不同生物中具有一定的保守性

　　D. 具有明显的表达阶段特异性和组织特异性

　　E. 以单拷贝、多拷贝或基因簇等多

种形式存在于基因组中，大多位
于基因间隔区

2. 下列哪项不属于操纵子序列

    A. 三个结构基因 Z、Y、A

    B. 启动序列 P

    C. 操作序列 O

    D. 阻遏基因 I

    E. CAP

3. 乳糖操纵子中 Z 对应的是

    A. 透酶

    B. 乙酰基转移酶

    C. β - 半乳糖苷酶

    D. 操纵序列

    E. 启动序列

4. 下列哪种修饰可以引起转录抑制过程

    A. H3K4 甲基化   B. H3K9 乙酰化

    C. H3K10 磷酸化   D. DNA 甲基化

    E. 组蛋白乙酰化

5. 下列哪种基因属于管家基因

    A. $\beta - actin$ B. $TP53$

    C. $PTEN$ D. RB

    E. $LSD1$

6. 基因表达调控的生物学意义不包括

    A. 适应环境

    B. 维持生长和增殖

    C. 维持个体发育

    D. 维持个体分化

    E. 维持细胞无限制生长

7. 原核基因转录调节的最主要环节在

    A. 转录起始   B. RNA 延伸过程

    C. RNA 终止过程   D. 翻译起始

    E. 翻译终止阶段

8. 下列哪种情况不可以开启乳糖操纵子
    基因表达

    A. 环境中只有乳糖

    B. 环境中只有葡萄糖

    C. 环境中存在透性酶

    D. 细胞内含有 β - 半乳糖苷酶

    E. CAP 含量增多

9. 真核生物 DNA 中哪个碱基最容易被
    甲基化

    A. A   B. T

    C. G   D. C

    E. U

10. 下列哪种调节可以发挥基因阻遏
    作用

    A. 启动子   B. 增强子

    C. 沉默子   D. 基本转录因子

    E. 特异转录因子

11. 下列哪项属于顺式作用元件的特点

    A. 非编码 DNA 序列

    B. 编码 DNA 序列

    C. mRNA 序列

    D. tRNA 序列

    E. rRNA 序列

12. 下列表述错误的是

    A. 真核基因组结构庞大

    B. 真核基因转录产物多为多顺反子

    C. 真核基因含有大量重复序列

    D. 真核生物基因多为断裂基因

    E. 真核生物基因多含核小体等高级
       结构

13. hnRNA 加工成熟的调节机制不包括

    A. 加帽   B. 加尾

    C. 剪接   D. 碱基修饰

    E. 组蛋白修饰

14. RNA 干扰是指

    A. siRNA   B. mRNA

C. miRNA   D. tRNA

E. rRNA

15. 经典的 miRNA 靶向

    A. 3′- UTR   B. 5′- UTR

    C. mRNA   D. tRNA

    E. rRNA

【X 型题】

1. 基因表达的特点

    A. 时间特异性   B. 阶段特异性

    C. 空间特异性   D. 细胞特异性

    E. 组织特异性

2. 操纵子包括以下哪些序列

    A. 结构基因   B. 调控序列

    C. 调节基因   D. 启动序列

    E. 终止序列

3. 色氨酸操纵子通过哪些机制来抑制基因表达

    A. 激活作用   B. 传导作用

    C. 阻遏作用   D. 转录作用

    E. 衰减作用

4. 属于真核生物顺式作用元件的有

    A. 启动子   B. 增强子

    C. 转录因子   D. 沉默子

E. 绝缘子

5. 常见的 DNA 结合域有哪些

    A. 锌指结构

    B. 碱性螺旋 – 环 – 螺旋结构

    C. 碱性亮氨酸拉链结构

    D. RING 结构域

    E. HECT 结构域

二、名词解释

1. 基因表达

2. 顺式作用元件

3. 反式作用因子

4. 单顺反子

5. CpG 岛

三、简答题

1. 简述原核基因转录调节特点。

2. 简述真核生物的基因组结构特点。

3. 简述原核生物的结构特点。

4. 简述增强子的特点。

5. 简述基因表达的多级调控。

四、论述题

1. 试述操纵子的工作原理。

2. 试述真核基因表达调控的特点。

参考答案

一、选择题

【A 型题】

1. **A**。miRNA 又称微小 RNA，是一大家族小分子非编码单链 RNA，长度为 20~25 个碱基。

2. **E**。乳糖操纵子包括三个结构基因 Z、Y、A，启动序列 P，操作序列 O，阻遏基因 I 及 CAP 结合位点。CAP 是蛋白，不属于操纵子概念。

3. **C**。乳糖操纵子包括三个结构基因 Z、Y、A，启动序列 P，操作序列 O，阻遏基因 I 及 CAP 结合位点。其中，Z 对应 β – 半乳糖苷酶，Y 对应透酶，A 对应乙酰基转移酶。

4. **D**。甲基化范围与基因表达程度呈反比。

5. **A**。某些基因在一个生物个体的几乎所有细胞中持续表达，通常被称为管家基因。例如催化三羧酸循环的酶的编码基因，β-actin 编码基因，骨架蛋白、微丝微管蛋白等。

6. **E**。基因表达调控的生物学意义包括适应环境、维持生长和增殖，维持个体发育与分化。细胞无限制的分裂生长是肿瘤细胞的特点。

7. **A**。原核基因转录调节最主要的环节在转录起始。

8. **B**。葡萄糖供应正常的情况下，阻遏蛋白和操纵序列结合，基因不转录；细胞外的乳糖通过透性酶吸收到细胞内，细胞内的 β-半乳糖苷酶将乳糖转变为异乳糖，异乳糖结合到乳糖阻遏物上使之从操纵子上脱离，聚合酶开启 lacZYA 的转录，即负控诱导。然而该过程还需要生长系统中缺少葡萄糖，使得 cAMP 含量增加，足够的 cAMP 和 CAP 结合后，转录才可以有效进行。

9. **D**。DNA 中，胞嘧啶最容易被甲基化，此外，U 不算 DNA 的常规碱基序列。

10. **C**。选项 AB 均为激活转录的转录元件，选项 DE 可能为激活也可能为抑制功能。

11. **A**。顺式作用元件：真核生物中，基因的调控序列与被调控的编码序列位于同一条 DNA 链上，其中影响自身基因表达活性的 DNA 序列即为顺式作用元件，大部分为编码基因附近的非编码 DNA 序列。

12. **B**。真核基因产物多为单顺反子，而原核基因产物多为多顺反子，ACDE 是真核基因的特征，表述正确。

13. **E**。hnRNA 加工成熟的调节包括加帽、加尾、剪接、碱基修饰和编辑等。

14. **A**。由 siRNA 介导的基因表达抑制作用被称为 RNA 干扰。

15. **A**。miRNA 是一大家族小分子非编码单链 RNA，长度为 20~25 个碱基，由一段具有发夹环结构，长度为 70~90 个碱基的单链 RNA 前体（pre-miRNA）经 Dicer 酶剪切后形成。经典的 miRNA 靶向 3'-UTR 种子序列。

【X 型题】

1. **ABCDE**。基因表达具备时空特异性。其中时间特异性包括时间和阶段特异性，空间特异性包括空间、细胞或组织特异性。

2. **ABC**。操纵子：由结构基因、调控序列和调节基因组成。

3. **CE**。色氨酸操纵子通过阻遏作用和衰减作用抑制基因表达，最大限度地减少能量消耗。

4. **ABDE**。顺式作用元件是指真核生物中，基因的调控序列与被调控的编码序列位于同一条 DNA 链上，其中影响自身基因表达活性的 DNA 序列即为顺式作用元件，大部分为编码基因附近的非编码 DNA 序列。转录因子属于反式作用因子。

5. **ABC**。最常见的 DNA 结合域包含锌指模体，碱性螺旋-环-螺旋模体，碱性亮氨酸拉链模体三种，DE 均为酶的催化结构域。

二、名词解释

1. 基因表达：就是基因转录及翻译的过程。在一定调节机制控制下，大多数基因经历基因激活、转录及翻译等过程，产生具有特异生物学功能的蛋白质分子，赋予细胞或个体一定的功能或形态表型，但并非所有基因表达过程都产生蛋白质。rRNA、tRNA 编码基因转录产生 RNA 的过程也属于基因表达。

2. 顺式作用元件：基因的调控序列与被调控的编码序列位于同一条 DNA 链上。

3. 反式作用因子：某些基因的调控序列远被调控的编码序列，实际上是其他分子的编码基因，只能通过其表达产物来发挥作用，这类调控基因产物称为调节蛋白质。调节蛋白质不仅能对处于同一条 DNA 链上的结构基因的表达进行调控，而且还能对不在一条 DNA 链上的结构基因的表达起到同样的作用。

4. 单顺反子：即一个编码基因转录生成一个 mRNA 分子，经翻译生成一条多肽链。

5. CpG 岛：真核基因组中 GC 含量达 60%，长度为 300 ~ 3000bp 的区段称作 CpG 岛。CpG 岛主要位于基因的启动子和第一外显子区域，约有 60% 以上基因的启动子含有 CpG 岛。

三、简答题

1. （1）调节的主要环节在转录起始。（2）σ 因子决定 RNA 聚合酶识别特异性。（3）操纵子模型具有普遍性。（4）阻遏蛋白与阻遏机制的普遍性。

2. 真核基因组结构庞大，转录产物为单顺反子，基因内含有大量的重复序列，基因具有不连续性，真核基因组具有独特的结构，如核小体和组蛋白修饰等。

3. （1）基因组中很少出现重复序列。（2）编码蛋白质的结构基因为连续编码，且多为单拷贝基因。（3）结构基因所占比例远远大于真核生物。（4）许多结构基因在基因组中以操纵子为单位排列。

4. （1）远距离效应（1 ~ 30kb）。（2）无方向性。（3）需要启动子才能发挥作用但不严格专一。（4）无物种和基因的特异性。（5）具有组织特异性。（6）有的增强子可以对外部信息产生反应。

5. （1）DNA 水平包括基因扩增，基因重排，DNA 甲基化及基因激活。（2）转录过程包括转录起始，转录后加工及 mRNA 降解。（3）蛋白质翻译，翻译后加工修饰及蛋白质降解等。

四、论述题

1. （1）葡萄糖供应正常的情况下，阻遏蛋白和操纵序列结合，基因不转录。（2）细胞外的乳糖通过透性酶吸收到细胞内，细胞内的 β - 半乳糖苷酶将乳糖转变为异乳糖，异乳糖结合到乳糖阻遏物上使之从操纵子上脱离，聚合酶开启 lacZYA 的转录，即负控诱导。（3）然而该过程还需要生长系统中缺少葡萄糖，使得 cAMP 含量增加，足够的 cAMP 和 CAP 结合后，转录才可以有效进行。

2. （1）含多种 RNA 聚合酶，包括 RNA pol Ⅰ、Ⅱ及Ⅲ，分别负责三种 RNA 转录。

（2）处于转录激活状态的染色质结构发生明显变化。包括：①对核酸酶敏感，活化基因常有超敏位点，位于调节蛋白结合位点附近。②DNA 碱基发生甲基化修饰，真核 DNA 约有 5% 的胞嘧啶被甲基化，甲基化范围与基因表达程度呈反比。③组蛋白变化，富含 Lys 的 H1 组蛋白水平降低，H2A·H2B 二聚体不稳定性增加，组蛋白 H3、H4 发生乙酰化（中和碱性氨基酸正电荷，减弱 DNA 和组蛋白之间的结合）、甲基化（增强组蛋白碱性度和疏水性，增强其与 DNA 的亲和力）或磷酸化修饰。

（单琳）

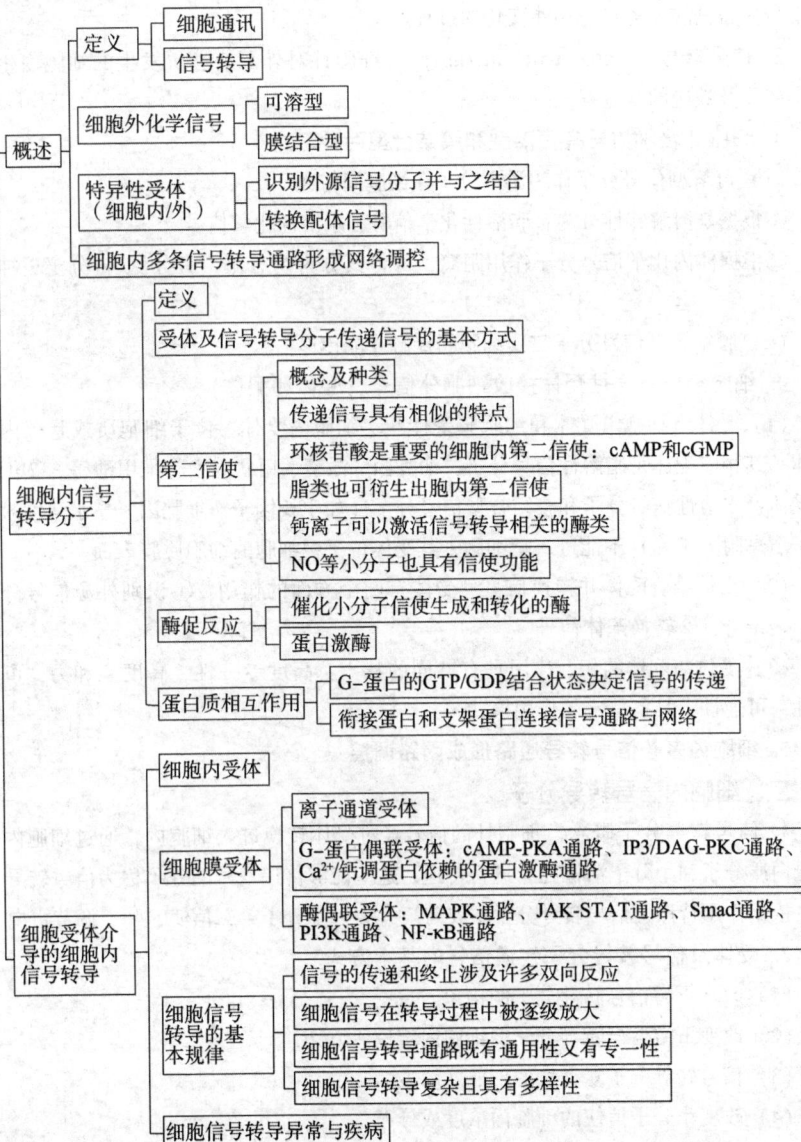

第十七章　细胞信号转导的分子机制

- 概述
  - 定义
    - 细胞通讯
    - 信号转导
  - 细胞外化学信号
    - 可溶型
    - 膜结合型
  - 特异性受体（细胞内/外）
    - 识别外源信号分子并与之结合
    - 转换配体信号
  - 细胞内多条信号转导通路形成网络调控

- 细胞内信号转导分子
  - 定义
  - 受体及信号转导分子传递信号的基本方式
  - 第二信使
    - 概念及种类
    - 传递信号具有相似的特点
    - 环核苷酸是重要的细胞内第二信使：cAMP和cGMP
    - 脂类也可衍生出胞内第二信使
    - 钙离子可以激活信号转导相关的酶类
    - NO等小分子也具有信使功能
  - 酶促反应
    - 催化小分子信使生成和转化的酶
    - 蛋白激酶
  - 蛋白质相互作用
    - G-蛋白的GTP/GDP结合状态决定信号的传递
    - 衔接蛋白和支架蛋白连接信号通路与网络

- 细胞受体介导的细胞内信号转导
  - 细胞内受体
  - 细胞膜受体
    - 离子通道受体
    - G-蛋白偶联受体：cAMP-PKA通路、IP3/DAG-PKC通路、Ca^{2+}/钙调蛋白依赖的蛋白激酶通路
    - 酶偶联受体：MAPK通路、JAK-STAT通路、Smad通路、PI3K通路、NF-κB通路
  - 细胞信号转导的基本规律
    - 信号的传递和终止涉及许多双向反应
    - 细胞信号在转导过程中被逐级放大
    - 细胞信号转导通路既有通用性又有专一性
    - 细胞信号转导复杂且具有多样性
  - 细胞信号转导异常与疾病

核心知识点纵览

一、细胞信号转导概述

1. 细胞通讯（cell communication） 一些细胞发出信号，而另一些细胞则接收信号并将其转变为自身功能变化的过程。

2. 信号转导（signal transduction） 细胞针对外源信息所发生的细胞内生物化学变化及效应的全过程。

3. 细胞外化学信号有可溶型和膜结合型两种形式

（1）可溶型信号分子作为游离分子在细胞间传递

①根据其溶解特性分为：脂溶性化学信号和水溶性化学信号。

②根据体内化学信号分子作用距离，可将其分为内分泌、旁分泌/自分泌、神经递质。

（2）膜结合型信号分子需要细胞间接触才能传递信号。

4. 细胞经由特异性受体接收细胞外信号（受体和配体）

（1）受体有细胞内受体和细胞膜受体：①细胞内受体：位于细胞质或胞核内的受体，其相应配体是脂溶性信号分子，如类固醇激素、甲状腺素、维甲酸等。②细胞膜受体：水溶性信号分子和膜结合型信号分子（如生长因子、细胞因子、水溶性激素分子、黏附分子等）不能进入靶细胞，其受体位于靶细胞的细胞质膜表面。

（2）受体结合配体并转换信号：受体有两个方面的作用：①识别外源信号分子并与之结合；②转换配体信号。

（3）受体与配体的相互作用具有共同的特点：高度专一性，高度亲和力，可饱和性，可逆性，具备特定的作用模式。

5. 细胞内多条信号转导通路形成网路调控

二、细胞内信号转导分子

1. 信号转导分子概念 细胞外的信号经过受体转换进入细胞内，通过细胞内一些蛋白质分子和小分子活性物质进行传递，这些能够传递信号的分子称为信号转导分子。依据作用特点，信号转导分子主要有三大类：小分子第二信使、酶、调节蛋白。

2. 受体及信号转导分子传递信号的基本方式

（1）改变下游信号转导分子的构象。

（2）改变下游信号转导分子的细胞内定位。

（3）信号转导分子复合物的形成或解聚。

（4）改变小分子信使的细胞内浓度或分布。

3. 第二信使结合并激活下游信号转导分子

(1) 第二信使概念：环腺苷酸（cAMP）、环鸟苷酸（cGMP）、甘油二酯（DAG）、三磷酸肌醇（IP3）、磷脂酰肌醇 - 3,4,5 - 三磷酸（PIP3）、Ca^{2+} 等可以作为外源信息在细胞内的信号转导分子，亦称为细胞内小分子信使。

(2) 小分子信使传递信号具有相似的特点：上游信号转导分子使第二信使的浓度升高或分布变化；小分子信使浓度可迅速降低；小分子信使激活下游信号转导分子。

(3) 环核苷酸是重要的细胞内第二信使：cAMP 和 cGMP。

① cAMP 和 cGMP 的上游信号转导分子是相应的核苷酸环化酶，包括腺苷酸环化酶和鸟苷酸环化酶。

②环核苷酸在细胞内调节蛋白激酶活性，但蛋白激酶不是 cAMP 和 cGMP 的唯一靶分子，环核苷酸作为别构效应剂还可以作用于细胞内其他非蛋白激酶类分子。

③磷酸二酯酶催化环核苷酸水解：细胞中存在多种催化环核苷酸水解的磷酸二酯酶（phosphodiesterase，PDE）。PDE 对 cAMP 和 cGMP 的水解具有相对特异性。

(4) 脂类也可衍生出胞内第二信使

①磷脂酰肌醇激酶和磷脂酶催化生成第二信使。

②脂类第二信使作用于相应的靶蛋白分子，例如 DAG 是脂溶性分子，生成后仍留在质膜上。IP3 是水溶性分子，可在细胞内扩散至内质网或肌质网膜上，并与其受体结合。IP3 的靶分子是钙离子通道 DAG 和钙离子的靶分子是蛋白激酶 C（protein kinase C，PKC）。

(5) 钙离子可以激活信号转导相关的酶类。

(6) NO 等小分子也具有信使功能。

4. 多种酶通过酶促反应传递信号　作为信号转导分子的酶主要有两大类：催化小分子信使生成和转化的酶（包括腺苷酸环化酶、鸟苷酸环化酶、磷脂酶 C、磷脂酶 D）以及蛋白激酶（包括蛋白丝/苏氨酸激酶和蛋白酪氨酸激酶）。

(1) 蛋白激酶和蛋白磷酸酶可调控信号传递：①蛋白丝氨酸/苏氨酸激酶和蛋白酪氨酸激酶是主要的蛋白激酶；②蛋白磷酸酶拮抗蛋白激酶诱导的效应。

(2) 许多信号通路涉及蛋白丝/苏氨酸激酶的作用。

(3) 蛋白酪氨酸激酶转导细胞增殖与分化信号。

5. 信号转导蛋白通过蛋白质相互作用传递信号

(1) G - 蛋白的 GTP/GDP 结合状态决定信号的传递

①三聚体 G - 蛋白介导 G - 蛋白偶联受体传递的信号，如表 17 - 1。

表 17–1　三聚体 G–蛋白介导 G–蛋白偶联受体传递的信号

亚基	特点及作用
α 亚基（Gα）	①具有多个功能位点，包括与受体结合并受其活化调节的部位、β、γ 亚基结合部位，GDP/GTP 结合部位，与下游效应分子相互作用部位等 ②具有 GTP 酶活性
β、γ 亚基（Gβ、Gγ)	与 α 亚基形成复合体并定位于质膜内侧，在哺乳动物中，也可以直接调节某些效应蛋白

②低分子量 G–蛋白是信号转导通路中的转导分子。

（2）衔接蛋白和支架蛋白连接信号通路与网络

①蛋白质相互作用结构域介导信号通路中蛋白质的相互作用。

②衔接蛋白连接信号转导分子。

③支架蛋白保证特异和高效的信号转导。

三、细胞受体介导的细胞内信号转导

1. 受体分为细胞内受体和细胞膜受体，其中细胞膜受体又分为离子通道受体、G–蛋白偶联受体和酶偶联受体（表 17–2）。

表 17–2　三类膜受体的结构和功能特点

项目	离子通道受体	G–蛋白偶联受体	酶偶联受体
作用功能	离子通道	激活 G–蛋白	激活蛋白酪氨酸激酶
作用配体	神经递质	神经递质、激素、趋化因子、外界刺激如光照等	生长因子、细胞因子
作用结构	寡聚体形成的孔道	单体	具有或者不具有催化活性的单体
跨膜区段数目	4	7	1
细胞应答反应	去极化与超极化	去极化与超极化调节蛋白质功能和表达水平	调节蛋白质表达水平及功能，进而调节细胞分化和增殖

2. 细胞内受体通过分子迁移传送信号　位于细胞内的受体多为转录因子，与相应配体结合后，能与 DNA 的顺式作用元件结合，在转录水平调节基因表达。能与该型受体结合的信号分子有类固醇激素、甲状腺素、维甲酸和维生素 D 等。

3. 离子通道受体将化学信号转变为电信号 离子通道型受体是一类自身为离子通道的受体，它们的开放或关闭直接受化学配体的控制，被称为配体-门控受体通道。配体主要为神经递质。

4. G-蛋白偶联受体通过G-蛋白和小分子信使介导信号转导 是七次跨膜受体。

（1）G-蛋白偶联受体介导的信号转导通路具有相同的基本模式

①基本模式：即配体和受体结合后，激活G-蛋白，进而传递给效应分子，随后效应分子通过第二信使传导将相关信号传递给靶分子，最终引起生物学效应。

②活化的G-蛋白的α亚基主要作用于生成或水解细胞内第二信使的酶，如AC、PLC等效应分子（effector），改变它们的活性，从而改变细胞内第二信使的浓度。

③可以激活AC的G-蛋白的α亚基称为 α_s（s：stimulate）；反之，称为 α_i（i：inhibit）。

（2）不同G-蛋白偶联受体可通过不同通路传递信号

①cAMP-PKA通路：该通路以靶细胞内cAMP浓度改变和PKA激活为主要特征。胰高血糖素、肾上腺素、促肾上腺皮质激素等可激活此通路。PKA活化后，可使多种蛋白质底物的丝/苏氨酸残基发生磷酸化，从而调节代谢、调节基因表达以及调节细胞极性。

②IP3/DAG-PKC通路：促甲状腺素释放激素、去甲肾上腺素、抗利尿素与受体结合后所激活的G-蛋白可激活PLC。PLC水解膜组分PIP2，生成DAG和IP3。IP3促进细胞钙库内的 Ca^{2+} 迅速释放，使细胞质内的 Ca^{2+} 浓度升高。Ca^{2+} 与细胞质内的PKC结合并聚集至质膜。质膜上的DAG、磷脂酰丝氨酸与 Ca^{2+} 共同作用于PKC的调节结构域，使PKC变构而暴露出活性中心。

③Ca^{2+}/钙调蛋白依赖的蛋白激酶通路：G-蛋白偶联受体引起细胞内 Ca^{2+} 浓度升高，胞质中的 Ca^{2+} 浓度升高后，通过结合钙调蛋白传递信号。Ca^{2+}/CaM复合物的下游信号转导分子是钙调蛋白依赖性蛋白激酶，属于蛋白丝/苏氨酸激酶。

5. 酶偶联受体主要通过蛋白质修饰或相互作用传递信号

（1）基本模式：胞外信号分子与受体结合，导致第一个蛋白激酶被激活。"偶联"有两种形式：有的受体自身具有蛋白激酶活性，激活受体胞内结构域的蛋白激酶活性。有的受体自身没有蛋白激酶活性，受体通过蛋白质-蛋白质相互作用激活偶联的蛋白激酶；通过蛋白质-蛋白质相互作用或蛋白激酶的磷酸化修饰作用激活下游信号转导分子，蛋白激酶通过磷酸化修饰激活代谢途径中的关键酶、转录调控因子等，产生生物学效应。

（2）常见的蛋白激酶偶联受体介导的信号转导通路：MAPK通路、JAK-STAT通路、Smad通路、PI3K通路和NF-κB通路。

四、细胞信号转导的基本规律

1. 信号的传递和终止涉及许多双向反应。

2. 细胞信号在转导过程中被逐级放大。

3. 细胞信号转导通路既有通用性又有专一性。

4. 细胞信号转导复杂且具有多样性。

五、细胞信号转导异常与疾病

1. 异常 发生在两个层次即受体功能异常激活/失活和细胞内信号转导分子的功能异常激活/失活。

2. 常见疾病

（1）信号转导异常导致细胞获得异常功能或表型：肿瘤、巨人症、霍乱。

（2）信号转导异常导致细胞正常功能缺失：甲状腺功能减退、心功能不全、胰岛素受体异常。

3. 研究意义 重要的药物作用靶点。

🖆 **典型题突破**

一、选择题

【A 型题】

1. 以下属于内分泌型可溶性信号分子的是

　　A. 谷氨酸　　　　B. 胰岛素

　　C. 表皮生长因子　D. 乙酰胆碱

　　E. 神经生长因子

2. 以下属于细胞内受体的是

　　A. 维甲酸　　　　B. 生长因子

　　C. 细胞因子　　　D. 水溶性激素分子

　　E. 黏附分子

3. 细胞信号转导的基本方式是

　　A. 信号接收 – 应答反应 – 信号转导

　　B. 信号接收 – 信号转导 – 应答反应

　　C. 应答反应 – 信号转导 – 信号接收

　　D. 信号转导 – 信号接收 – 应答反应

　　E. 信号转导 – 应答反应 – 信号接收

4. 以下不属于第二信使的是

　　A. cAMP　　　　　B. cGMP

　　C. DAG　　　　　 D. IP3

　　E. 蛋白酪氨酸激酶

5. 下列属于受体酪氨酸激酶的是

　　A. 生长因子类受体

　　B. SRC 家族

　　C. TEC 家族

　　D. JAK 家族

　　E. ZAP70 家族

6. 下列叙述错误的是

　　A. cAMP 和 cGMP 的上游信号转导分子是相应的核苷酸环化酶

　　B. 环核苷酸在细胞内调节蛋白激酶活性

　　C. 蛋白激酶是 cAMP 和 cGMP 的唯一靶分子

　　D. 蛋白激酶 A 是 cAMP 的靶分子

　　E. 蛋白激酶 G 是 cGMP 的靶分子

7. G – 蛋白偶联受体的配体不包括

A. 激素　　　　B. 趋化因子

C. 神经递质　　D. 生长因子

E. 味道、光照等刺激

8. 以下哪项是蛋白丝/苏氨酸激酶磷酸基团的受体

A. 丝氨酸/苏氨酸羟基

B. 酪氨酸的酚羟基

C. 咪唑环、胍基、ε-氨基

D. 巯基

E. 酰基

9. 以下不属于信号转导异常导致细胞获得异常功能或表型的是

A. 肿瘤

B. 肢端肥大症

C. 胰岛素受体异常

D. 巨人症

E. 霍乱毒素

10. 下列哪个家族参与白细胞介素受体活化信号

A. SRC 家族　　B. ZAP70 家族

C. TEC 家族　　D. JAK 家族

E. PTK 家族

11. 离子通道受体将化学信号转变为何种信号

A. 电信号　　　B. 热信号

C. 物理信号　　D. 压力信号

E. 能量信号

12. 下列不属于催化小分子信使生成和转化的酶

A. 腺苷酸环化酶

B. 鸟苷酸环化酶

C. 磷脂酶 C

D. 磷脂酶 D

E. 蛋白丝/苏氨酸激酶

13. 下列对 Ca^{2+}/钙调蛋白依赖的蛋白激酶通路叙述错误的是

A. 某些 G 蛋白可以直接激活细胞质膜上的钙通道

B. 通过 PKA 激活细胞质膜的钙通道，促进 Ca^{2+} 流入细胞质

C. 通过 IP3 促使细胞质钙库释放 Ca^{2+}

D. 胞质中的 Ca^{2+} 浓度降低后，通过结合钙调蛋白传递信号。

E. Ca^{2+}/CaM 复合物的下游信号转导分子是钙调蛋白依赖性蛋白激酶，属于蛋白丝/苏氨酸激酶

14. 下列对 MAPK 通路叙述错误的是

A. MAPK 至少有 12 种

B. 分属于 ERK 家族

C. 分属于 p38 家族

D. 分属于 JNK 家族

E. 分属于 p53 家族

15. 以下哪种干扰药物最可取

A. 所干扰信号广泛，对信号转导分子选择性低

B. 所干扰信号广泛，对信号转导分子选择性高

C. 所干扰信号广泛，对信号转导分子选择性中等

D. 所干扰信号单一，对信号转导分子选择性低

E. 所干扰信号单一，对信号转导分子选择性高

【X 型题】

1. 可溶型信号分子根据体内化学信号分子作用距离，可以将其分为以下哪几种

A. 内分泌　　　B. 旁分泌

C. 自分泌　　　D. 外分泌

E. 神经递质

2. 细胞受体包含以下哪几类

  A. 细胞内受体

  B. 细胞外受体

  C. 离子通道受体

  D. G - 蛋白偶联受体

  E. 酶偶联受体

3. 属于阴离子通道的是

  A. 甘氨酸受体

  B. 乙酰胆碱受体

  C. 谷氨酸受体

  D. γ - 氨基丁酸受体

  E. 五羟色胺受体

4. 哪些激素可以激活 cAMP - PKA 通路

  A. 胰高血糖素

  B. 肾上腺素

  C. 促肾上腺皮质激素

  D. 去甲肾上腺素

  E. 抗利尿素

5. 常见的蛋白激酶偶联受体介导的信号转导通路有哪些

  A. MAPK 通路

B. JAK - STAT 通路

C. Smad 通路

D. PI3K 通路

E. NF - κB 通路

二、名词解释

1. 细胞通讯

2. 信号转导

3. 受体

4. 配体

5. 第二信使

三、简答题

1. 简述受体和配体相互作用具备的共同特点。

2. 简述信号转导分子的概念及分类。

3. 简述 G - 蛋白偶联受体介导的信号转导通路的基本模式。

4. 简述受体及信号转导分子传递信号的基本方式。

5. 简述三聚体 G - 蛋白介导 G - 蛋白偶联受体传递的信号。

四、论述题

1. 试述蛋白激酶偶联受体介导的信号转导通路的基本模式。

2. 试述细胞信号转导的基本规律。

参考答案

一、选择题

【A 型题】

1. **B**。乙酰胆碱和谷氨酸属于神经分泌分子，表皮生长因子和神经生长因子属于子分泌及旁分泌分子。胰岛素和生长激素属于内分泌分子。

2. **A**。细胞内受体包含类固醇激素、甲状腺激素和维甲酸等，BCDE 均为细胞膜受体。

3. **B**。细胞信号转导的基本方式为信号接收 - 信号转导 - 应答反应。

4. **E**。蛋白酪氨酸激酶属于蛋白激酶类，不属于第二信使。第二信使亦称细胞内小分子信使，包括环腺苷酸（cAMP）、环鸟苷酸（cGMP）、甘油二酯（DAG）、三磷酸肌醇（IP3）、磷脂酰肌醇 $-3,4,5-$ 三磷酸（PIP3）、Ca^{2+} 等。

5. **A**。生长因子属于受体酪氨酸激酶，在结构上为单次跨膜蛋白，而 BCDE 均为非受体型酪氨酸激酶。

6. **C**。蛋白激酶不是 cAMP 和 cGMP 的唯一靶分子，环核苷酸作为别构效应剂还可以作用于细胞内其他非蛋白激酶类分子。

7. **D**。生长因子作为配体，其受体为酶偶联类受体，其他选项的配体，受体均为 G - 蛋白偶联受体。

8. **A**。丝氨酸/苏氨酸羟基对应蛋白丝氨酸/苏氨酸激酶；酪氨酸的酚羟基对应蛋白酪氨酸激酶；咪唑环、胍基、ε - 氨基对应蛋白组/赖/精氨酸激酶；巯基对应蛋白半胱氨酸激酶；酰基对应蛋白天冬氨酸/谷氨酸激酶。

9. **C**。胰岛素受体异常属于信号转导异常导致细胞正常功能缺失，其他选项均属于信号转导异常导致细胞获得异常功能或表型。

10. **D**。SRC 家族负责接受受体传递的信号发生磷酸化而激活，通过催化底物的酪氨酸磷酸化向下游传递信号；ZAP70 家族负责接受 T 淋巴细胞的抗原受体或 B 淋巴细胞的抗原受体的信号；TEC 家族位于 ZAP70 和 Src 家族下游接受 T 淋巴细胞的抗原受体或 B 淋巴细胞的抗原受体的信号；PTK 家族参与转录过程和细胞周期调节。

11. **A**。离子通道受体信号转导的最终作用是导致了细胞膜电位改变，即通过将化学信号转变成为电信号而影响细胞功能的。

12. **E**。蛋白丝/苏氨酸激酶属于蛋白激酶。

13. **D**。胞质中的 Ca^{2+} 浓度升高后，通过结合钙调蛋白传递信号。

14. **E**。MAPK 至少有 12 种，分属于 ERK 家族、p38 家族、JNK 家族。

15. **E**。一种信号转导干扰药物是否可以用于疾病的治疗而又具有较少的副作用，主要取决于两点：①它所干扰的信号转导途径在体内是否广泛存在，如果该途径广泛存在于各种细胞内，其副作用则很难以控制。②药物自身的选择性，对信号转导分子的选择性越高，副作用就越小。

【X 型题】

1. **ABCE**。根据体内化学信号分子作用距离，可以将其分为内分泌、旁分泌/自分泌和神经递质，外分泌不包含在此。

2. **ACDE**。细胞受体包括细胞内受体和细胞膜受体，其中细胞膜受体又包括离子通道受体、G - 蛋白偶联受体和酶偶联受体。

3. **AD**。阳离子通道包括乙酰胆碱、谷氨酸和五羟色胺的受体；阴离子通道包括甘氨酸和 γ - 氨基丁酸的受体。

4. **ABC**。胰高血糖素、肾上腺素、促肾上腺皮质激素等可激活 cAMP - PKA 通路，促甲状腺素释放激素、去甲肾上腺素、抗利尿素与受体结合后激活 IP3/DAG – PKC 通路。

5. ABCDE。MAPK 通路、JAK – STAT 通路、Smad 通路、PI3K 通路、NF – κB 通路均属于蛋白激酶偶联受体介导的信号转导通路。

二、名词解释

1. 细胞通讯：一些细胞发出信号，而另一些细胞则接收信号并将其转变为自身功能变化的过程。

2. 信号转导：细胞针对外源信息所发生的细胞内生物化学变化及效应的全过程。

3. 受体：细胞膜上或细胞内能识别外源化学信号并与之结合的蛋白质分子，个别糖脂也具有受体作用。

4. 配体：能够与受体特异性结合的分子。

5. 第二信使：环腺苷酸（cAMP）、环鸟苷酸（cGMP）、甘油二酯（DAG）、三磷酸肌醇（IP3）、磷脂酰肌醇 – 3,4,5 – 三磷酸（PIP3）、Ca^{2+} 等可以作为外源信息在细胞内的信号转导分子，亦称为细胞内小分子信使。

三、简答题

1. 高度专一性、高度亲和力、可饱和性、可逆性、特定的作用模式。

2. 信号转导分子是指细胞外的信号经过受体转换进入细胞内，通过细胞内一些蛋白质分子和小分子活性物质进行传递，这些能够传递信号的分子称为信号转导分子，它主要分为三大类：小分子第二信使、酶、调节蛋白。

3. 基本模式：即配体和受体结合后，激活 G – 蛋白，进而传递给效应分子，随后效应分子通过第二信使传将将相关信号传递给靶分子，最终引起生物学效应。

4. （1）改变下游信号转导分子的构象。

（2）改变下游信号转导分子的细胞内定位。

（3）信号转导分子复合物的形成或解聚。

（4）改变小分子信使的细胞内浓度或分布。

5. 详见表格：

亚基	特点及作用
α 亚基（Gα）	①具有多个功能位点，包括与受体结合并受其活化调节的部位、β、γ 亚基结合部位，GDP/GTP 结合部位，与下游效应分子相互作用部位等 ②具有 GTP 酶活性
β、γ 亚基（Gβ、Gγ）	与 α 亚基形成复合体并定位于质膜内侧，在哺乳动物中，也可以直接调节某些效应蛋白

四、论述题

1. （1）胞外信号分子与受体结合，导致第一个蛋白激酶被激活。"偶联"有两种形式：有的受体自身具有蛋白激酶活性，激活受体胞内结构域的蛋白激酶活性。有的受体自身没有蛋白激酶活性，受体通过蛋白质–蛋白质相互作用激活偶联的蛋白激酶。

（2）通过蛋白质–蛋白质相互作用或蛋白激酶的磷酸化修饰作用激活下游信号转导分子。

（3）蛋白激酶通过磷酸化修饰激活代谢途径中的关键酶、转录调控因子等，产生生物学效应。

2. （1）信号的传递和终止涉及许多双向反应。

（2）细胞信号在转导过程中被逐级放大。

（3）细胞信号转导通路既有通用性又有专一性。

（4）细胞信号转导复杂且具有多样性：①一种细胞外信号分子可通过不同信号转导通路影响不同的细胞；②受体与信号转导通路有多样性组合；③一种信号转导分子不一定只参与一条通路的信号转导；④一条信号转导通路中的功能分子可影响和调节其他通路；⑤不同信号转导通路可参与调控相同的生物学效应。

（单琳）

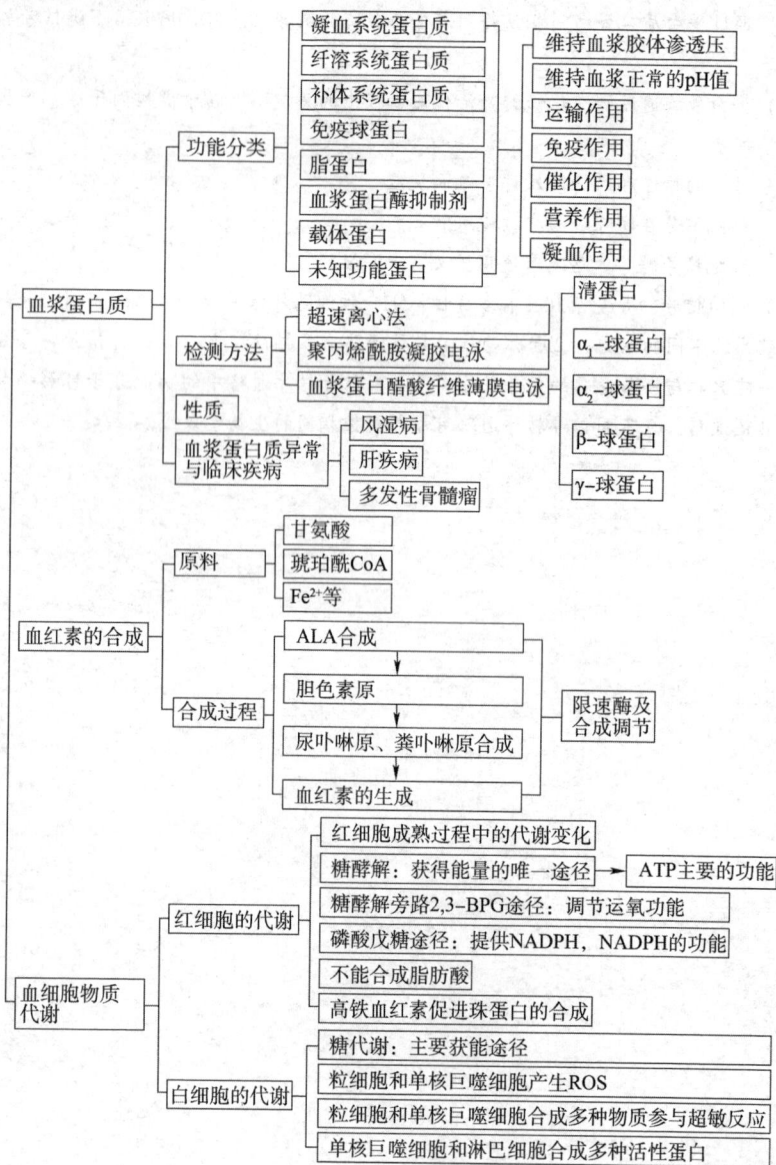

第十八章　血液的生物化学

知识框架

- **血浆蛋白质**
  - **功能分类**
    - 凝血系统蛋白质
    - 纤溶系统蛋白质
    - 补体系统蛋白质
    - 免疫球蛋白
    - 脂蛋白
    - 血浆蛋白酶抑制剂
    - 载体蛋白
    - 未知功能蛋白
      - 维持血浆胶体渗透压
      - 维持血浆正常的pH值
      - 运输作用
      - 免疫作用
      - 催化作用
      - 营养作用
      - 凝血作用
  - **检测方法**
    - 超速离心法
    - 聚丙烯酰胺凝胶电泳
    - 血浆蛋白醋酸纤维薄膜电泳
      - 清蛋白
      - α_1-球蛋白
      - α_2-球蛋白
      - β-球蛋白
      - γ-球蛋白
  - **性质**
  - **血浆蛋白质异常与临床疾病**
    - 风湿病
    - 肝疾病
    - 多发性骨髓瘤

- **血红素的合成**
  - **原料**
    - 甘氨酸
    - 琥珀酰CoA
    - Fe^{2+}等
  - **合成过程**
    - ALA合成
    - 胆色素原
    - 尿卟啉原、粪卟啉原合成
    - 血红素的生成
      - 限速酶及合成调节

- **血细胞物质代谢**
  - **红细胞的代谢**
    - 红细胞成熟过程中的代谢变化
    - 糖酵解：获得能量的唯一途径 → ATP主要的功能
    - 糖酵解旁路2,3-BPG途径：调节运氧功能
    - 磷酸戊糖途径：提供NADPH，NADPH的功能
    - 不能合成脂肪酸
    - 高铁血红素促进珠蛋白的合成
  - **白细胞的代谢**
    - 糖代谢：主要获能途径
    - 粒细胞和单核巨噬细胞产生ROS
    - 粒细胞和单核巨噬细胞合成多种物质参与超敏反应
    - 单核巨噬细胞和淋巴细胞合成多种活性蛋白

核心知识点纵览

一、概述

1. 血液占比　体重的 8%。

2. 血浆、血清的定义

（1）血浆：血液经离心分离出全部血细胞以后的液体。

（2）血清：血液凝固后析出的淡黄色透明液体。

3. 血液的特点

（1）含水量：77% ~ 81%。

（2）比重：1.05 ~ 1.06。

（3）pH：接近 7.40 ± 0.05。

（4）渗透压：37°C 时接近 $7.70 \times 10^2 kPa$。

4. 血液的固体成分

（1）无机物：以电解质为主，阳离子有 Na^+、K^+、Ca^{2+}、Mg^{2+}；阴离子有 Cl^-、HCO_3^-、HPO_4^{2-} 等。

（2）有机物：蛋白质、非蛋白质类含氮化合物、糖类、脂质。

1）非蛋白类含氮化合物：尿素、肌酸、肌酸酐、尿酸、胆红素、氨等。

2）非蛋白质氮（non-protein nitrogen，NPN）：非蛋白质类含氮化合物中的氮总量。

3）尿素氮（blood urea nitrogen，BUN）：约占 NPN 的 1/2。

二、血浆蛋白质

1. 血浆蛋白质的分类与性质　人血浆中蛋白质总浓度为 70 ~ 75g/L，是血浆主要的固体成分，一致的血浆蛋白质有 200 多种：单纯蛋白，结合蛋白（糖蛋白、脂蛋白）；还有几千种抗体。

（1）血浆蛋白质的分类（表 18 – 1）

1）按照功能分为：凝血系统蛋白质，纤溶系统蛋白质，补体系统蛋白质，免疫球蛋白，脂蛋白，血浆蛋白酶抑制剂，载体蛋白，未知功能的血浆蛋白质。

表 18 – 1　血浆蛋白质的种类、生成部位、主要功能和正常含量

血浆蛋白质种类	生成部位	主要功能	正常含量（g/100ml 血浆）
清蛋白	肝	维持血浆渗透压、运输	3.8 ~ 4.8

血浆蛋白质种类	生成部位	主要功能	正常含量 （g/100ml 血浆）
α－球蛋白 （α₁－球蛋白，α₂－球蛋白）	主要在肝	营养运输	1.5～3.0
β－球蛋白	大部分在肝外	运输	
γ－球蛋白	主要在肝外	免疫	
纤维蛋白原	肝	凝血	0.2～0.4

2）分离蛋白质的方法

①电泳法：醋酸纤维薄膜电泳，聚丙烯酰胺凝胶电泳。

醋酸纤维薄膜电泳分离出 5 条区带：清蛋白（albumin，又称白蛋白，血浆中最主要的蛋白质，38～48g/L，占血浆总蛋白比值的 50%）、α₁－球蛋白、α₂－球蛋白、β－球蛋白、γ－球蛋白。

②超速离心法。

（2）血浆蛋白质的性质

1）绝大多数血浆蛋白质在肝合成。

2）血浆蛋白质的合成场所一般位于膜结合的多核糖体上。

3）除清蛋白外，几乎所有的血浆蛋白质均为糖蛋白。

4）许多血浆蛋白质呈现多态性。

5）每种血浆蛋白质均有自己特异的半衰期。

6）血浆蛋白质水平的改变往往与疾病紧密相关。

2. 血浆蛋白质的功能

（1）维持血浆胶体渗透压。

（2）维持血浆正常的 pH 值。

（3）运输作用：①血浆蛋白质分子表面的亲脂性结合位点可与脂溶性物质结合而运输；②视黄醇－视黄醇结合蛋白－前清蛋白复合物可防止视黄醇的氧化及从肾脏丢失；③清蛋白结合脂肪酸、胆红素、磺胺、钙离子等进行运输。

（4）免疫作用：抗体，补体。

（5）催化作用：①血浆功能酶；②外分泌酶；③细胞酶。

（6）营养作用。

（7）凝血、抗凝血和纤溶作用。

（8）血浆蛋白质异常与临床疾病：风湿病、肝疾病、多发性骨髓瘤。

三、血红素的合成

血红蛋白（hemoglobin，Hb）是红细胞中最主要的成分，有珠蛋白和血红素（heme）组成。

血红素是 Hb、肌红蛋白、细胞色素、过氧化物酶的辅基。血红素可在多种细胞内合成。

参与血红蛋白组成的血红素主要在骨髓的幼红细胞和网织红细胞中合成。

1. 血红素的合成过程

（1）δ – 氨基 – γ – 酮戊酸（ALA）的合成（图 18 – 1）

1）反应部位：线粒体。

2）反应式

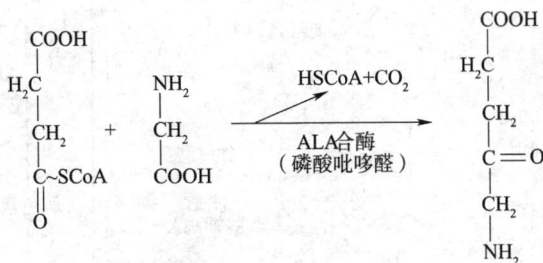

图 18 – 1　ALA 的合成

（2）胆色素原的合成（图 18 – 2）

1）反应部位：ALA 生成后从线粒体进入胞质。

2）反应式

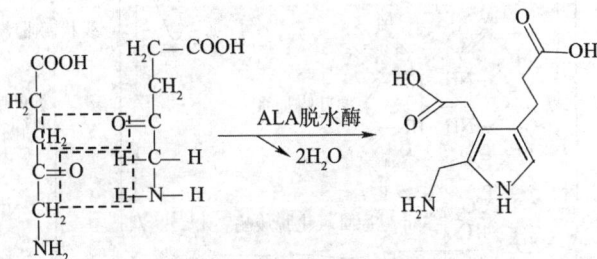

图 18 – 2　胆色素原的合成

（3）尿卟啉原与粪卟啉原的合成（图 18 – 3）

1）反应部位：胞质。

2）反应过程

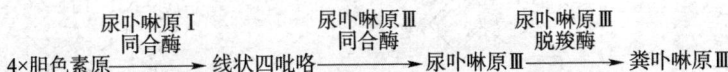

图 18 – 3　尿卟啉原与粪卟啉原的合成

（4）血红素的生成

1）反应部位：线粒体。

2）反应过程

$$\text{粪卟啉原III} \xrightarrow[\text{氧化脱羧酶}]{\text{粪卟啉原III}} \text{原卟啉原IX} \xrightarrow[\text{氧化酶}]{\text{原卟啉原IX}} \text{原卟啉IX} \xrightarrow{\text{亚铁螯合酶}} \text{血红素}$$

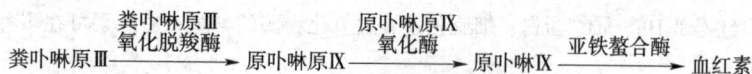

图 18 - 4　血红素的生成

（5）血红素合成总过程：如图 18 - 5 所示。

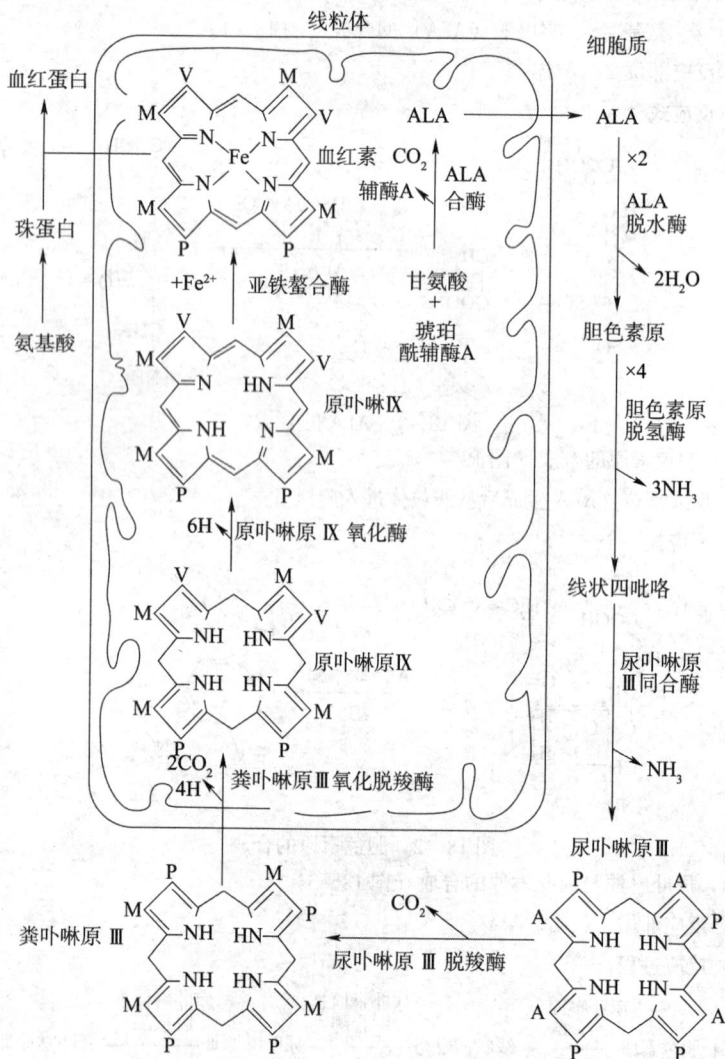

图 18 - 5　血红素的生物合成

（6）血红素合成的特点

1）合成的主要部位是骨髓和肝脏，但成熟红细胞不能合成。

2）合成的原料：琥珀酰 CoA、甘氨酸、Fe^{2+} 等小分子物质。

3）合成过程的起始与最终过程在线粒体，中间过程在胞质。

2. 血红素合成的调节

（1）ALA 合成酶

1）是血红素合成的限速酶。

2）受血红素反馈抑制。

3）高铁血红素强烈抑制。

4）某些固醇类激素可诱导其生成。

（2）ALA 脱水酶与亚铁螯合酶：可被血红素、重金属等抑制。

（3）促红细胞生成素（Erythropoietin，EPO）：与膜受体结合，加速有核红细胞的成熟以及血红素的合成，促使原始红细胞的增殖和分化。

四、血细胞物质代谢

红细胞是血液中最主要的细胞，是在骨髓中由造血干细胞定向分化而成的红系细胞。主要功能是运输氧。

白细胞在机体免疫反应中发挥重要作用。

血小板在凝血过程中发挥重要作用，由骨髓造血组织中的巨核细胞产生的细胞碎片。

1. 红细胞的代谢 在成熟过程中，红细胞发生一系列形态和代谢的改变。见表 18-2。

表 18-2 红细胞成熟过程中的代谢变化

代谢能力	有核红细胞	网织红细胞	成熟红细胞
增殖能力	+	-	-
DNA 合成	+	-	-
RNA 合成	+	-	-
RNA 存在	+	+	-
蛋白质合成	+	+	-
血红素合成	+	+	-
脂类合成	+	+	-
三羧酸循环	+	+	-
氧化磷酸化	+	+	-

代谢能力	有核红细胞	网织红细胞	成熟红细胞
糖酵解	+	+	+
磷酸戊糖途径	+	+	+

注："+"表示有，"-"表示无。

（1）糖酵解是红细胞获得能量的唯一途径

1）糖酵解的基本反应和其他组织相同

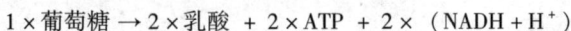

$1 \times$ 葡萄糖 $\rightarrow 2 \times$ 乳酸 $+ 2 \times ATP + 2 \times (NADH + H^+)$

2）糖酵解产生的 ATP 的功能：①维持红细胞膜上钠泵（$Na^+, K^+ - ATP$ 酶）的正常运转；②维持红细胞膜上钙泵（$Ca^{2+} - ATP$ 酶）的正常运转；③维持红细胞膜上脂质与血浆脂蛋白中的脂质进行交换；④少量 ATP 用于谷胱甘肽、NAD^+ 的生物合成；⑤ATP 用于葡萄糖的活化，启动糖酵解过程。

（2）红细胞的糖酵解存在 2,3 - BPG 旁路（图 18 - 6）

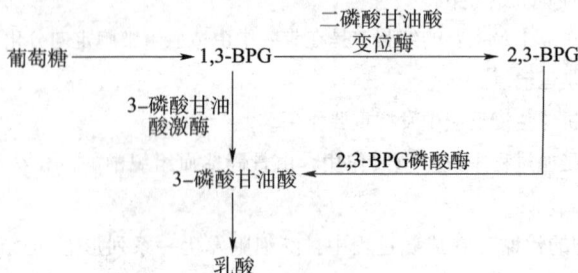

图 18 - 6　葡萄糖 2,3 - BPG 旁路

2,3 - BPG 是调节血红蛋白（Hb）运氧的重要因素，可降低 Hb 与氧的亲和力。

（3）磷酸戊糖途径提供 NADPH 维持红细胞的完整性：NADPH 可对抗中和氧化剂，保护细胞膜蛋白、血红蛋白和酶蛋白的巯基等不被氧化，维持红细胞膜的流动性，从而维持红细胞的正常功能。见图 18 - 7。

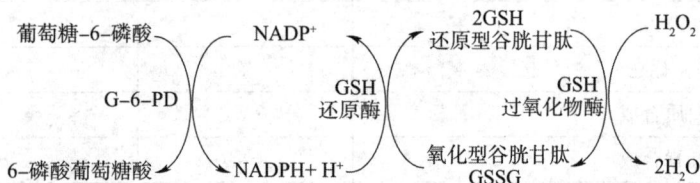

图 18 - 7　NADPH 参与调节谷胱甘肽的氧化与还原

（4）红细胞不能合成脂肪酸：成熟红细胞不能从头合成脂肪酸，通过主动参入和被动交换不断地与血浆进行脂质交换，维持其正常的脂类组成、结构和功能。

（5）高铁血红素促进珠蛋白的合成：蛋白激酶 A（PKA）被 cAMP 激活后，PKA 使无活性的 eIF-2 激酶发生磷酸化而激活。激活后的 eIF-2 激酶催化 eIF-2 磷酸化，使 eIF-2 失活进而抑制珠蛋白的合成。高铁血红素可抑制 cAMP 激活 PKA 的作用，使 eIF-2 保持去磷酸化的活性状态，利于珠蛋白的合成，进而影响血红蛋白的合成。参见图 18-8。

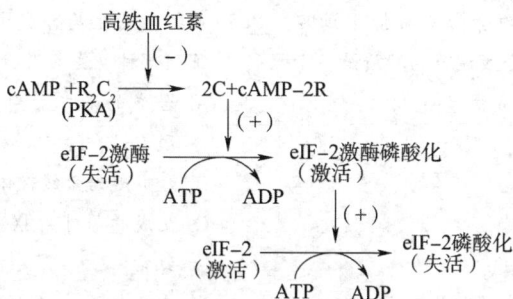

图 18-8　高铁血红素对 eIF-2 的调节

2. 白细胞的代谢　血液中白细胞主要有淋巴细胞、中性粒细胞、单核巨噬细胞。

（1）糖酵解是白细胞主要的获能途径

1）粒细胞：线粒体很少，故糖酵解是主要的糖代谢途径。

2）单核巨噬细胞：虽能进行有氧氧化，但糖酵解仍占很大比重。

3）T 淋巴细胞：葡萄糖代谢特点与细胞功能密切相关。

（2）产生活性氧，发挥杀菌作用

1）磷酸戊糖途径产生大量的 NADPH。

2）经 NADPH 氧化酶递电子体系可使 O_2 接受单电子还原，产生大量的超氧阴离子（O_2^-）。

3）超氧阴离子再进一步转变成 H_2O_2，OH· 等活性氧，起杀菌作用。

（3）粒细胞、单核巨噬细胞能合成多种物质参与超敏反应

1）速发型超敏反应（Ⅰ型超敏反应）。

2）单核巨噬细胞：将花生四烯酸转变成血栓烷和前列腺素。

3）粒细胞和单核巨噬细胞：在脂氧化酶的作用下，将花生四烯酸转变成白三烯。

4）粒细胞：组氨酸代谢生成组胺。

（4）单核巨噬细胞、淋巴细胞合成多种活性蛋白质

1）成熟粒细胞：缺乏内质网，故蛋白质合成量很少。

2）单核/巨噬细胞：蛋白质代谢很活跃，能合成多种酶、补体和各种细胞因子。

3）B 淋巴细胞：分化为浆细胞，产生并分泌多种抗体蛋白，参与体液免疫。

典型题突破

一、选择题

【A 型题】

1. 贫血患者的血红素含量常低于正常，不参与血红素合成调节的物质是
   A. 促红细胞生成素（EPO）
   B. 线状四吡咯
   C. ALA 合酶
   D. 亚铁螯合酶
   E. ALA 脱水酶

2. 由于催化酶存在的位置不同，合成血红素过程中在胞质中进行的反应是
   A. ALA 的生成
   B. 原卟啉原的生成
   C. 尿卟啉原Ⅲ的生成
   D. 原卟啉Ⅸ的生成
   E. 血红素的生成

3. 在成熟红细胞内磷酸戊糖途径生成的 NADPH，其主要功能是
   A. 合成膜上磷脂双分子层
   B. 转化为 ATP 促进催化反应
   C. 提供合成 DNA 的原料
   D. 维持还原型谷胱甘肽的正常水平
   E. 使高铁血红蛋白还原

4. 血浆蛋白的等电点值多在 pH 4 ~ 6 间，在 pH = 8.6 的缓冲液中进行醋酸纤维薄膜电泳时
   A. 各种蛋白质均向负极移动
   B. 球蛋白向负极移动，清蛋白向正极移动
   C. 球蛋白不动，清蛋白向正极移动
   D. 球蛋白向正极移动，清蛋白向负极移动
   E. 绝大多数球蛋白向正极移动

5. 血红素的生物合成由多个步骤完成，下列哪种说法不正确
   A. 合成的基本原料有甘氨酸、琥珀酰 CoA、Fe^{2+}
   B. 合成起始于线粒体，完成于胞浆
   C. 生成的原卟啉Ⅸ与 Fe^{2+} 螯合为血红素
   D. 由 8 分子 ALA 逐步缩合为线状四吡咯并进一步环化为尿卟啉原Ⅲ
   E. 关键酶是 ALA 合酶

6. 红细胞中的血红素合成步骤顺序正确的是
   A. ALA→胆色素原→尿卟啉原Ⅲ→血红素
   B. 胆色素原→尿卟啉原Ⅲ→线状四吡咯→血红素
   C. 胆色素原→ALA→尿卟啉原Ⅲ→血红素
   D. 原卟啉原→胆色素原→尿卟啉原Ⅲ→血红素
   E. 尿卟啉原Ⅲ→胆色素原→ALA→血红素

7. 血液中的有机物有多种，非蛋白质含氮化合物中的非蛋白氮不含有下列哪种
   A. 肌酸酐
   B. 尿酸
   C. N – 乙酰氨基半乳糖
   D. 氨

E. 胆红素

8. 血红素合成受多种酶的调控，其合成的限速酶是

　　A. 血红素合酶

　　B. ALA 合酶

　　C. ALA 脱水酶

　　D. 尿卟啉原 I 同合酶

　　E. 亚铁螯合酶

9. 成熟红细胞对于血液发挥正常的功能非常重要，以下描述正确的是

　　A. 具有分裂增殖的能力

　　B. 存在 DNA、RNA 和核糖体

　　C. 具有催化磷酸戊糖途径的全部酶系

　　D. 可进行葡萄糖的有氧氧化

　　E. 可合成蛋白质及核酸

10. 红细胞的物质代谢途径中有 2,3 - BPG 旁路，产生的 2,3 - BPG 的主要功能是

　　A. 氧化供能

　　B. 促进糖酵解

　　C. 产生 NADH

　　D. 调节 Hb 运氧能力

　　E. 抑制脂质代谢

【X 型题】

1. 关于血液中的血红素，以下说法正确的是

　　A. 是含铁卟啉化合物

　　B. 有四个吡咯环

　　C. 可经 ALA 合酶直接催化生成的

　　D. 可进一步转变成胆红素

　　E. 可在线粒体内结合珠蛋白生成血红蛋白

2. 网织红细胞转变成成熟红细胞后仍可发挥作用的代谢途径有

A. 糖酵解

B. 氧化磷酸化

C. 2,3 - BPG 支路

D. 酮体的利用

E. 磷酸戊糖途径

3. 红细胞生成的 ATP 的主要功能有

　　A. 维持 Na^+,K^+ - ATP 酶的运转

　　B. 维持脂质的交换

　　C. 用于葡萄糖的活化

　　D. 用于 GSH 的合成

　　E. 直接参与 2,3 - DPG 的生成

4. 血浆蛋白质进行醋酸纤维素薄膜电泳，以下正确的是

　　A. 一般可分出 5 条带

　　B. 区带最淡的是 β - 球蛋白

　　C. 泳动速度是清蛋白 > $α_2$ - 球蛋白 > β - 球蛋白 > γ - 球蛋白 > $α_1$ - 球蛋白

　　D. 泳动最快的是清蛋白

　　E. 泳动最快的是 γ - 球蛋白

二、名词解释

1. 非蛋白质氮

2. ALA 合酶

3. 促红细胞生成素

三、简答题

1. 网织红细胞进一步成熟为红细胞，红细胞中的糖代谢有何特点？

2. 血浆的固体成分中含有很多种蛋白质，这些蛋白质的主要功能有哪些？

3. 血红素是血红蛋白、肌红蛋白、细胞色素的辅基。请阐述血红素合成的特点。

四、论述题

1. 红细胞中 ATP 主要来源于何种代谢

途径？2,3 – BPG 是如何调节血红蛋　　　白的携氧功能的？

参考答案

一、选择题

【A 型题】

1. **B**。血红素的生成受到 EPO、ALA 合酶、ALA 脱水酶、亚铁螯合酶的调节，其中 ALA 合酶是限速酶。线状四吡咯不参与调节血红素的生成。

2. **C**。血红素的生物合成起始和终末过程皆位于线粒体中进行，而其他步骤在胞浆进行。在血红素生成过程中，选项中除了尿卟啉原Ⅲ的生成在胞质中进行之外，其他的生成都是在线粒体内。

3. **D**。在成熟红细胞内磷酸戊糖途径生成的 NADPH，其主要功能是维持还原型谷胱甘肽的正常水平以进一步维持红细胞的正常功能如中和氧自由基的损伤、维持细胞膜的流动性等。红细胞中生成的 NAPDH 不用于合成膜上磷脂双分子层、DNA，也不用于转化为 ATP 促进催化反应，不参与高铁血红蛋白还原。

4. **E**。由于血浆蛋白的等电点值多在 pH 4~6 间，在 pH = 8.6 的缓冲液中，这些蛋白质都带负电荷，进行醋酸纤维薄膜电泳时向正极移动，清蛋白泳动速度最快，而 γ - 球蛋白由于分子量较大泳动较慢。因此，除了选项 E 正确之外，其他选项都不正确。

5. **B**。血红素的生物合成起始于线粒体内，在关键酶 ALA 合酶催化下将基本原料甘氨酸、琥珀酰 CoA、Fe^{2+} 催化合成为 ALA，在胞浆内 8 分子 ALA 逐步缩合为线状四吡咯并进一步环化为尿卟啉原Ⅲ，进一步脱羧为粪卟啉原Ⅲ后进入线粒体内，转化为原卟啉原Ⅸ后，进一步生成的原卟啉Ⅸ与 Fe^{2+} 螯合为血红素。

6. **A**。红细胞中的血红素合成步骤顺序正确的是 ALA→胆色素原→尿卟啉原Ⅲ→血红素。其他选项有些步骤顺序错误。

7. **C**。血液中的有机物有：蛋白质、非蛋白质类含氮化合物、糖类、脂质。而非蛋白类含氮化合物有尿素、肌酸、肌酸酐、尿酸、胆红素、氨等。因此，非蛋白质含氮化合物中的非蛋白氮不含有 N - 乙酰氨基半乳糖。

8. **B**。血红素合成受多种酶的调控，包括 ALA 合酶、ALA 脱水酶、尿卟啉原Ⅰ同合酶、亚铁螯合酶、血红素合酶等。但关键限速步骤是由 ALA 合酶催化调控。

9. **C**。成熟红细胞对于血液发挥正常的功能非常重要，但成熟红细胞已经失去细胞核、核糖体等细胞器成分，不存在 DNA、RNA 和核糖体，没有 DNA、RNA、蛋白质合成的能力，因此不具有分裂增殖的能力；只通过糖酵解而不是葡萄糖的有氧氧化提供 ATP，且具有催化磷酸戊糖途径的全部酶系。

10. **D**。红细胞的 2,3 -BPG 旁路产生的 2,3 -BPG 具有高负电荷，其负电基团与 β –

亚基带正电基团形成盐键，可以诱导血红蛋白更稳定于 T 构象，降低血红蛋白于氧气的亲和力，在血液流经氧分压较低的组织时，红细胞中的 2,3 - BPG 调节血红蛋白的运氧能力、促进氧气的释放。

【X 型题】

1. **ABD**。血红素是含有四个吡咯环的铁卟啉化合物，其合成需要经过 ALA 合成、胆色素原、尿卟啉原、粪卟啉原、原卟啉 Ⅸ 等多个步骤最终合成血红素，不是经 ALA 合酶直接催化生成的。在线粒体外而不是线粒体内，血红素和珠蛋白结合生成血红蛋白。血红素可经代谢进一步转变成胆红素。

2. **ACE**。网织红细胞转变成成熟红细胞后仍可发挥作用的代谢途径有糖酵解，以提供 ATP 维持红细胞的功能；2,3 - BPG 支路产生 2,3 - BPG 以调节血红蛋白运氧功能；磷酸戊糖途径产生 NADPH，以维持红细胞的完整性。

3. **ABCDE**。红细胞内生成的 ATP 的主要功能有维持 Na^+,K^+ - ATP 酶的运转、红细胞膜脂质与血浆脂蛋白的交换，并可用于葡萄糖的活化、参与 2,3 - DPG 的生成，少量 ATP 可用于谷胱甘肽、NAD^+/$NADP^+$ 的合成。

4. **AD**。血浆蛋白质进行醋酸纤维素薄膜电泳时其中根据泳动速度快慢一般可见 5 条带，清蛋白 > α_1 - 球蛋白 > α_2 - 球蛋白 > β - 球蛋白 > γ - 球蛋白。由于 α_1 - 球蛋白占比最小所以其电泳区带最淡，而不是 β - 球蛋白；泳动最慢的是 γ - 球蛋白。

二、名词解释

1. 非蛋白质氮：血液中的固体有机物中含有非蛋白类含氮化合物，包括尿素、肌酸、肌酸酐、尿酸、胆红素、氨等；非蛋白类含氮化合物中的氮总量称为非蛋白质氮。

2. ALA 合酶：在红细胞线粒体内催化甘氨酸、琥珀酰 CoA、Fe^{2+} 合成为 δ - 氨基 - γ - 酮戊酸（ALA）的酶，是血红素合成的限速酶。

3. 促红细胞生成素：主要在肾脏合成可促进红细胞生成的调节剂。缺氧时释放入血，运至骨髓，促进红细胞生成。

三、简答题

1. 成熟红细胞不能进行有氧氧化，糖酵解是其获得能量的唯一途径。糖酵解途径存在有 2,3 - 二磷酸甘油酸支路，此支路占糖酵解的 15% ~50%，其主要功能在于调节血红蛋白的运氧功能。

2. 血浆的固体成分中含有很多种蛋白质，这些蛋白质的主要功能有：①维持血浆胶体渗透压；②维持血浆正常的 pH 值；③运输作用；④免疫作用；⑤催化作用；⑥营养作用；⑦凝血、抗凝血和纤溶作用。

3. 血红素合成的特点：①体内大多数组织均具有合成血红素的能力，但合成的主要部位是骨髓与肝，成熟红细胞不含线粒体，故不能合成血红素。②血红素合成的原料是琥珀酰辅酶 A、甘氨酸及亚铁离子等简单小分子物质。其中间产物的转变主要是吡咯环侧链的脱羧和脱氢反应。各种卟啉原化合物的吡咯环之间无共轭结构，均无色，性质不稳定，易被氧化，对光尤为敏感。③血红素合成的起始和最终过程均在线粒体中进行，而其他中间步骤则在胞质中进行。

四、论述题

1. 红细胞中生成的 ATP 主要来源于糖酵解代谢途径。2,3 – BPG 代谢通路作为糖酵解的旁路，产生的 2,3 – BPG 是一个电负性很高的分子，可与血红蛋白亚基结合，其携带的负电基团与血红蛋白亚基带正电基团形成盐键，从而使血红蛋白分子的 T 构象更趋稳定，进而降低血红蛋白与氧的亲和力。当血流经过 PO_2 较高的肺部时，2,3 – BPG 的影响不大；而当血流经过血氧分压较低的组织时，红细胞中 2,3 – BPG 的存在则显著增加 O_2 释放，以供组织代谢需要。在相同氧分压条件下，2,3 – BPG 浓度增大，血红蛋白释放的 O_2 增多。通过改变红细胞内 2,3 – BPG 的浓度来调节对组织的供氧。

（秦琼）

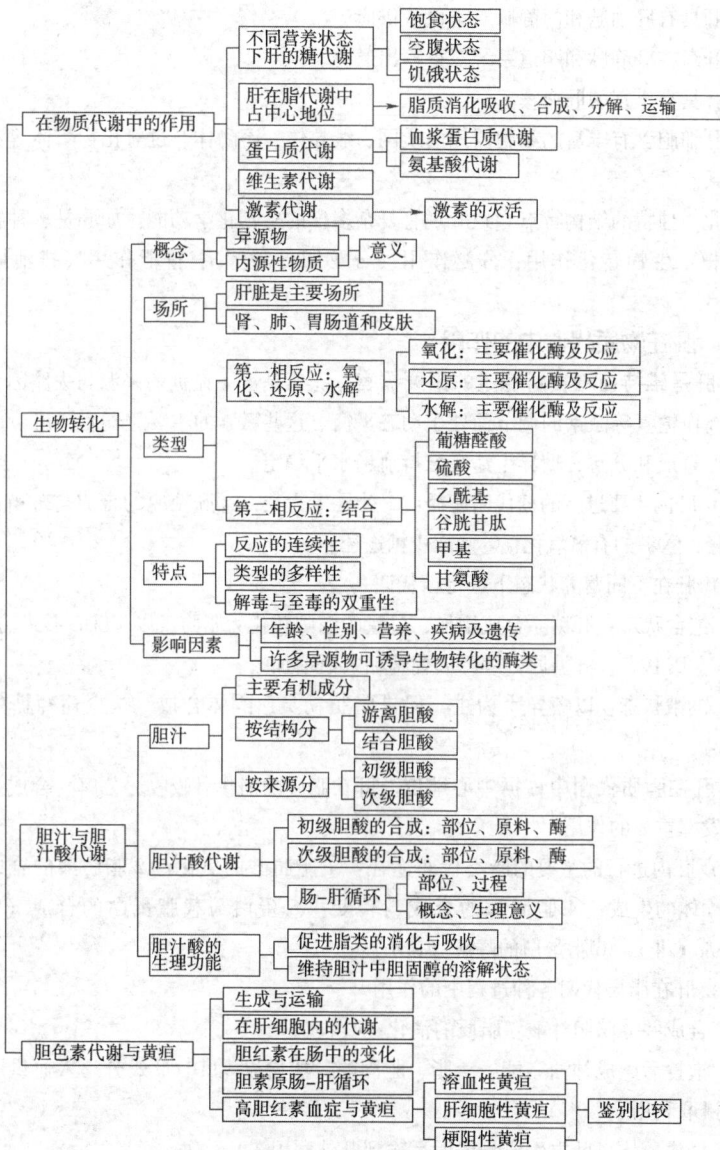

第十九章　肝的生物化学

```
在物质代谢中的作用
├─ 不同营养状态下肝的糖代谢
│   ├─ 饱食状态
│   ├─ 空腹状态
│   └─ 饥饿状态
├─ 肝在脂代谢中占中心地位 ── 脂质消化吸收、合成、分解、运输
├─ 蛋白质代谢
│   ├─ 血浆蛋白质代谢
│   └─ 氨基酸代谢
├─ 维生素代谢
└─ 激素代谢 ── 激素的灭活

生物转化
├─ 概念
│   ├─ 异源物
│   └─ 内源性物质 ── 意义
├─ 场所
│   ├─ 肝脏是主要场所
│   └─ 肾、肺、胃肠道和皮肤
├─ 类型
│   ├─ 第一相反应：氧化、还原、水解
│   │   ├─ 氧化：主要催化酶及反应
│   │   ├─ 还原：主要催化酶及反应
│   │   └─ 水解：主要催化酶及反应
│   └─ 第二相反应：结合
│       ├─ 葡糖醛酸
│       ├─ 硫酸
│       ├─ 乙酰基
│       ├─ 谷胱甘肽
│       ├─ 甲基
│       └─ 甘氨酸
├─ 特点
│   ├─ 反应的连续性
│   ├─ 类型的多样性
│   └─ 解毒与至毒的双重性
└─ 影响因素
    ├─ 年龄、性别、营养、疾病及遗传
    └─ 许多异源物可诱导生物转化的酶类

胆汁与胆汁酸代谢
├─ 胆汁
│   ├─ 主要有机成分
│   ├─ 按结构分
│   │   ├─ 游离胆酸
│   │   └─ 结合胆酸
│   └─ 按来源分
│       ├─ 初级胆酸
│       └─ 次级胆酸
├─ 胆汁酸代谢
│   ├─ 初级胆酸的合成：部位、原料、酶
│   ├─ 次级胆酸的合成：部位、原料、酶
│   └─ 肠–肝循环
│       ├─ 部位、过程
│       └─ 概念、生理意义
└─ 胆汁酸的生理功能
    ├─ 促进脂类的消化与吸收
    └─ 维持胆汁中胆固醇的溶解状态

胆色素代谢与黄疸
├─ 生成与运输
├─ 在肝细胞内的代谢
├─ 胆红素在肠中的变化
├─ 胆素原肠–肝循环
└─ 高胆红素血症与黄疸
    ├─ 溶血性黄疸
    ├─ 肝细胞性黄疸 ── 鉴别比较
    └─ 梗阻性黄疸
```

核心知识点纵览

肝是人体最大的实质性器官，也是人体最大的腺体，重约 1500 克。其结构特点有：

①肝具有肝动脉和门静脉双重血液供应。

②肝存在肝静脉和胆道系统双重输出通道。

③肝具有丰富的肝血窦。

④肝细胞含有丰富的细胞器如内质网、线粒体、溶酶体、过氧化物酶体等和丰富的酶体系。

因此，独特的结构特点导致肝具有复杂多样的生物化学功能：如肝是多种物质代谢的中枢；生物转化作用；分泌作用（分泌胆汁酸等）；排泄作用（排泄胆红素等）等。

一、肝在物质代谢中的作用

1. 肝是维持血糖相对稳定的重要器官 正常情况下血糖的来源与去路因为胰岛素、胰高血糖素等激素的调节而处于动态平衡。这些激素的主要靶器官是肝。肝主要通过糖原合成和分解、糖异生途径维持血糖水平稳定。

（1）肝内主要进行的糖代谢途径：①糖异生途径；②肝糖原的合成与分解；③糖酵解途径；④糖的有氧氧化；⑤磷酸戊糖途径。

（2）肝在不同营养状态下进行糖代谢

1）饱食状态：肝糖原合成增加，过量的糖则转化为脂肪，以 VLDL 形式输出。

2）空腹状态：肝糖原分解释放葡萄糖入血增加。

3）饥饿状态：以糖异生为主，促进脂肪动员、酮体合成，减少葡萄糖的利用分解。

2. 肝在脂质代谢中占据中心地位 肝在脂质的消化、吸收、分解、合成及运输等过程发挥重要的作用。

（1）肝内进行的主要的脂类代谢途径：①脂肪酸的氧化；②脂肪酸的合成及酯化；③酮体的生成；④胆固醇的合成与转变；⑤蛋白与载脂蛋白的合成（VLDL、HDL、apo CⅡ）；⑥脂蛋白的降解（LDL）。

（2）肝在脂质代谢各种过程中的作用

1）合成并分泌胆汁酸：脂质的消化、吸收。

2）饱食后生成甘油三酯、磷脂、胆固醇，然后以 VLDL 形式分泌入血供肝外组织器官摄取利用。

3）合成酮体：肝内生成酮体后运输到肝外利用。

4）合成胆固醇的主要器官，约占全身总合成量的 3/4 以上。

5）脂肪酸经 β - 氧化分解，释放能量。

6）肝是降解 LDL 的主要器官。

7）肝通过把胆固醇合成胆汁酸，是降解胆固醇的最重要途径。

8）肝可协调脂肪酸氧化供能与酯化合成甘油三酯。

9）将一些氨基酸经乙酰 CoA 转变成脂肪酸，合成甘油三酯。

10）经消化道来源的脂肪酸经 β - 氧化释放能量、部分合成甘油三酯。

11）合成与分泌 VLDL、HDL、apo C Ⅱ、LCAT。

3. 肝的蛋白质合成及分解代谢非常活跃

（1）在血浆蛋白质代谢中的作用

1）除 γ - 球蛋白外，几乎所有血浆蛋白质均来源于肝。

2）肝是清除血浆蛋白质（清蛋白除外）的重要器官。

（2）在氨基酸代谢中的作用

1）肝是所有氨基酸（除支链氨基酸之外）分解（脱氨基、脱羧基、脱硫、转甲基等）和转变的重要器官。

2）清除血氨、胺类，合成尿素。

4. 肝参与多种维生素和辅酶的代谢

（1）脂溶性维生素的吸收、储存。

（2）通过视黄醇结合蛋白、维生素 D 结合蛋白的合成运输脂溶性维生素。

（3）参与维生素的转化，如 VitD$_3$→25（OH）VitD$_3$、B 族维生素→辅酶或辅基的组成成分。

5. 肝参与多种激素的灭活 激素主要在肝中转化、降解或失去活性的过程称为激素的灭活。肝病患者中雌激素的灭活、肝掌蜘蛛痣。

二、肝的生物转化作用

1. 肝的生物转化作用是机体重要的保护机制

（1）生物转化的概念：机体对异源物及某些内源性的代谢产物或生物活性物质进行代谢转变，增加其水溶性和极性，易于从尿或胆汁排出体外的过程称为生物转化（biotransformation）。

（2）转化的物质

1）异源物：药物、毒物、食品添加剂、环境污染物、肠道中细菌作用的产物等。

2）内源性物质：体内某些生物活性物质（如激素、神经递质）及有毒的代谢产物（如胺类、胆红素等）。

（3）转化的场所

1）肝是生物转化的主要器官。

2）肾、肺、胃肠道和皮肤也有一定生物转化功能。

（4）生物转化的生理意义：将待转化的物质进行灭活（inactivation）或解毒（detoxification），使这些物质的水溶性和极性增加，易于从尿或胆汁排出体外。

肝的生物转化作用≠解毒作用。

2. 肝的生物转化作用包括两相反应

（1）第一相反应：有些物质经过第一相反应，使某些基团转化或分解，理化性质改变，即可顺利排出体外。

1）氧化反应是最多见的生物转化第一相反应

①单加氧酶系是氧化异源物最重要的酶：能直接激活氧分子，使其中一个氧原子直接加入底物分子中形成羟化物或环氧化物，另一个氧原子则被 NADPH 还原为水，故又称为羟化酶或混合功能氧化酶。

存在部位：微粒体（滑面内质网）。

组成：细胞色素 P450（cytochrome P450），NADPH + H$^+$，NADPH – 细胞色素 P450 还原酶（以 FAD 为辅基的黄酶）。

催化的基本反应：RH + O$_2$ + NADPH + H$^+$→ROH + NADP$^+$ + H$_2$O。

生成产物：羟化物或环氧化物。

如苯胺发生羟基化生成对氨基苯酚。

有些致癌物经过氧化后丧失其活性，而有些本来无活性的物质如黄曲霉素 B1，经单加氧酶系作用生成黄曲霉素 2,3 – 环氧化物，可与 DNA 中的鸟嘌呤结合导致 DNA 突变，可诱导肝癌的发生发展。

②单胺氧化酶类（monoamine oxidase，MAO）氧化脂肪族和芳香族胺类

存在部位：线粒体。

催化的反应：RCH$_2$NH$_2$ + O$_2$ + H$_2$O→RCHO + NH$_3$ + H$_2$O$_2$。

催化胺类物质氧化脱氨基生成相应的醛类，醛类进一步在醛脱氢酶催化下氧化成酸而丧失生物活性。

③醇脱氢酶与醛脱氢酶将乙醇最终氧化成乙酸

存在部位：胞质。

催化的反应：醇脱氢酶（alcohol dehydrogenase，ADH）催化醇类氧化成醛；醛脱氢酶（aldehyde dehydrogenase，ALDH）催化醛类生成酸。

肝微粒体乙醇氧化系统（microsomal ethanol oxidizing system，MEOS）是乙醇 – P450 单加氧酶，可催化底物生成乙醛；其仅在血中乙醇浓度很高时才被诱导而发挥作用；乙醇诱导 MEOS 可增加对氧和 NADPH 的消耗，催化脂质过氧化产生羟乙基自由基，后者可进一步促进脂质过氧化，引发肝损伤。

2）硝基还原酶和偶氮还原酶是第一相反应的主要还原酶：硝基化合物多见于食

品防腐剂、工业试剂等。偶氮化合物多见于食品色素、纺织品、印刷工业品、化妆品等，有些存在一定的致癌风险。

在肝微粒体硝基还原酶和偶氮还原酶催化下，以 NADH/NADPH 为供氢体，还原生成胺类，使其失去致癌作用。

3）酯酶、酰胺酶和糖苷酶是生物转化的主要水解酶

肝细胞微粒体、细胞质中含有多种水解酶类：如酯酶、酰胺酶、糖苷酶，可分别催化脂质、酰胺类、糖苷类化合物中酯键、酰胺键、糖苷键水解，以减低/消除其生物活性。这些水解产物通常经过转化反应进一步排出体外。

（2）结合反应是生物转化的第二相反应：有些物质即使经过第一相反应后，极性改变不大，必须与某些极性更强的物质结合，即第二相反应，才能最终排出。

1）结合对象：凡含有羟基、羧基或氨基的药物、毒物或激素等均可发生结合反应。

2）结合物：葡糖醛酸、硫酸、乙酰基、谷胱甘肽、甲基、甘氨酸等物质或基团。

3）结合反应的类型

①葡萄糖醛酸结合是最重要和最普遍的结合反应（图 19 - 1）

葡糖醛酸基的直接供体：尿苷二磷酸葡糖醛酸（UDPGA）。

催化酶：葡糖醛酸基转移酶（UDP - glucuronyl transferase，UGT）。

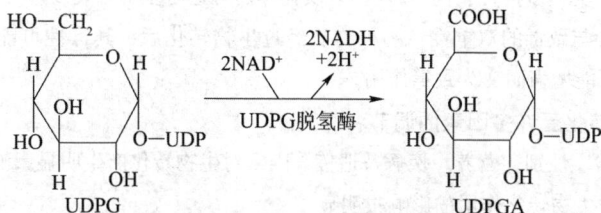

图 19 - 1　尿苷二磷酸葡糖醛酸的生成

②硫酸结合也是常见的结合反应

硫酸供体：3′ - 磷酸腺苷 - 5′ - 磷酰硫酸（3′ - phospho - adenosine - 5′ - phospho - sulfate，PAPS）。

催化酶：硫酸转移酶（sulfate transferase）。

如雌酮与 PAPS 结合生成雌酮硫酸酯。

③乙酰化是某些含胺类异源物的重要转化反应

主要转化对象：芳香胺类。

催化酶：乙酰基转移酶（acetyltransferase）。

如磺胺类药物被吸收后一部分在肝脏代谢，可与乙酰辅酶 A 结合生成 N - 乙酰磺胺后溶解度降低，易于在肾小管析出结晶。异烟肼在肝中发生乙酰化生成乙酰化异烟

肼而失活。

④谷胱甘肽结合是细胞应对亲电子性异源物的重要防御反应

结合对象：卤代化合物、环氧化物等异源物。

催化酶：谷胱甘肽 S – 转移酶（glutathione S – transferase，GST）。

如黄曲霉素的代谢产物黄曲霉素 B1～8，9 – 还氧化物具有致癌性，经与谷胱甘肽结合可减低其毒性、增加水溶性易于排出体外。

⑤甲基化反应是代谢内源化合物的重要反应

甲基供体：S – 腺苷甲硫氨酸（S – adenosyl methionine，SAM）。

如儿茶酚经甲基化生成的 O – 甲基儿茶酚是具有活性的儿茶酚化合物。

⑥甘氨酸主要参与含羧基异源物的生物转化

结合对象：含羧基化合物。

如苯甲酸先在酰基 CoA 连接酶催化下生成苯甲酰 CoA，再进一步与甘氨酸、牛磺酸结合生成相应的结合产物如马尿酸等。

3. 生物转化作用的特点

（1）转化反应的连续性：一种物质在肝内转化可同时/先后发生多种反应进而产生多种产物。

（2）反应类型多样性：同一种/类物质在体内可进行多种不良反应。

（3）解毒与致毒的双重性：一种物质经过生物转化后，其毒性可能减弱获得解毒作用，也可能增强而变为致毒作用。

4. 生物转化受许多因素的调节和影响

（1）年龄、性别、营养、疾病及遗传等因素对生物转化产生明显影响

①年龄对生物转化作用的影响很明显。

②某些生物转化反应存在明显的性别差异。

③营养状况对生物转化作用亦产生影响。

④疾病尤其严重肝病可明显影响生物转化作用。

⑤遗传因素亦可显著影响生物转化酶的活性。

（2）许多异源物可诱导生物转化作用的酶类：许多异源物可以诱导合成一些生物转化酶类，在加速其自身代谢转化的同时，亦可影响对其他异源物的生物转化。这一现象可用于指导临床用药。

三、胆汁与胆汁酸的代谢

1. 胆汁 可分为肝胆汁和胆囊胆汁；肝细胞分泌肝胆汁，经过胆道系统排入胆囊，经过胆囊浓缩作用称为胆囊胆汁。

胆汁的主要有效成分：胆汁酸盐、胆固醇、胆色素、多种酶类。

2. 分类

（1）根据结构分类：可分为游离型、结合型。

1）游离型胆汁酸：如胆酸、鹅脱氧胆酸。

2）结合型胆汁酸：如牛磺胆酸、甘氨胆酸。

（2）根据来源分类：可分为初级胆汁酸、次级胆汁酸。

1）初级胆汁酸（primary bile acid）：在肝细胞以胆固醇为原料直接合成的胆汁酸，包括胆酸、鹅脱氧胆酸及其与甘氨酸或牛磺酸的结合产物。胆固醇在体内代谢的主要去路是转化成胆汁酸。

部位：肝细胞的胞质和微粒体中。

原料：胆固醇。

关键酶：胆固醇 7α - 羟化酶。

2）次级胆汁酸（secondary bile acid）：在肠道细菌作用下，第 7 位 α - 羟基脱氧生成的胆汁酸称为次级胆汁酸，主要包括脱氧胆酸和石胆酸及其在肝中分别与甘氨酸或牛磺酸的结合产物。

部位：小肠下段和大肠。

过程：初级胆汁酸在肠菌的作用下经过水解、脱羟基后转变为次级胆汁酸。

3. 胆汁酸的主要生理功能

（1）主要功能是促进脂质的消化与吸收：胆汁酸的立体构型——亲水与疏水两个侧面，赋予胆汁酸很强的界面活性，成为较强的乳化剂。

（2）维持胆汁中胆固醇的溶解状态以抑制胆固醇析出

1）胆汁中胆汁酸、卵磷脂与胆固醇的正常比值≥10:1。

2）胆结石形成的原因：肝合成胆汁酸/卵磷脂的能力下降、消化道胆汁酸丢失、胆汁酸肠 - 肝循环异常，胆汁中胆固醇含量过多等。

3）胆结石的种类：胆固醇结石、黑色素结石、棕色素结石。

4. 胆汁酸的代谢及胆汁酸的肠 - 肝循环

（1）胆汁酸的代谢

1）初级胆汁酸在肝内以胆固醇为原料生成。

2）次级胆汁酸在肠道由肠菌作用生成。

3）胆汁酸的肠 - 肝循环使有限的胆汁酸库存循环利用。

（2）胆汁酸的肠 - 肝循环

1）概念：胆汁酸随胆汁排入肠腔后，约95%可经门静脉重吸收入肝，在肝内转变为结合胆汁酸，经胆道再次排入肠腔的过程，称胆汁酸的肠 - 肝循环（enterohepatic circulation of bile acid）。

2）意义：在于使有限的胆汁酸库（bile acid pool）（3 ~ 5g）循环利用，以满足机体对胆汁酸的生理需求。

未被肠道吸收的小部分胆汁酸在肠菌的作用下，衍生成多种胆烷酸由粪便排出。

四、胆色素的代谢与黄疸

1. 胆色素（bile pigment） 是铁卟啉类化合物的主要分解代谢产物。包括胆红素、胆绿素、胆素原和胆素等；胆红素处于胆色素代谢反应的中心。

（1）胆红素（bilirubin）主要源于衰老红细胞破坏后血红素的降解。

（2）血红素加氧酶和胆绿素还原酶催化胆红素的生成。

1）部位：肝、脾、骨髓等单核 - 巨噬细胞微粒体与胞质中。

2）催化酶：血红素加氧酶（heme oxygenase）。

3）过程：血红蛋白降解产生珠蛋白、血红素。珠蛋白进一步代谢为氨基酸，而血红素经血红素加氧酶系催化变为胆绿素后进一步转化为胆红素。

胆红素具有亲脂疏水的特点，对脑具有毒性作用。

（3）胆红素的结构特点：胆红素分子中虽然含有羧基、羟基和亚氨基等极性基团，但由于胆红素分子形成脊瓦状的刚性折叠，使极性基团包埋于分子内部，而疏水基团则暴露在分子表面，因此胆红素具有疏水亲脂性质，极易透过生物膜。

（4）胆红素及 CO 的生理意义

1）血红素加氧酶氧化血红素时产生的 CO 是机体内源性 CO 的主要来源，其对血红蛋白具有高亲和力，降低血红蛋白携氧能力，是煤气中毒的主要分子机制。

2）胆红素是人体内强有力的内源性抗氧化剂；是血清中抗氧化活性的主要成分。

2. 血液中的胆红素主要与清蛋白结合而运输

（1）运输形式：胆红素 - 清蛋白复合体。

（2）意义：增加了胆红素的水溶性，提高了血浆对胆红素的运输能力；限制了它自由通透各种细胞膜，避免了它对组织细胞造成的毒性，起到暂时性的解毒作用。

（3）竞争结合剂：如磺胺药、水杨酸、胆汁酸等。

3. 胆红素在肝细胞内质网结合转化为结合胆红素并分泌进入胆小管。

（1）游离胆红素可渗透肝细胞膜而被摄取

1）摄取：胆红素可以自由双向通透肝血窦肝细胞膜表面进入肝细胞，其速度取决于清蛋白 - 胆红素的释放速度和肝细胞对胆红素的处理能力。

2）转运：在胞浆与配体蛋白（Y 蛋白或 Z 蛋白，以 Y 蛋白为主）结合。

（2）胆红素在内质网结合葡萄糖醛酸生成水溶性结合胆红素（表 19 - 1）

1）结合胆红素（conjugated bilirubin，又称肝胆红素）的生成：在滑面内质网 UDP - 葡萄糖醛酸基转移酶的催化下，由 UDPGA 提供葡萄糖醛酸基，胆红素分子的丙酸基于葡糖醛酸以酯键结合，生成葡糖醛酸胆红素；主要为胆红素葡糖醛酸二酯、少量胆红素葡糖醛酸一酯，被分泌进入胆汁。

直接胆红素（direct bilirubin）：因不含氢键，分子中间的亚甲桥不再深埋于分子内部，可以迅速直接与重氮试剂发生反应。

表 19 – 1　两种胆红素理化性质的比较

理化性质	未结合胆红素	结合胆红素
同义名称	间接胆红素、游离胆红素、血胆红素、肝前胆红素	直接胆红素、肝胆红素
与葡糖醛酸结合	未结合	结合
水溶性	小	大
脂溶性	大	小
透过细胞膜的能力及毒性	大	小
能否透过肾小球随尿排出	不能	能
与重氮试剂反应	间接阳性	直接阳性

2）少量胆红素与硫酸结合生成硫酸酯。

（3）肝细胞向胆小管分泌结合胆红素

1）结合胆红素从肝细胞分泌至胆小管，再随胆汁排入肠道。

2）多耐药相关蛋白 2 是肝细胞向胆小管分泌结合胆红素的转运蛋白。

3）肝细胞向胆小管分泌结合胆红素是一个逆浓度梯度的主动转运过程。

4）肝分泌胆红素入胆小管是肝脏代谢胆红素的限速步骤。

4. 胆红素在肠道内转化为胆素原和胆素

（1）胆素原是结合胆红素经肠菌作用的产物

1）胆素原和胆素（图 19 – 2）

胆素原：包括 d – 尿胆素原、中胆素原、粪胆素原。葡糖醛酸胆红素随胆汁进入肠道后，在回肠下段和结肠的肠菌作用下脱去葡糖醛酸基，被还原为 d – 尿胆素原、中胆素原。中胆素原进一步还原生成粪胆素原。

胆素：大部分胆素原（无色）在肠道下端接触空气后分别被氧化为相应的 d – 尿胆素、i – 尿胆素、粪胆素。这三者称为胆素（黄褐色）。

2）过程

$$结合胆红素（溶于水） \xrightarrow[\text{葡萄糖醛酸（不溶于水）}]{\text{肠道菌群}} 游离胆红素 \xrightarrow{\text{还原反应}} 胆素原 \xrightarrow{\text{氧化反应}} 胆素$$

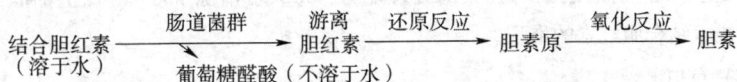

图 19 – 2　胆素原是结合胆红素经肠菌作用的产物

（2）少量胆素原可被肠黏膜重吸收，进入胆素原的肠 – 肝循环

1）概念：肠道中有少量的胆素原可被肠黏膜细胞重吸收，经门静脉入肝，其中

大部分重吸收的胆素原再随胆汁排入肠道,形成胆素原的肠 – 肝循环 (bilino-genenterohepatic circulation)。

2) 过程 (图 19 – 3)

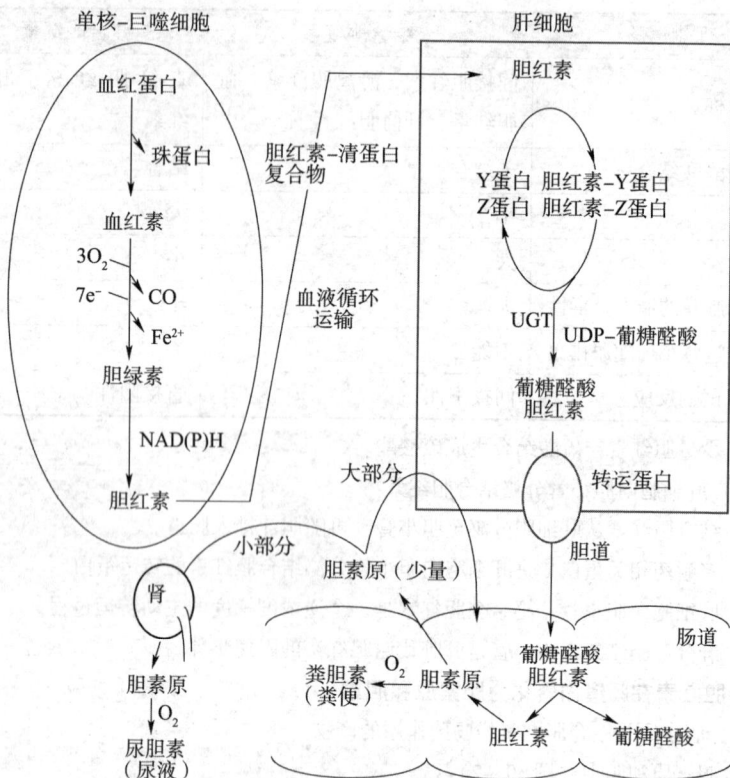

图 19 – 3 胆红素的生成和胆素原的肠 – 肝循环

5. 高胆红素血症 (hyperbilirubinemia) 及黄疸 (jaundice)

(1) 正常人血清胆红素含量甚微

1) 正常人血清胆红素含量为 $3.4 \sim 17.1\ \mu mol/L$ ($0.2 \sim 1mg/dl$),以未结合胆红素为主。

2) 正常人肝对胆红素有强大的处理能力,每天可清除 3000mg 以上的胆红素,不会造成未结合胆红素的堆积。

(2) 黄疸

1) 概念:血浆胆红素浓度超过 $34.2\ \mu mol/L$ ($2mg/dl$) 时,肉眼可见皮肤、黏膜及巩膜等组织黄染的现象。若血浆胆红素升高不明显,在 $17.1 \sim 34.2\mu mol/L$ ($1 \sim 2mg/dl$) 之间,肉眼观察不到黄染现象,则称为隐性黄疸。

2）分型

①溶血性黄疸：是由于红细胞在单核－巨噬细胞系统破坏过多，超过肝细胞的摄取、结合转化和排泄能力，造成血清游离胆红素浓度过高所致。

②肝细胞性黄疸：由于肝细胞损伤，其摄取、结合转化和排泄胆红素能力降低所致。

③阻塞性黄疸：各种原因引起的胆汁排泄通道受阻，使胆小管和毛细血管内压力增大破裂，致使结合胆红素逆流入血，造成血清胆红素升高所致。

表 19－2　三种类型黄疸的实验室检查变化

指标	正常	溶血性黄疸	肝细胞性黄疸	阻塞性黄疸
血清胆红素浓度	<10mg/L	>10mg/L	>10mg/L	>10mg/L
结合胆红素	极少		↑	↑↑
未结合胆红素	0~0.8mg/L	↑↑	↑	
尿胆红素	-	-	++	++
尿胆素原	少量	↑	不一定	↓
尿胆素	少量	↑	不一定	↓
粪胆素原	40~280mg/24h	↑	↓或正常	↓或-
粪便颜色	正常	深	变浅或正常	完全阻塞时白陶土色

典型题突破

一、选择题

【A 型题】

1. 关于胆汁酸代谢的描述中错误的是
   A. 肠道内细菌将初级胆汁酸转变为次级胆汁酸
   B. 胆汁酸可进行肠－肝循环
   C. 次级胆汁酸全部从粪便中排出体外
   D. 胆汁酸的生成是在肝脏中进行
   E. 胆汁酸按照来源可分为初级和次级胆汁酸，可以影响脂质消化能力

2. 胆红素是肝功能的重要指标，也是临床上判定黄疸的重要依据。其主要源于
   A. 细胞色素分解
   B. 肌红蛋白分解
   C. 过氧化物酶分解
   D. 过氧化氢酶分解
   E. 血红蛋白分解

3. 胆结石中，胆固醇结石的形成常与下列哪些物质有关
   A. 粘蛋白　　　B. 胆红素
   C. 糖脂　　　　D. 胆汁酸盐
   E. 牛磺

4. 游离胆红素、结合胆红素升高都可以导致黄疸，结合胆红素是指
   A. 胆红素－清蛋白
   B. 胆红素－Y 蛋白

C. 胆红素 – 珠蛋白

D. 胆红素 – Z 蛋白

E. 胆红素 – 葡萄糖醛酸

5. 下列关于生物转化作用的叙述中，有错误的是

    A. 生物转化作用主要在肝脏进行

    B. 生物转化后产物毒性必定下降

    C. 肺与肠也有一定生物转化能力

    D. 生物转化后产物极性较强，水溶性较大，易于排出

    E. 生物转化的物质为多种非营养物质

6. 肝内胆固醇代谢的最终产物是

    A. 7α – 羟基胆固醇

    B. 尿胆原

    C. 胆色素

    D. 维生素 D_3

    E. 胆汁酸

7. 蚕豆病患者可存在红细胞破坏而发生溶血性黄疸，下列描述错误的是

    A. 血清结合胆红素变化不显著

    B. 血清未结合胆红素升高

    C. 粪胆素原升高

    D. 尿胆素原升高

    E. 尿胆红素呈阳性反应

8. 下列哪个不是肝第二相生物转化反应常见的结合物质的活性供体

    A. UDPGA   B. UDPG

    C. 乙酰辅酶 A   D. SAM

    E. PAPS

9. 肝内醇脱氢酶与醛脱氢酶存在于

    A. 胞质与溶酶体

    B. 胞质

    C. 微粒体

    D. 胞质与线粒体

E. 胞质与微粒体中

10. 下列关于胆汁酸的肠 – 肝循环的描述中，错误的是

    A. 结合胆汁酸在回肠和结肠中水解为游离胆汁酸

    B. 重吸收的胆汁酸被肝细胞摄取并可转化为结合胆汁酸

    C. 结合胆汁酸的重吸收主要在回肠部

    D. 肠 – 肝循环障碍并不影响对脂类的消化吸收

    E. 人体每天进行 6～12 次肠 – 肝循环

【X 型题】

1. 在肝的生物转化中，第一相反应包括

    A. 羧化反应   B. 氧化反应

    C. 水解反应   D. 结合反应

    E. 还原反应

2. 肝脏作为化学加工厂，在糖代谢中的作用有

    A. 维持血糖浓度的稳定

    B. 使脂肪酸转变成葡萄糖

    C. 将葡萄糖转化为脂肪

    D. 氧化产能

    E. 产生 NADPH 和磷酸戊糖

3. 下列哪些不属于胆色素

    A. 细胞色素   B. 胆红素

    C. 血红素   D. 胆绿素

    E. 胆素原

二、名词解释

1. 胆汁酸的肠 – 肝循环

2. 黄疸

3. 生物转化作用

三、简答题

1. 很多非营养物质在肝进行生物转化，影响生物转化作用的因素有哪些？

2. 胆汁酸与胆素原都存在肠－肝循环的现象，试比较这两者肠－肝循环的异同点。

3. 血中结合胆红素与未结合胆红素的升高可产生黄疸。比较两者的区别。

五、论述题

1. 肝作为人体最大的腺体与实质性器官，在人体的物质代谢中起着哪些重要作用？

参考答案

一、选择题

【A 型题】

1. **C**。胆汁酸的生成是在肝脏中进行，胆汁酸按照来源可分为初级和次级胆汁酸，可以影响脂质消化能力，肠道内细菌将初级胆汁酸转变为次级胆汁酸，大部分肠道中的胆汁酸可进行肠－肝循环。次级胆汁酸全部从粪便中排出体外描述是错误的。

2. **E**。胆红素是铁卟啉类化合物的降解产物，主要源于衰老红细胞破坏产生的血红蛋白分解产生的血红素。其他选项不正确。

3. **D**。胆结石中，胆固醇结石的形成常与胆汁酸盐异常结晶析出有关。其他选项不正确。

4. **E**。游离胆红素、结合胆红素升高都可以导致黄疸，结合胆红素是指胆红素－葡萄糖醛酸，其他选项都不正确。

5. **B**。生物转化作用主要在肝脏进行，肝外器官如肺与肠也有一定生物转化能力；生物转化作用是将非营养物质转化为极性较强，水溶性较大，易于排出的代谢产物。有的可以通过生物转化变为无毒性的代谢物，但有的物质比如黄曲霉素 B1 经过肝的生物转化作用变为易于致癌的毒物，因此生物转化后产物毒性必定下降的叙述有错误。

6. **E**。肝内胆固醇代谢的最终产物是胆汁酸，7α－羟基胆固醇是代谢中间产物。而尿胆原、胆色素主要与胆红素代谢有关。维生素 D_3 与维生素 D 代谢相关。

7. **E**。蚕豆病患者可存在红细胞破坏而发生溶血性黄疸，由于胆红素生成的来源增多所以血清未结合胆红素升高，血清结合胆红素变化不显著，尿胆素原、粪胆素原都可以升高。而尿三胆（尿胆素原、尿胆素和尿胆红素）代谢正常，因此尿胆红素呈阳性反应的描述是错误的。

8. **B**。肝第二相生物转化反应常见结合物/基因有：葡糖糖醛酸、乙酰基、甲基、谷胱甘肽、硫酸、甘氨酸，因此结合物质的活性供体正确的有 UDPGA、乙酰辅酶 A、SAM、PAPS、甘氨酸、GSH。而 UDPG 是鸟苷二磷酸葡萄糖，尚未脱氢生成 UDPGA 不能作为葡萄糖醛酸基团的供体。

9. **E**。肝内醇脱氢酶与醛脱氢酶存在于肝细胞的胞浆与微粒体中。其他选项错误或者不全面。

10. D。人体每天进行 6~12 次肠－肝循环，结合胆汁酸的重吸收主要在回肠部，结合胆汁酸在回肠和结肠中水解为游离胆汁酸，重吸收的胆汁酸被肝细胞摄取并可转化为结合胆汁酸。如果胆汁酸的肠－肝循环异常则影响胆汁的形成和排泄，将影响肠道脂质的消化吸收。

【X 型题】

1. BCE。在肝的生物转化中，第一相反应包括氧化、还原、水解反应。结合反应是属于第二相的反应。

2. ACDE。肝脏作为化学加工厂，在糖代谢中的作用有维持血糖浓度的稳定、氧化供能、促进葡萄糖转化为脂肪、产生 NADPH 和磷酸戊糖。

3. AC。胆红素、胆绿素、胆素原等属于胆色素；细胞色素、血红素不属于胆色素。

二、名词解释

1. 胆汁酸的肠－肝循环：胆汁酸随胆汁排入肠腔后，约 95% 胆汁酸可经门静脉重吸收入肝，在肝内转变为结合胆汁酸，并与肝新合成的胆汁酸一起再次排入肠道，此循环过程称胆汁酸的肠－肝循环。

2. 黄疸：胆红素为橙黄色物质，过量的胆红素扩散进入组织，可造成组织黄染，这一体征称为黄疸。临床上根据黄疸发病的原因不同，可将黄疸分为溶血性黄疸、肝细胞性黄疸和阻塞性黄疸。

3. 生物转化作用：机体对内、外源性的非营养物质进行代谢转变，使其水溶性提高，极性增强，易于通过胆汁或尿液排出体外的过程称为生物转化作用。

三、简答题

1. 年龄、性别、营养、疾病及遗传等因素都可以对生物转化产生影响。同时，许多异源物可诱导生物转化的酶类。

2. 相同点：二者都是指代谢物在肠道与肝脏之间的循环过程。
不同点：（1）由肝脏分泌到肠道的 95% 的胆汁酸被肠吸收后经门静脉入肝再与新合成的胆汁酸一起排入肠道。而胆素原肠－肝循环中，肠中产生的胆素原 10%~20% 被肠吸收，其中大部分又以原型重新随胆汁排入肠，而小部分进入体循环从尿排出。（2）胆汁酸的肠－肝循环可使有限的胆汁酸反复利用以补充肝合成胆汁酸能力的不足和人体对胆汁酸的生理需要。尿三胆是黄疸类型鉴别诊断的常用指标。

3. 两者的区别详见表格。

项目	未结合胆红素	结合胆红素
同义名称	间接胆红素、游离胆红素、血胆红素、肝前胆红素	直接胆红素、肝胆红素
与葡糖醛酸结合	未结合	结合
水溶性	小	大
脂溶性	大	小
透过细胞膜的能力及毒性	大	小
能否透过肾小球随尿排出	不能	能
与重氮试剂反应	间接阳性	直接阳性

四、论述题

1. （1）肝脏在糖代谢中的作用：通过肝糖原的合成与分解、糖异生作用对血糖进行调节并维持血糖浓度稳定。

（2）肝脏在脂类的消化、吸收、分解、合成和运输中均起着重要作用。

（3）肝脏可合成多种血浆蛋白，同时又是氨基酸分解和转变的场所。

（4）肝脏在维生素的吸收、贮存和转化等方面起重要作用。

（5）肝脏参与激素的灭活，毒物、药物等通过肝脏的生物转化，利于排泄。

（秦琼）

第二十章　维生素

知识框架

脂溶性维生素

维生素A
- 一般性质：一般指视黄醇；肝、肉类、蛋黄等含量丰富
- 生物功能：视觉传导、调控基因表达；抗氧化；抗肿瘤
- 临床相关：过少引发夜盲症、干燥症；过多引发中毒

维生素D
- 一般性质：1,25-(OH)₂-D₃为活性形式，通过核受体发挥功能
- 生物功能：调节钙磷代谢；调控细胞分化、对抗糖尿病
- 临床相关：过少引起佝偻病、软骨病、骨质疏松症。过多引起嗜睡、高钙血症等

维生素E
- 一般性质：包括生育酚和三烯生育酚
- 生物功能：最重要脂溶性抗氧化剂，包含胞膜；调节基因表达；促进血红素生成
- 临床相关：过少引起红细胞数量减少；可用于治疗先兆流产及习惯性流产

维生素K
- 一般性质：维生素K₁绿色蔬菜富含；维生素K₂由大肠埃希菌生成
- 生物功能：最重要凝血因子合成必需的辅酶；调节骨代谢，减少动脉钙化
- 临床相关：长期应用广谱抗生素导致缺乏；缺乏引起出血

水溶性维生素

维生素B₁
- 一般性质：焦硫胺素TPP是其活性形式
- 生物功能：参与α-酮酸氧化脱羧，调节神经传导、乙酰胆碱代谢
- 临床相关：缺乏导致慢性末梢神经炎及其他神经肌肉病变；消化不良等

维生素B₂
- 一般性质：核黄素，活性形式为FMN和FAD
- 生物功能：FMN和FAD是氧化还原酶的辅基，起递氢体作用，参与多种反应
- 临床相关：缺乏引起口角炎、唇炎、阴囊炎等；光照治疗可引起新生儿缺乏

维生素PP
- 一般性质：包括烟酸和烟酰胺，NAD⁺、NADP⁺是其活性形式
- 生物功能：多种不需氧脱氢酶的辅酶，常发挥递氢体的作用
- 临床相关：缺乏引起糙皮病；与异烟肼作用拮抗，烟酸可降低胆固醇

泛酸
- 一般性质：维生素B₅，辅酶A、酰基载体蛋白ACP是其活性形式
- 生物功能：CoA和ACP是多种酰基转移酶辅酶，参与多种反应
- 临床相关：缺乏引起胃肠功能障碍、肢神经痛综合征

生物素
- 一般性质：又称维生素H、B₇，天然活性形式
- 生物功能：多种羧化酶辅基，参与脂肪、糖水化合物代谢；参与蛋白质修饰
- 临床相关：长期服用广谱抗生素可导致缺乏，引起疲劳等症状

维生素B₆
- 一般性质：磷酸吡哆醛和吡哆胺是其活性形式，广泛存在于动植物食物中
- 生物功能：多种酶的辅酶，参与转氨基、鸟氨酸循环、血红素生成、糖原分解等
- 临床相关：缺乏引起贫血、皮炎等；服用异烟肼需加服维生素B₆；过量神经毒性

叶酸
- 一般性质：蝶酸和谷氨酸结合而成，活性型为四氢叶酸
- 生物功能：一碳单位转移酶的辅酶，参与核苷酸合成
- 临床相关：缺乏导致巨幼红细胞；高同型半胱氨酸血症；孕妇缺乏导致胎儿脊柱裂

维生素B₁₂
- 一般性质：钴胺素，甲钴胺素、5-脱氧腺苷钴胺素是其活性形式
- 生物功能：是甲硫氨酸合成酶辅酶，参与甲硫氨酸合成和四氢叶酸再生
- 临床相关：萎缩性胃炎、内因子缺乏等易导致缺乏，引起恶性贫血等

维生素C
- 一般性质：L-抗坏血酸，天然活性形式；人必须从新鲜蔬菜和水果中获得
- 生物功能：参与体内羟化反应、氧化还原反应、增强免疫力
- 临床相关：缺乏引起坏血病、胆固醇增多；过多可增加结石风险

核心知识点纵览

一、脂溶性维生素

脂溶性维生素包括维生素 A、维生素 D、维生素 E 和维生素 K，常随脂质吸收。

1. 维生素 A

（1）包括维生素 A_1（视黄醇）、维生素 A_2（3 - 脱氢视黄醇）；动物性食品，如肝、肉类、蛋黄、乳制品、鱼肝油等含量丰富；植物中的胡萝卜素为维生素 A 原。视黄醇、视黄醛、视黄酸是其活性形式。

（2）11 - 顺视黄醛是视紫红质组成部分，经视循环参与视觉传导；视黄酸通过与核内受体结合，参与基因表达调控，调节细胞生长、发育、分化，在精子生成、黄体酮前体生成、胚胎发育中发挥重要功能；维生素 A 和胡萝卜素可清除活性氧，防止脂质过氧化；还可抑制肿瘤生长。

（3）维生素 A 缺乏可引起夜盲症、干燥症，增加感染机会；过量摄入引起中毒，症状包括头痛、恶心、共济失调等中枢神经系统表现以及肝细胞损伤和高脂血症；长骨增厚、高钙血症、软组织钙化等钙稳态失调表现以及皮肤干燥、脱屑和脱发等。

2. 维生素 D

（1）为类固醇衍生物；天然维生素 D 包括维生素 D_3 或称胆钙化醇、维生素 D_2 或称麦角钙化醇。鱼油、蛋黄、肝，紫外线照射下由人体皮肤的 7 - 脱氢胆固醇合成；活性形式为 $1,25 - (OH)_2 - D_3$。

（2）$1,25 - (OH)_2 - D_3$ 调节钙磷代谢：其与靶细胞内特异的核受体结合，调节钙结合蛋白等基因的表达；其通过信号转导系统使钙通道开放，发挥对钙磷代谢的快速调节作用；其可促进小肠对钙、磷的吸收，维持血钙和血磷的正常水平，促进骨和牙的钙化。

（3）$1,25 - (OH)_2 - D_3$ 影响细胞分化：可调节皮肤、大肠、前列腺、乳腺、胰岛 B 细胞等细胞的分化；可促进胰岛 B 细胞合成与分泌胰岛素，具有对抗 1 型和 2 型糖尿病的作用；对某些肿瘤细胞具有抑制增殖和促进分化的作用。

（4）维生素 D 缺乏在儿童引起佝偻病，在成人引起软骨病和骨质疏松症；中毒症状包括高钙血症、高钙尿症、高血压以及软组织钙化等；口渴，皮肤瘙痒，呕吐、腹泻、尿频等。

3. 维生素 E

（1）包括生育酚、生育三烯酚，存在于植物油、油性种子和麦芽。

（2）维生素 E 是体内最重要的脂溶性抗氧化剂。

具有调节基因表达的作用：调控生育酚摄取和降解相关基因的表达（延缓衰

老）；调控脂类摄取与动脉硬化相关基因的表达（预防和治疗冠心病）；调控细胞外基质蛋白、细胞黏附与炎症相关基因的表达（抗炎、维持正常免疫功能）；调控细胞信号系统和细胞周期调节相关基因的表达（抑制细胞增殖，抗肿瘤）。

通过促进 δ - 氨基 - γ - 酮戊酸（ALA）合酶和 ALA 脱水酶的活性促进血红色合成。

（3）维生素 E 缺乏可引起溶血性贫血；可用于治疗先兆流产及习惯性流产。

4. 维生素 K

（1）维生素 K_1，又称植物甲萘醌或叶绿醌；维生素 K_2，肠道细菌的产物；维生素 K_3，人工合成的水溶性甲萘醌，可口服及注射。活性形式为 2 - 甲基 - 1,4 - 萘醌。来源包括深绿色蔬菜（如甘蓝、菠菜、莴苣等）、植物油、肠道细菌合成。

（2）维生素 K 是 γ - 谷氨酰羧化酶的辅酶，参与凝血因子的活化；因骨钙蛋白和骨基质 γ - 羧基谷氨酸蛋白均是维生素 K 依赖蛋白，故维生素 K 可调节骨代谢；维生素 K 对减少动脉钙化也具有重要的作用。

（3）成人不易缺乏，新生儿可能缺乏；脂类吸收障碍（如胰腺、胆管疾病）可导致缺乏；缺乏的主要症状：易出血。

二、水溶性维生素

主要包括 B 族维生素（B_1、B_2、PP、B_6、B_{12}、生物素、泛酸和叶酸）和维生素 C。在体内主要构成酶的辅助因子，直接影响酶的活性。

1. 维生素 B_1（硫胺素）

（1）主要存在于豆类和种子外皮（如米糠）、胚芽、酵母和瘦肉中；活性形式为焦磷酸硫胺素 TPP。

（2）维生素 B_1 在体内能量代谢中发挥重要的作用：是 α - 酮酸氧化脱羧酶多酶复合体的辅酶，也是磷酸戊糖途径中转酮醇酶的辅酶；维生素 B_1 在神经传导中起一定作用：合成乙酰胆碱的乙酰辅酶 A 主要来自于丙酮酸的氧化脱羧反应；可作为胆碱酯酶的抑制剂，参与乙酰胆碱的代谢调控。

（3）缺乏可引起脚气病，即末梢神经炎；也可因影响乙酰胆碱代谢引起消化不良症状。

2. 维生素 B_2（核黄素）

（1）主要存在于奶与奶制品、肝、蛋类和肉类等；活性形式为 FMN 和 FAD。

（2）为氧化还原酶的辅基，起递氢体的作用：脂酰 CoA 脱氢酶、琥珀酸脱氢酶等；参与色氨酸转变为烟酸和维生素 B_6 转变为磷酸吡哆醛的；FAD 作为谷胱甘肽还原酶的辅酶，参与体内抗氧化防御系统；FAD 与 CYP450 结合，参与药物代谢。

（3）缺乏引起口角炎、唇炎、阴囊炎、眼睑炎等。

3. 维生素 PP（尼克酸、尼克酰胺、抗癞皮病维生素）

（1）广泛存在于自然界，活性形式为烟酰胺腺嘌呤二核苷酸（NAD^+）和烟酰胺腺嘌呤二核苷酸磷酸（$NADP^+$）。

（2）NAD^+ 和 $NADP^+$ 是多种不需氧脱氢酶的辅酶，发挥递氢体的作用：糖酵解的 3 - 磷酸甘油醛脱氢酶、柠檬酸循环的苹果酸脱氢酶等以 NAD^+ 为辅酶；磷酸戊糖途径的葡糖 - 6 - 磷酸脱氢酶以 $NADP^+$ 为辅酶，其产物 5 - 磷酸核糖是核糖生成的主要途径。

（3）缺乏症引起糙皮病：主要表现有皮炎、腹泻及痴呆；过量引起中毒，表现为血管扩张、脸颊潮红、痤疮及胃肠不适等；长期用量超过 500mg/d，可致肝损伤。

4. 泛酸（遍多酸、维生素 B_5）

（1）广泛存在于动、植物组织中，活性形式为辅酶 A（CoA）和酰基载体蛋白（ACP）。

（2）CoA 及 ACP 构成酰基转移酶的辅酶，参与糖、脂类、蛋白质代谢及肝的生物转化作用。

（3）缺乏症少见。早期症状：易疲劳、胃肠功能障碍等疾病；严重缺乏：最显著特征是出现肢神经痛综合征。

5. 生物素（维生素 H、维生素 B_7、辅酶 R）

（1）广泛存在肝、肾、酵母、蛋类、花生、牛乳、鱼类、啤酒等，肠道细菌也可合成。

（2）羧化酶（丙酮酸羧化酶、乙酰 CoA 羧化酶等）的辅基，参与 CO_2 固定，为脂肪与糖代谢所必需。

（3）缺乏少见，食用生鸡蛋，可缺乏（生物素与抗生物素蛋白结合后不被吸收）；长期使用抗生素可缺乏：疲乏、恶心、皮炎及脱屑性红皮病。

6. 维生素 B_6（吡哆醇、吡哆醛、吡哆胺）

（1）肉类、豆类、坚果、蛋黄、酵母等含量丰富，活性形式为磷酸吡哆醛、磷酸吡哆胺。

（2）磷酸吡哆醛是多种酶的辅酶：参与氨基酸脱氨基、鸟氨酸循环、血红素合成和糖原分解等；磷酸吡哆醛可将类固醇激素 - 受体复合物从 DNA 中移去，终止类固醇激素作用的发挥。

（3）缺乏可引起低血色素小细胞性贫血（又称维生素 B_6 反应性贫血）和血清铁增高，脂溢性皮炎；异烟肼可引起磷酸吡哆醛失活，因此服用异烟肼时需补充维生素 B_6。摄入量超过 200mg/d，可引起神经损伤。

7. 叶酸（蝶酰谷氨酸）

（1）酵母、肝、水果、绿叶蔬菜富含，肠道菌群可以合成。活性形式为 5,6,7,8 -

四氢叶酸（FH_4）；N^5、N^{10}是一碳单位的结合位点。

（2）FH_4是一碳单位转移酶的辅酶。一碳单位参与嘌呤、胸腺嘧啶核苷酸等多种物质的合成；甲氨蝶呤和氨蝶呤与叶酸结构相似，抑制 FH_4 合成，具有有抗肿瘤作用。

（3）缺乏可导致巨幼细胞贫血；高同型半胱氨酸血症；孕妇如果叶酸缺乏，可能造成胎儿脊柱裂和神经管缺陷。

8. 维生素 B_{12}（钴胺素、抗恶性贫血维生素）

（1）由微生物合成，酵母和动物肝含量丰富；活性形式为甲钴胺素、$5'$ - 脱氧腺苷钴胺素。

（2）是 N^5 - CH_3 - FH_4 转甲基酶（甲硫氨酸合成酶）的辅酶，催化同型半胱氨酸甲基化生成甲硫氨酸；同时是 L - 甲基丙二酰 CoA 变位酶的辅酶，催化琥珀酰 CoA 的生成。

（3）萎缩性胃炎、胃全切患者或内因子先天性缺陷者，可因维生素 B_{12} 的吸收障碍而出现缺乏症。缺乏可引起巨幼细胞贫血，维生素 B_{12} 也称为抗恶性贫血维生素；还可引起高同型半胱氨酸血症和髓鞘质变性退化。

9. 维生素 C（L - 抗坏血酸）

（1）广泛存在于新鲜蔬菜和水果中。

（2）参与体内多种羟化反应；作为抗氧化剂直接参与体内氧化还原反应；维生素 C 具有增强机体免疫力的作用。

（3）缺乏可引起坏血病，影响胆固醇转化，是动脉硬化的危险因素之一。长期过量摄入，可能引发结石。

🖹 典型题突破

一、选择题

【A 型题】

1. 属于脂溶性维生素的是
   A. 维生素 B_2　　B. 叶酸
   C. 维生素 K　　D. 维生素 PP
   E. 维生素 C

2. 维生素 A 的生物学功能不包括
   A. 参与视觉传导
   B. 调节细胞分化
   C. 清除脂质活性氧

   D. 参与凝血因子活化
   E. 抑制肿瘤生长

3. 体内维生素 D 的活性形式是
   A. 维生素 D_3
   B. $1,25 - (OH)_2 - D_3$
   C. $25 - (OH) - D_3$
   D. $1 - (OH) - D_3$
   E. $24,25 - (OH)_2 - D_3$

4. 可用于治疗先兆流产及习惯性流产的维生素是

A. 维生素 B_1 B. 叶酸

C. 维生素 K   D. 维生素 A

E. 维生素 E

5. 参与凝血因子活化，缺乏可导致出血的维生素是

   A. 维生素 B_2 B. 叶酸

   C. 维生素 K   D. 维生素 PP

   E. 维生素 C

6. 作为 α–酮酸氧化脱羧酶多酶复合体的辅酶，焦硫酸硫胺素 TPP 属于

   A. 维生素 B_1 B. 维生素 B_2

   C. 维生素 K   D. 维生素 PP

   E. 维生素 C

7. 下列属于维生素 B_2 活性形式的是

   A. TPP   B. FAD

   C. NAD^+ D. $NADP^+$

   E. ACP

8. 维生素 PP 缺乏可引起

   A. 夜盲症   B. 糙皮病

   C. 佝偻病   D. 干燥症

   E. 脚气病

9. 辅酶 A（CoA）属于哪种维生素的活性形式

   A. 维生素 B_1 B. 维生素 B_2

   C. 生物素   D. 维生素 PP

   E. 泛酸

10. 可抑制肝 VLDL 生成，降低血浆胆固醇水平，临床用作调血脂药的维生素是

   A. 生物素   B. 烟酸

   C. 泛酸   D. 维生素 B_2

   E. 维生素 B_1

11. 磷酸吡哆醛不参与

   A. 脂肪酸合成

B. 血红素生成

C. 糖原分解

D. 尿素生成

E. 氨基酸转氨基作用

12. 服用抗结核药异烟肼，需要补充

   A. 维生素 B_1 B. 维生素 B_2

   C. 维生素 E   D. 维生素 C

   E. 维生素 B_6

13. 一碳单位载体属于

   A. 维生素 E   B. 泛酸

   C. 烟酸   D. 维生素 B_{12}

   E. 叶酸

14. 缺乏可引起恶性贫血的维生素是

   A. 泛酸   B. 生物素

   C. 维生素 C   D. 维生素 B_{12}

   E. 维生素 B_6

15. 属于维生素 C 的重要功能的是

   A. 参与体内多种羟化反应

   B. 参与体内甲硫氨酸循环

   C. 参与胎儿神经管生成

   D. 调节钙磷代谢

   E. 递氢与递电子

【X 型题】

1. 下列属于水溶性维生素的是

   A. 维生素 K   B. 维生素 E

   C. 维生素 B_1 D. 维生素 B_2

   E. 维生素 C

2. 缺乏可导致巨幼细胞贫血的维生素是

   A. 维生素 K   B. 生物素

   C. 叶酸   D. 维生素 PP

   E. 维生素 B_{12}

3. 下列参与清除脂质过氧化物，维持细胞膜完整性的维生素包括

   A. 维生素 A   B. 维生素 B_1

C. 维生素 B_2　　D. 维生素 E

E. 维生素 C

4. 作为辅基/辅酶，参与三羧酸循环的
维生素包括

　　A. 维生素 PP　　B. 维生素 B_1

　　C. 维生素 B_2　　D. 维生素 D

　　E. 维生素 E

5. 参与高同型半胱氨酸血症发生的维生
素包括

　　A. 维生素 B_1　　B. 维生素 B_2

　　C. 维生素 B_6　　D. 维生素 B_{12}

　　E. 叶酸

二、名词解释

1. 脂溶性维生素

2. 坏血病

3. 恶性贫血

4. 脚气病

5. 抗糙皮病维生素

三、简答题

1. 简述维生素 E 的主要生物学功能。

2. 慢性萎缩性胃炎患者易患恶性贫血的
机理是什么？

3. 可直接参与体内抗氧化反应的维生素
有哪些？

4. 维生素 D 调节钙、磷代谢的机制是
什么？

5. 维生素 K 的拮抗剂华法林是临床抗凝
治疗的基础性药物，依据所学知识简
述华法林抗凝的机理。

四、论述题

1. 叶酸与维生素 B_{12} 缺乏均可导致巨幼
细胞贫血，其在生化机制上有哪些区
别与联系？

参考答案

一、选择题

【A 型题】

1. **C**。脂溶性维生素包括维生素 A、维生素 D、维生素 E 和维生素 K，是疏水性化合物，易溶于脂质和有机溶剂，常随脂质被吸收。

2. **D**。促进凝血因子活化是维生素 K 的重要生物学功能，其余为维生素 A 的生理功能。

3. **B**。维生素 D 的活性形式为 $1,25-(OH)_2-D_3$，其余选项为维生素 D 的其他不同形式。

4. **E**。维生素 E 包括生育酚和三烯生育酚，动物缺乏维生素 E 可导致生殖器官发育受损，甚至不育，临床常用维生素 E 治疗先兆流产及习惯性流产。

5. **C**。维生素 K 是 γ-谷氨酰羧化酶的辅酶，参与凝血因子 II、VII、IX、X 活化。

6. **A**。维生素 B_1 的活性形式为焦磷酸硫胺素 TPP，是 α-酮酸氧化脱羧酶多酶复合体的辅酶，也是磷酸戊糖途径中转酮醇酶的辅酶，参与体内多个生化反应。

7. **B**。维生素 B_2 的活性形式为黄素单核苷酸（FMN）和黄素腺嘌呤二核苷酸（FAD）。

8. **B**。维生素 PP 缺乏症可引起糙皮病：主要表现有皮炎、腹泻及痴呆。皮炎常对称出现于暴露部位；痴呆则是神经组织变性的结果。因此维生素 PP 又称为抗糙皮病维生素。

9. **E**。泛酸在体内被吸收后，经磷酸化并与半胱氨酸反应生成 4 - 磷酸泛酰巯基乙胺，后者是 CoA 与酰基载体蛋白 ACP 的组成部分；CoA 和 ACP 是泛酸活性形式。

10. **B**。维生素 PP 包括烟酸和烟酰胺，除其活性形式 NAD^+ 和 $NADP^+$ 在体内发挥多种功能外，烟酸还可作为临床调血脂药物，抑制脂肪动员，抑制肝脏 VLDL 合成，降低血浆胆固醇。

11. **A**。磷酸吡哆醛是多种酶的辅酶：参与氨基酸脱氨基、鸟氨酸循环、血红素合成和糖原分解等；磷酸吡哆醛可将类固醇激素 - 受体复合物从 DNA 中移去，终止类固醇激素作用的发挥。

12. **E**。抗结核药异烟肼能与磷酸吡哆醛的醛基结合，使其失去辅酶作用。因此在服用异烟肼时应当补充维生素 B_6。

13. **E**。一碳单位的载体为 5,6,7,8 - 四氢叶酸（FH_4），N^5、N^{10} 是一碳单位的结合位点。

14. **D**。恶性贫血是各种原因导致维生素 B_{12} 吸收出现障碍而发生的巨幼细胞贫血，除贫血症状外，尚有神经系统等症状。

15. **A**。维生素 C 是维持体内含铜羟化酶和 α - 酮戊二酸 - 铁羟化酶活性必不可少的辅因子，参与体内多种羟化反应，如苯丙氨酸代谢、胆汁酸代谢、胶原成熟、肉碱合成等。

【X 型题】

1. **CDE**。脂溶性维生素包括维生素 A、维生素 D、维生素 E 和维生素 K；水溶性维生素包括维生素 B_1、维生素 B_2、维生素 PP、泛酸、生物素、叶酸、维生素 B_6、维生素 B_{12}、维生素 C 等。

2. **CE**。叶酸和维生素 B_{12} 缺乏均可引起巨幼细胞贫血；叶酸的活性形式 FH_4 是一碳单位载体，叶酸缺乏可导致一碳单位代谢障碍，DNA 合成受阻，骨髓幼红细胞 DNA 合成减少，细胞分裂速度降低细胞体积增大，形成巨幼细胞贫血；维生素 B_{12} 是 $N^5 - CH_3 - FH_4$ 转甲基酶（甲硫氨酸合成酶）的辅酶，催化同型半胱氨酸甲基化生成甲硫氨酸。当维生素 B_{12} 缺乏时，$N^5 - CH_3 - FH_4$ 上的甲基不能转移出去，其结果包括甲硫氨酸合成受阻以及四氢叶酸再生受阻，进而引起核酸合成障碍，最终引起巨幼细胞贫血。

3. **ADE**。维生素 A 和胡萝卜素是机体有效的活性氧捕获剂，具有清除活性氧和防止脂质过氧化的作用；维生素 E 是体内最重要的脂溶性抗氧化剂，主要对抗生物膜上脂质过氧化产生的自由基，保护生物膜及其他蛋白质的结构与功能；维生素 C

具有保护巯基作用，在谷胱甘肽还原酶作用下，将氧化型谷胱甘肽 GSSG 还原成 GSH，后者能清除细胞膜脂质的过氧化物，起到保护细胞膜作用。

4. AC。维生素 PP 的活性形式 NAD$^+$ 可作为异柠檬酸脱氢酶、α-酮戊二酸脱氢酶复合体、苹果酸脱氢酶的辅因子，维生素 B$_2$ 的活性形式 FAD 作为琥珀酸脱氢酶的辅因子分别参与三羧酸循环。

5. CDE。同型半胱氨酸可在甲硫氨酸合成酶催化下生成甲硫氨酸，此过程需要四氢叶酸提供一碳单位，同时需要维生素 B$_{12}$ 作为辅酶参与反应，两者缺乏均可导致甲硫氨酸循环障碍，形成高同型半胱氨酸血症；此外，同型半胱氨酸还可在胱硫醚合成酶β催化下分解产生半胱氨酸，此过程维生素 B$_6$ 作为辅酶，故维生素 B$_6$ 缺乏也可产生高同型半胱氨酸血症。

二、名词解释

1. 脂溶性维生素：脂溶性维生素包括维生素 A、维生素 D、维生素 E 和维生素 K，是疏水性化合物，易溶于脂质和有机溶剂，常随脂质被吸收。

2. 坏血病：维生素 C 严重缺乏时可引起坏血病，表现为毛细血管脆性增加易破裂，牙龈腐烂、牙齿松动、骨折以及创伤不易愈合等。

3. 恶性贫血：多种原因如慢性萎缩性胃炎、胃全切病人或内因子先天缺陷引起的维生素 B$_{12}$ 缺乏可导致叶酸再生受阻，进而引起核酸合成障碍，最终导致巨幼细胞贫血，同时伴有其他系统维生素 B$_{12}$ 缺乏症状，如神经系统症状，被称为恶性贫血。

4. 脚气病：维生素 B$_1$ 缺乏时，丙酮酸氧化脱羧发生障碍，血中丙酮酸和乳酸堆积，以糖有氧氧化供能为主的神经组织供能不足以及神经髓鞘磷脂合成障碍，导致末梢神经元和其他神经肌肉变性病变，称为脚气病。

5. 抗糙皮病维生素：维生素 PP 缺乏症可引起糙皮病，主要表现有皮炎、腹泻及痴呆。皮炎常对称出现于暴露部位；痴呆则是神经组织变性的结果。因此维生素 PP 又称为抗糙皮病维生素。

三、简答题

1. 维生素 E 的主要生物学功能包括：

（1）维生素 E 是体内最重要的脂溶性抗氧化剂，主要对抗生物膜上脂质过氧化产生的自由基，保护生物膜及其他蛋白质的结构与功能。

（2）维生素 E 具有调节基因表达的作用，其可以调节信号转导及基因表达。通过调节相关基因表达，维生素 E 具有抗炎、维持正常免疫功能和抑制细胞增殖作用，并可降低低密度脂蛋白浓度。

（3）维生素 E 能提高 ALA 合酶和 ALA 脱水酶活性，促进血红素生成。

2. 维生素 B$_{12}$ 缺乏可导致叶酸再生受阻，进而引起核酸合成障碍，最终导致巨幼细胞贫血，同时伴有其他系统维生素 B$_{12}$ 缺乏症状，如神经系统症状，被称为恶性贫血。维生素 B_{12} 需要与胃黏膜细胞分泌的内因子紧密结合才能在回肠被机体吸收。慢性萎缩性胃炎可导致内因子合成分泌不足，引起维生素 B_{12} 吸收障碍，引起恶性贫血。

3. 维生素 A 是机体有效的活性氧捕获剂，具有清除活性氧和防止脂质过氧化的作用；维生素 E 是体内最重要的脂溶性抗氧化剂，主要对抗生物膜上脂质过氧化产生的自由基，保护生物膜及其他蛋白质的结构与功能；维生素 C 具有保护巯基作用，在谷胱甘肽还原酶作用下，将氧化型谷胱甘肽 GSSG 还原成 GSH，后者能清除细胞膜脂质的过氧化物，起到保护细胞膜作用。

4. 维生素 D 的活性形式 $1,25-(OH)_2-D_3$ 可与靶细胞内特异的核受体结合，进入细胞内调节钙、磷代谢相关基因，如钙结合蛋白基因、骨钙蛋白基因等的表达；还可通过信号转导使钙通道开放，发挥其对钙、磷代谢的快速调节作用。此外，促进小肠对钙、磷的吸收，影响骨组织的钙代谢，从而维持血钙和血磷的正常水平，促进骨和牙的钙化。

5. 凝血因子 Ⅱ、Ⅶ、Ⅸ、Ⅹ 及抗凝血蛋白 C 和蛋白 S 在肝细胞中以无活性的前体形式存在，其分子中的 4~6 个谷氨酸残基需要羧化成 γ-羧基谷氨酸残基才能变成活性形式。此反应需要 γ-羧化酶催化，而许多 γ-谷氨酰羧化酶的辅酶是维生素 K，因此维生素 K 为上述凝血因子活化所必需。华法林作为维生素 K 的拮抗剂，可通过抑制维生素 K 依赖的凝血因子活化发挥抗凝作用。同时，华法林过量引起出血时，可用维生素 K 治疗。

四、论述题

1. 答案要点：

（1）体内甲硫氨酸循环过程中，同型半胱氨酸在 $N^5-CH_3-FH_4$ 转甲基酶（甲硫氨酸合成酶）作用下，从 $N^5-CH_3-FH_4$ 获得甲基，生成甲硫氨酸。

（2）叶酸的活性形式 FH_4 是一碳单位载体，叶酸缺乏可导致一碳单位代谢障碍，造成核苷酸生成障碍，DNA 合成受阻，骨髓幼红细胞 DNA 合成减少，细胞分裂速度降低细胞体积增大，形成巨幼细胞贫血。

（3）维生素 B_{12} 是 $N^5-CH_3-FH_4$ 转甲基酶的辅酶，参与催化同型半胱氨酸甲基化生成甲硫氨酸。当维生素 B_{12} 缺乏时，$N^5-CH_3-FH_4$ 上的甲基不能转移出去，引起甲硫氨酸再生受阻，同时四氢叶酸上的甲基无法传递出去，叶酸再生受阻，无法完成核苷酸合成代谢所需一碳单位转运，进而引起核酸合成障碍，最终引起巨幼细胞贫血。

（张晨光）

第二十一章 钙、磷及微量元素

```
            ┌─ 镁、钠、氯等 ── 在病理生理学等学科介绍
   常量元素 ─┼─ 钙 ── 骨等组成，参与调控
            └─ 磷 ── 骨等组成，参与调控

            ┌─ 铁 ── 是血红蛋白、呼吸链的主要复合物等的重要组成部分
            ├─ 锌 ── 是含锌金属酶和许多锌指蛋白的组成成分
            ├─ 铜 ── 是体内多种酶的辅基
            ├─ 锰 ── 是多种酶的组成成分和激活剂
            ├─ 硒 ── 在体内以硒半胱氨酸的形式存在于硒蛋白中
            ├─ 碘 ── 参与甲状腺激素的合成
            ├─ 钴 ── 主要以维生素B₁₂的形式发挥作用
   微量元素 ─┼─ 氟 ── 与骨、牙的形成及钙磷代谢密切相关
            ├─ 铬 ── 是铬调素的组成成分
            ├─ 钒 ── 可能通过与磷酸和Mg²⁺竞争结合配体干扰细胞的生化反应过程
            ├─ 硅 ── 参与结缔组织和骨的形成
            ├─ 镍 ── 参与多种酶蛋白的组成，与多种酶的活性有关
            ├─ 钼 ── 是三种含钼酶（黄嘌呤氧化酶、醛氧化酶和亚硫酸盐氧化酶）的辅基
            └─ 锡 ── 可促进蛋白质和核酸的合成
```

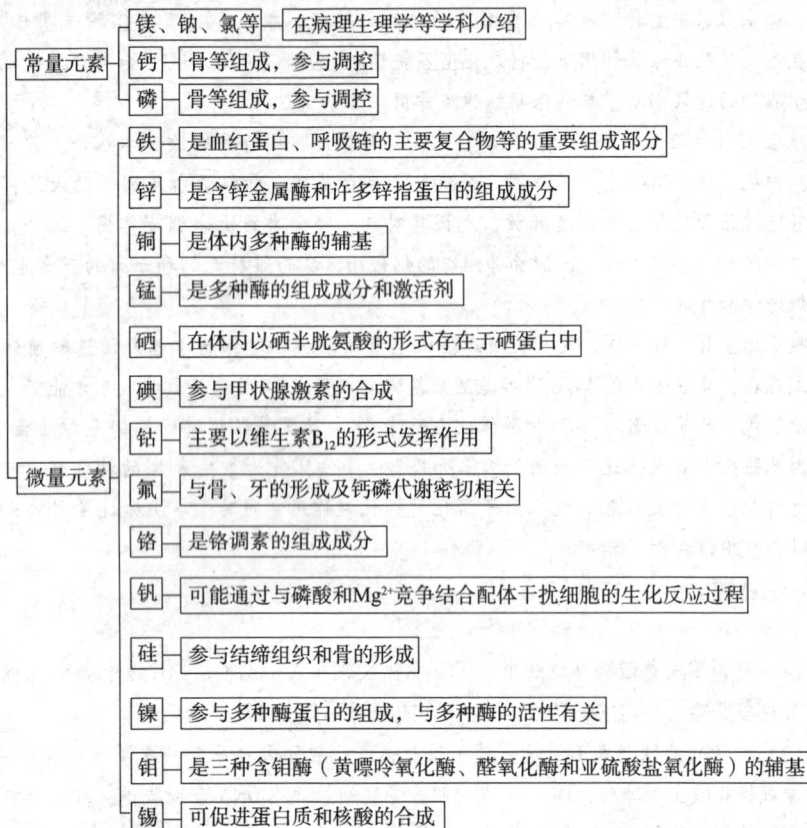

📋 **核心知识点纵览**

一、钙、磷代谢

1. 钙、磷在体内分布及其功能

（1）钙既是骨的主要成分又具有重要的调节作用

1）分布：骨钙占体内总钙99%，以羟基磷灰石的形式存在；血清钙（9~11mg/dl），占总钙0.1%；其他钙占总钙1%。

2）作用：骨钙对骨和牙起支持和保护作用；血钙维持骨骼内骨盐的含量、血液凝固过程、调节多种酶的活性等；胞质钙启动骨骼肌和心肌细胞的收缩、作为第二信使。

（2）磷是体内许多重要生物分子的组成成分

1）分布：主要分布于骨（约占 85.7%），其次为各组织细胞（约 14%），仅少量（约 0.03%）分布于体液；成人血浆中无机磷的含量为 1.1~1.3mmol/L（3.5~4.0mg/dl）；血液 $[Ca] \times [P] = 35~40$。

2）作用：磷除了构成骨盐成分、参与成骨作用外，还是核酸、磷脂、辅酶等重要生物分子的组成成分。

2. 钙和磷的吸收与排泄受多种因素影响

（1）小肠对钙的吸收

1）主要来源：牛奶、豆类和叶类蔬菜。

2）主要吸收部位：十二指肠和空肠上段。

（2）影响钙吸收因素：①酸性食物均有利于钙的吸收；②碱性磷酸盐、草酸盐和植酸盐不利于钙的吸收；③钙的吸收随年龄的增长而下降；④维生素 D 能促进钙和磷的吸收。

（3）肾对钙的重吸收：与血钙浓度相关，血钙浓度降低可增加肾小管对钙的重吸收率，而血钙高时吸收率下降；肾对钙的重吸收受甲状旁腺激素的严格调控。

（4）磷的吸收：①形式：无机磷酸盐；②部位：小肠上段。

（5）肾对磷的重吸收：取决于血磷水平，pH 降低可增加磷的重吸收；甲状旁腺激素抑制血磷的重吸收。

3. 骨是人体内的钙、磷储库和代谢的主要场所（图 21-1）

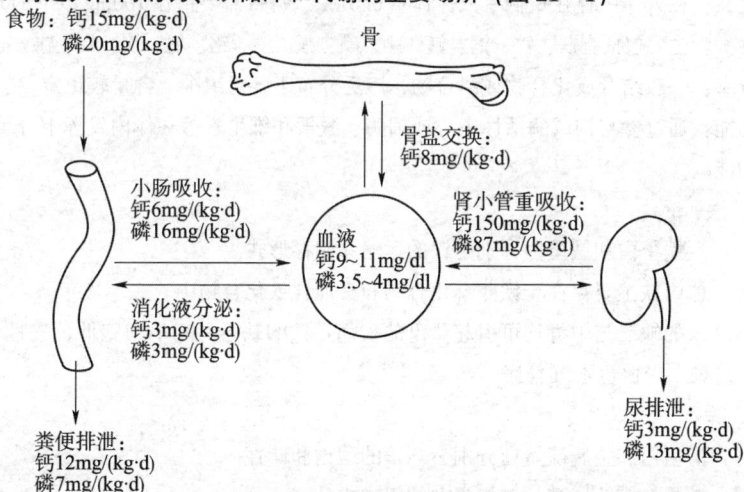

图 21-1　人体内钙磷代谢与动态平衡

4. 钙磷代谢受三种激素的调节

（1）主要调节激素：活性维生素 D、甲状旁腺激素和降钙素。

（2）主要调节靶器官：小肠、肾和骨。

（3）调节作用

1）维生素 D 促进小肠钙的吸收和骨盐沉积。

2）甲状旁腺激素具有升高血钙和降低血磷的作用。

3）降钙素是唯一降低血钙浓度的激素。见表 21 – 1。

表 21 – 1　三种激素对钙、磷代谢的调节

激素	小肠吸收钙	溶骨	成骨	尿钙	尿磷	血钙	血磷
$1,25-(OH)_2-D_3$	↑↑	↑	↑	↓	↓	↑	↑
PTH	↑	↑↑	↓	↓	↑	↑	↓
CT	↓	↓↓	↑	↑	↑	↓	↓

5. 钙磷代谢紊乱可引起多种疾病

（1）维生素 D 缺乏：儿童佝偻病；成人骨软化症；中、老年人骨质疏松；低磷血症。

（2）甲状旁腺功能亢进与维生素 D 中毒：高血钙症；尿路结石。

（3）高磷血症：常见于慢性肾病患者，与冠状动脉、心瓣膜钙化等严重心血管并发症密切相关；是引起继发性甲状旁腺功能亢进、维生素 D 代谢障碍、肾性骨病等的重要因素。

二、微量元素

定义：在人体中存在量低于人体体重 0.01%、每日需要量在 100mg 以下的元素。

种类：主要包括有铁、锌、铜、锰、硒、碘、氟、钴、铬、钒、镍、钼、锡、硅等。

分布：一般结合成化合物或络合物，广泛分布于各组织中，含量较恒定。

功能：通过参与构成酶活性中心或辅酶、激素和维生素等在体内发挥十分重要的生理功能。

1. 铁

（1）运铁蛋白和铁蛋白分别是铁的运输和储存形式。

（2）体内铁主要存在于铁卟啉化合物和其他含铁化合物中。

（3）铁的缺乏与中毒均可引起严重的疾病：铁的缺乏——小细胞低色素性贫血；铁摄入过剩——血色素沉着症。

2. 锌

（1）清蛋白和金属硫蛋白分别参与锌的运输和储存。

（2）锌是含锌金属酶和锌指蛋白的组成成分。

（3）锌缺乏可引起多种疾病：皮肤炎、伤口愈合缓慢、脱发、神经精神障碍，

儿童发育不良、睾凡萎缩等。

3. 铜

（1）铜在血液中主要与铜蓝蛋白结合而运输。

（2）铜是多种含铜酶的辅基。

（3）铜缺乏症：小细胞低色素性贫血、白细胞减少、出血性血管改变、骨脱盐、高胆固醇血症和神经疾患。中毒：蓝绿粪便、唾液，以及行动障碍。

4. 锰

（1）大部分锰与血浆中 γ – 球蛋白和清蛋白结合而运输。

（2）锰是多种酶的组成成分和激活剂。

（3）锰缺乏：生长发育受到影响。中毒：抑制呼吸链中复合物 I 和 Na^+,K^+ – ATP 酶的活性，造成氧自由基的过量产生；干扰多巴胺的代谢，导致精神病和帕金森神经功能障碍（锰疯狂）。

5. 硒

（1）大部分硒与 α – 球蛋白和 β – 球蛋白结合而运输。

（2）硒以硒半胱氨酸形式参与多种重要硒蛋白的组成。

（3）硒缺乏可引发多种疾病：糖尿病、心血管疾病、神经变性疾病、某些癌症等。

6. 碘

（1）碘在甲状腺中富集。

（2）碘是甲状腺激素的组成成分。

（3）碘缺乏症：地方性甲状腺肿，严重可致发育停滞、痴呆。碘中毒：高碘性甲状腺肿。

7. 钴

（1）钴在小肠的吸收形式是维生素 B_{12}。

（2）钴是维生素 B_{12} 的组成成分。

（3）钴缺乏常表现为维生素 B_{12} 缺乏的一系列症状。

8. 氟

（1）氟主要与球蛋白结合而运输。

（2）氟与骨、牙的形成及钙磷代谢密切相关。

（3）缺氟可致骨质疏松，易发生骨折；牙釉质受损易碎；易发生龋齿。氟过多可引起骨脱钙和白内障，影响肾上腺、生殖腺等多种器官的功能。

9. 铬

（1）细胞内铬主要存在于细胞核中。

（2）铬与胰岛素的作用密切相关。

（3）铬缺乏主要表现为胰岛素的有效性降低，造成葡萄糖耐量受损，血清胆固醇和血糖上升；铬中毒主要侵害皮肤和呼吸道，出现皮肤黏膜的刺激和腐蚀作用，严重者发生急性肾功能衰竭。

10. 钒

（1）钒以离子状态与转铁蛋白结合而运输。

（2）钒可能通过与磷酸和 Mg^{2+} 竞争结合配体干扰细胞的生化反应过程。

（3）钒可作为多种疾病治疗的辅助药物：造血，降血糖，降低胆固醇。

11. 硅

（1）血液中的硅以单晶硅的形式存在。

（2）硅参与结缔组织和骨的形成。

（3）长期吸入大量含硅的粉尘可引起矽肺。

12. 镍

（1）镍主要与清蛋白结合而运输。

（2）镍与多种酶的活性有关：肝内葡萄糖 – 6 – 磷酸脱氢酶、乳酸脱氢酶等。

（3）镍是最常见的致敏性金属；缺镍可伴有铁吸收减少、与糖尿病、贫血、肝硬化、尿毒症、肝脂质和磷脂代谢异常等有关。

13. 钼

（1）钼以钼酸根的形式与血液中的红细胞松散结合而转运。

（2）钼是三种含钼酶的辅基：黄嘌呤氧化酶、醛氧化酶和亚硫酸盐氧化酶。

（3）钼缺乏可导致儿童和青少年生长发育不良、智力发育迟缓，并与克山病、肾结石和大骨节病等疾病的发生有关。

14. 锡

（1）锡主要由胃肠道和呼吸道进入人体。

（2）锡可促进蛋白质和核酸的合成。

（3）缺锡可导致蛋白质和核酸代谢的异常。

📑 典型题突破

一、选择题

【A 型题】

1. 以下哪种无机元素是骨的主要成分

A. 镁　　　　B. 钙

C. 镍　　　　D. 铁

E. 碘

2. 影响人血液中钙浓度的主要因素是

A. 血液 pH　　　B. 体温

C. 血磷浓度　　　D. 血浆球蛋白浓度

E. 血红蛋白浓度

3. 钙磷储库和代谢的主要场所是

A. 骨　　　　B. 肾

C. 肠　　　　D. 心

E. 肝

4. 能降低血钙浓度的激素是
   A. 胰岛素　　　B. 甲状旁腺激素
   C. 活性维生素 D　D. 甲状腺激素
   E. 降钙素
5. 血液中的钙约有一半与蛋白质结合，其中主要与哪种蛋白结合
   A. 免疫球蛋白　　B. 转铁蛋白
   C. 铜蓝蛋白　　　D. 清蛋白
   E. 钙调蛋白
6. 治疗成人骨软化症和儿童佝偻病有效的是
   A. 维生素 D　　　B. 甲状腺激素
   C. 胰岛素　　　　D. 甲状旁腺素
   E. 降钙素
7. 属于人体必需的微量元素的是
   A. 铁、铬、锌、钙、铜
   B. 氟、铁、硒、铅、碘
   C. 硅、钒、铅、锌、碘
   D. 铁、铜、铬、硒、碘
   E. 铬、汞、锌、铜、碘
8. 参与甲状腺激素合成的微量元素是
   A. 铁　　　　　　B. 碘
   C. 硒　　　　　　D. 铜
   E. 氟

【X 型题】
1. 使血钙浓度升高的激素有
   A. 活性维生素 D
   B. 降钙素
   C. 甲状腺激素

D. 甲状旁腺激素
   E. 胰岛素
2. 慢性肾功能不全时血液钙、磷的变化为
   A. 血钙升高　　　B. 血钙降低
   C. 血磷升高　　　D. 血磷降低
   E. 均降低
3. 关于微量元素铁描述正确的是
   A. 铁是人体含量最多的微量元素
   B. 铁的运输和储存形式分别是运铁蛋白和铁蛋白
   C. 体内铁主要存在于铁卟啉化合物和其他含铁化合物中
   D. 铁的缺乏与中毒均可引起严重的疾病
   E. 以上都对

二、名词解释
1. 常量元素
2. 微量元素

三、简答题
1. 简述钙、磷在体内的分布和主要功能。
2. 举例说明钙磷代谢紊乱引起的疾病。
3. 简述微量元素发挥生理作用的主要形式和机制。

四、论述题
1. 试述活性维生素 D、甲状旁腺激素和降钙素对钙磷代谢的调节。

激素	小肠吸收钙	溶骨	成骨	尿钙	尿磷	血钙	血磷

参考答案

一、选择题

【A 型题】

1. **B**。钙既是骨的主要成分又具有重要的调节作用。

2. **C**。正常人血液中钙和磷的浓度相当恒定，血液 $[Ca] \times [P] = 35 \sim 40$。因此，血钙降低时，血磷会略有增加。

3. **A**。骨是人体内的钙、磷储存库和代谢的主要场所。

4. **E**。降钙素是唯一降低血钙浓度的激素。

5. **D**。与血清蛋白质结合的钙主要与清蛋白结合，少量与球蛋白结合。

6. **A**。维生素 D 缺乏可引起钙吸收障碍，导致儿童佝偻病和成人骨软化症。

7. **D**。微量元素包括铁、锌、铜、锰、硒、碘、氟、钴、铬、钒、镍、钼、锡、硅等。钙是常量元素，铅和汞对人体有害。

8. **B**。碘是甲状腺激素的组成成分。

【X 型题】

1. **AD**。维生素 D 促进小肠钙的吸收和骨盐沉积；甲状旁腺激素具有升高血钙和降低血磷的作用。

2. **BC**。高磷血症常见于慢性肾病患者，正常人血液中钙和磷的浓度相当恒定，血液 $[Ca] \times [P] = 35 \sim 40$。因此，血磷升高时，血钙会降低。

3. **ABCDE**。微量元素中铁的含量最多；运铁蛋白和铁蛋白分别是铁的运输和储存形式；体内铁主要存在于铁卟啉化合物和其他含铁化合物中；铁的缺乏与中毒均可引起严重的疾病：铁缺乏——小细胞低血色性贫血，铁摄入过剩——血色素沉着症。各选项所述均对。

二、名词解释

1. 常量元素：人体含量大于体重的万分之一，且每日需要量在 100mg 以上的元素。

2. 微量元素：在人体中存在量低于人体体重 0.01%、每日需要量在 100mg 以下的元素。

三、简答题

1. （1）钙既是骨的主要成分又具有重要的调节作用。

分布：骨钙占体内总钙 99%，以羟基磷灰石的形式存在；血清钙（9～11mg/dl），占总钙 0.1%；其他钙占总钙 1%。

作用：骨钙对骨和牙起支持和保护作用；血钙维持骨骼内骨盐的含量、血液凝固过程、调节多种酶的活性等；胞质钙启动骨骼肌和心肌细胞的收缩、作为第二信使。

（2）磷主要分布于骨（约占 85.7%），其次为各组织细胞（约 14%），仅少量（约

0.03%）分布于体液；成人血浆中无机磷的含量为 1.1 ~ 1.3mmol/L （3.5 ~ 4.0mg/dl）；血液 $[Ca] \times [P] = 35 \sim 40$。磷除了构成骨盐成分、参与成骨作用外，还是核酸、磷脂、辅酶等重要生物分子的组成成分。

2. 维生素 D 缺乏：儿童佝偻病；成人骨软化症；中、老年人骨质疏松；低磷血症。甲状旁腺功能亢进与维生素 D 中毒：高血钙症；尿路结石。

高磷血症：常见于慢性肾病患者，与冠状动脉、心瓣膜钙化等严重心血管并发症密切相关；是引起继发性甲状旁腺功能亢进、维生素 D 代谢障碍、肾性骨病等的重要因素。

3. 微量元素通过形成结合蛋白、酶、激素和维生素等在体内发挥多种作用。其主要生理作用为：①参与构成酶活性中心或辅酶，人体内一半以上酶的活性部位含有微量元素，如细胞色素氧化酶中有 Fe^{2+}；②参与体内物质运输，如血红蛋白含有 Fe^{2+} 参与 O_2 的运输；③参与激素和维生素的形成，如碘是甲状腺素合成的必需成分。

四、论述题

1. 详见下表。

激素	小肠吸收钙	溶骨	成骨	尿钙	尿磷	血钙	血磷
$1,25-(OH)_2-D_3$	↑↑	↑	↑	↓	↓	↑	↑
PTH	↑	↑↑	↓	↓	↑	↑	↓
CT	↓	↓↓	↑	↑	↑	↓	↓

（张静）

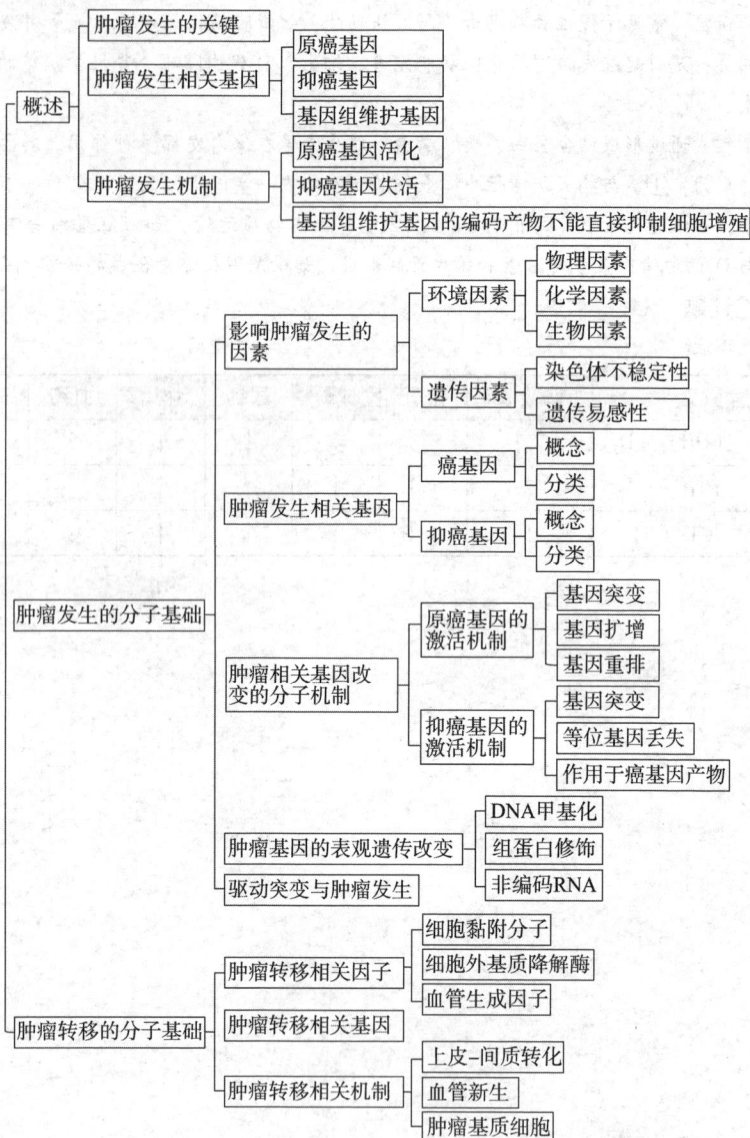

第二十二章 癌基因和抑癌基因

知识框架

```
概述 ┬ 肿瘤发生的关键
     ├ 肿瘤发生相关基因 ┬ 原癌基因
     │                  ├ 抑癌基因
     │                  └ 基因组维护基因
     └ 肿瘤发生机制 ┬ 原癌基因活化
                    ├ 抑癌基因失活
                    └ 基因组维护基因的编码产物不能直接抑制细胞增殖

肿瘤发生的分子基础 ┬ 影响肿瘤发生的因素 ┬ 环境因素 ┬ 物理因素
                   │                    │          ├ 化学因素
                   │                    │          └ 生物因素
                   │                    └ 遗传因素 ┬ 染色体不稳定性
                   │                               └ 遗传易感性
                   ├ 肿瘤发生相关基因 ┬ 癌基因 ┬ 概念
                   │                  │        └ 分类
                   │                  └ 抑癌基因 ┬ 概念
                   │                             └ 分类
                   ├ 肿瘤相关基因改变的分子机制 ┬ 原癌基因的激活机制 ┬ 基因突变
                   │                            │                    ├ 基因扩增
                   │                            │                    └ 基因重排
                   │                            └ 抑癌基因的激活机制 ┬ 基因突变
                   │                                                 ├ 等位基因丢失
                   │                                                 └ 作用于癌基因产物
                   ├ 肿瘤基因的表观遗传改变 ┬ DNA甲基化
                   │                        ├ 组蛋白修饰
                   │                        └ 非编码RNA
                   └ 驱动突变与肿瘤发生

肿瘤转移的分子基础 ┬ 肿瘤转移相关因子 ┬ 细胞黏附分子
                   │                  ├ 细胞外基质降解酶
                   │                  └ 血管生成因子
                   ├ 肿瘤转移相关基因
                   └ 肿瘤转移相关机制 ┬ 上皮-间质转化
                                      ├ 血管新生
                                      └ 肿瘤基质细胞
```

核心知识点纵览

一、概述

1. 肿瘤发生的关键　正常机体内，各种细胞的新生、生长、增殖、分化、衰老和死亡受到多种基因的严格调节和控制。肿瘤发生的关键是这些基因异常所导致的细胞增殖失去控制。

2. 与肿瘤发生密切相关的基因　①原癌基因；②抑癌基因；③基因组维护基因，也可归属于抑癌基因。

二、肿瘤发生的分子基础

1. 影响肿瘤发生的因素

（1）环境因素：物理因素、化学因素、生物因素。

（2）遗传因素：染色体不稳定性、遗传易感性。

2. 肿瘤发生相关基因

（1）癌基因

1）定义：癌基因（oncogene）是在一定条件下能够使正常细胞发生恶性转化的一类基因。包括病毒癌基因和细胞癌基因。

恶性转化：培养的正常细胞获得肿瘤特性。

病毒癌基因：病毒中含有的能够使正常细胞发生转化的基因。

细胞癌基因与原癌基因：细胞原癌基因是体内正常存在的基因，其编码的蛋白质对细胞的正常生长、个体的正常发育起着至关重要的作用。但其表达水平在正常机体中受到严密调控，保持在恰当的水平。当由于各种原因如点突变、DNA断裂重排等导致原癌基因异常激活时，此时的原癌基因转变为癌基因，诱导易感细胞形成肿瘤。

2）癌基因的分类：参见表 22 - 1。

表 22 - 1　癌基因的分类

癌基因分类	举例
细胞外生长因子	*SIS*、*FGF* - 3、4
跨膜生长因子受体	*EGFR*、*HER*2、*FMS*
细胞内信号转导分子	*SRC*、*RAS*
核内转录因子	*MYC*
抗凋亡因子	*BCL* - 2

（2）抑癌基因：抑癌基因的概念及分类，常见的抑癌基因，如 *TP*53、*RB*。

1）定义：抑癌基因（tumor suppressor gene）是存在于细胞基因组内能够抑制细

胞恶性转化的基因。

2）抑癌基因的分类：参见表 22 – 2。

表 22 – 2 抑癌基因的分类

抑癌基因分类	举例
核内细胞周期抑制因子	*RB*、*TP53*
DNA 损伤修复相关基因	*BRCA1*、*BRCA2*
胞膜黏附分子样抑癌基因	*DCC*
细胞内信号转导分子	*APC*
编码 GTPase 活化蛋白或磷酸酶的抑癌基因	*PTEN*

3. 肿瘤相关基因改变的分子机制

（1）原癌基因的激活机制

1）基因突变：原癌基因发生突变后，其编码蛋白质的氨基酸序列和高级结构可随之改变。如果这些改变发生在蛋白质一些关键的功能及调控区域，则可导致该蛋白质的异常活化。

2）基因扩增：在一定条件下，某个基因的拷贝数显著增加（常常 20 个以上），称为基因扩增。如果基因扩增发生在原癌基因，导致其蛋白质产物的量极大提高，诱导肿瘤发生。

3）基因重排

a. 原癌基因转录激活

【临床案例】人 Burkitt 淋巴瘤中常存在 8q24 和 14q32 的易位，t（8；14）（q24；q32）。易位的结果使位于 8q24.21 的原癌基因 *C – MYC* 受到位于 14q32.33 的免疫球蛋白重链基因的增强子附近，导致原癌基因 *C – MYC* 的过量表达。

b. 融合基因产生

【临床案例】慢性髓细胞白血病中存在费城染色体，是 t（9；22）（q34；q11）异位的结果，使位于 9 号染色体的 *ABL* 基因易位到 22 号染色体，与 *BCR* 基因融合在一起，形成 *BCR – ABL* 融合基因。

（2）抑癌基因的失活机制：①基因突变；②等位基因丢失（allelic loss）；③启动子区甲基化导致抑癌基因表达抑制。

4. 肿瘤基因的表观遗传改变

（1）DNA 甲基化与肿瘤发生

1）癌基因启动子甲基化水平降低，癌基因表达水平升高，染色体失去稳态。

2）抑癌基因启动子 CpG 岛的高甲基化，抑癌基因低表达或沉默。

（2）组蛋白修饰与肿瘤发生：组蛋白修饰异常是肿瘤细胞的一个显著标志，如组蛋白乙酰转移酶 P300 突变与胃癌等发病率升高相关。

（3）非编码 RNA 与肿瘤发生

1）miRNA：如 let – 7a 可以使 *RAS* 表达下调，从而抑制肿瘤发生。

2）lncRNA：如 HOTAIR 可促进乳腺癌发生。

5. 驱动突变与肿瘤发生

（1）驱动突变：部分基因突变在肿瘤发生过程中赋予肿瘤细胞生长优势，使细胞利于经受进化过程的压力选择，这种基因突变可称为驱动突变。

（2）乘客突变：同时存在的其他多种基因突变不能使肿瘤细胞获得生长增殖优势，而仅仅为肿瘤细胞获得驱动突变后发生的新突变，这些突变称为传递突变或"乘客"突变。

三、肿瘤转移的分子基础

1. 肿瘤转移的定义　恶性肿瘤细胞脱离原发部位，对邻近组织浸润破坏，并进入血管、淋巴管等管道，随血液或淋巴液等到达局部或远处继发组织和器官继续生长，是区别良恶性肿瘤的根本特征。

2. 肿瘤转移相关因子

（1）细胞黏附分子：由细胞产生，介导细胞与细胞或细胞与胞外基质（Extracellular matrix，ECM）间相互结合的一类分子。主要包括：①整合素家族（integrin family）；②免疫球蛋白超家族分子（immunoglobulin superfamily）；③钙黏蛋白（cadherin）家族；④选择素家族。

（2）细胞外基质降解酶：基质金属蛋白酶类、纤维蛋白溶解酶及其活化因子。

（3）血管生成因子。

3. 肿瘤转移相关基因

4. 肿瘤转移相关机制　①上皮 – 间质转化；②血管新生；③肿瘤基质细胞。

典型题突破

一、选择题

【A 型题】

1. 关于影响肿瘤发生的因素，错误的是

　A. 环境因素可能引起肿瘤

　B. 可能与染色质不稳定性相关

　C. 是多种因素起作用

　D. 单个基因改变即可引起细胞恶性
　　转化

　E. 基因组多态性可能与肿瘤发生相关

2. 属于癌基因的是

　A. *TP*53 基因　　　B. *RAS* 基因

　C. *WT*1 基因　　　D. *APC* 基因

　E. *PTEN* 基因

3. 原癌基因编码的蛋白质与生长因子密切相关，关于生长因子，错误的是

　A. 来源于多种不同组织

B. 都是蛋白质类物质

C. 作用模式以旁分泌和自分泌方式为主

D. 主要功能是正调节细胞生长

E. 通过细胞内信号转导发挥功能

4. 原癌基因编码的蛋白质涉及生长因子信号转导的多个环节，其作用分类不包括

    A. 细胞外生长因子

    B. 核内转录因子

    C. 跨膜生长因子受体

    D. 细胞内信号转导分子

    E. 细胞周期抑制因子

5. 以下基因中，属于抑癌基因的是

    A. RAS 基因　　　B. $ErbB-2$ 基因

    C. RB 基因　　　　D. $BCL-2$ 基因

    E. $C-MYC$ 基因

6. 关于 RB 基因，正确的是

    A. 第一个发现的癌基因

    B. 编码产物定位于细胞质

    C. 仅与视网膜母细胞瘤有关

    D. 高磷酸化的 RB 结合 E2F-1

    E. 编码产物抑制细胞从 G_1 期进入 S 期

7. 关于 $TP53$ 基因及编码产物，下列说法错误的是

    A. 是目前发现与人类肿瘤相关性最高的基因

    B. 编码产物是一种转录因子

    C. 编码产物能转录抑制功能基因的表达

    D. DNA 受损时，p53 蛋白表达水平降低

    E. 编码产物是 DNA 损伤的"检查点"

8. 二次打击假说不能解释

    A. 核酶

    B. 遗传易感性

    C. 视网膜母细胞瘤

    D. 遗传性肿瘤

    E. 一些癌基因（如 RET）突变引起的不同表型

9. 抑癌基因失活在肿瘤发生中起重要作用，关于其失活描述错误的是

    A. 存在单倍体不足型抑癌基因

    B. 基因突变可以导致编码蛋白质功能丧失

    C. 基因突变只能导致编码蛋白质功能降低

    D. 杂合性丢失会导致抑癌基因彻底失活

    E. 启动子区发生甲基化使其表达受抑制

10. 肿瘤发生发展过程中

    A. 存在多个原癌基因和抑癌基因突变累积

    B. 癌细胞的细胞周期进程可控

    C. DNA 损伤修复能正常进行

    D. 非编码 RNA 不参与肿瘤进程

    E. 原癌基因可诱导细胞发生凋亡

【X 型题】

1. 关于病毒癌基因，以下说法正确的是

    A. 可以使细胞发生恶性转化

    B. 有 RNA 病毒癌基因和 DNA 病毒癌基因

    C. 宿主中没有 RNA 病毒癌基因的同源序列

    D. 宿主中没有 DNA 病毒癌基因的同源序列

E. 细胞癌基因是正常细胞内存在与病毒癌基因同源的基因

2. 原癌基因主要是通过什么机制活化，从而导致细胞癌变

A. 基因突变

B. 基因扩增

C. 原癌基因转录激活

D. 融合基因产生

E. 显性负突变

3. 抑癌基因失活的机制包括

A. 等位基因丢失 B. 基因重排

C. 基因扩增　　 D. 基因突变

E. 启动子区甲基化

4. 下列有关 *RB* 基因及其编码产物的说法，正确的是

A. *RB* 基因的失活与视网膜母细胞瘤、骨肉瘤相关

B. RB 的磷酸化程度受 CDK 调控

C. 低磷酸化状态的 RB 可以促进细胞通过 G_1/S 期检查点

D. 低磷酸化状态的 RB 可以抑制细胞增殖

E. 高磷酸化的 RB 能与 E2F－1 结合并使之失活

二、名词解释

1. 原癌基因

2. 癌基因

3. 病毒癌基因

4. 细胞癌基因

5. 恶性转化

6. 功能获得突变

7. 抑癌基因

8. 杂合性丢失

三、简答题

1. 简述抑癌基因编码产物的功能主要是什么？

2. 简述抑癌基因失活的机制。

3. 何谓单倍体不足型抑制基因和显性负突变？

4. 何谓驱动突变？

5. 肿瘤转移的相关因子主要有什么？

四、论述题

1. 论述癌基因概念、分类及其功能。

2. 论述原癌基因异常激活的机制。

参考答案

一、选择题

【A 型题】

1. D。肿瘤发生是多因素作用的结果，如环境因素，包含物理因素、化学因素、生物因素；遗传因素，包含染色体不稳定性、遗传易感性。

2. B。*RAS* 基因编码的蛋白质 RAS 属于细胞内信号转导分子，是 MAPK 信号通路中的重要分子。*TP53*、*WT1*、*APC*、*PTEN* 基因均为抑癌基因。

3. B。生长因子是一类由细胞分泌的、类似于激素的信号分子，多数为肽类或蛋白质类物质，具有调节细胞生长与分化的作用。生长因子来源于多种不同的组织，其靶细胞也各不相同。生长因子的作用方式可分为三种：内分泌方式、旁分泌方式和自分泌方式，以后两种的作用方式为主，经细胞分泌后在胞外运送，最终作用

于自身细胞或其他细胞,传递其生物学信息。生长因子的功能主要是正调节靶细胞生长,通过细胞内信号转导而发挥其功能。

4. **E**。原癌基因编码的蛋白质涉及生长因子信号转导的多个环节,依据它们在细胞信号转导系统中的作用分为:细胞外生长因子、核内转录因子、跨膜生长因子受体、细胞内信号转导分子和其他因子(如凋亡抑制因子)。

5. **C**。RB 基因是最早发现的肿瘤抑制基因,最初发现于儿童视网膜母细胞瘤。正常情况下,视网膜细胞含活性 RB 基因,控制着视网膜细胞生长发育以及视觉细胞的分化。当 RB 基因一旦丧失功能或先天缺失,视网膜细胞出现异常增殖,形成视网膜细胞瘤。

6. **E**。RB 基因是最早发现的肿瘤抑制基因,编码产物定位于细胞核。RB 基因的失活不仅与视网膜母细胞瘤及骨肉瘤相关,在许多散发性肿瘤相关,如乳腺癌、非小细胞肺癌等。低磷酸化状态的 RB 对细胞周期的负调节作用是通过与转录因子 E2F – 1 的结合而实现的,细胞进入 G_1 期时 RB 处于低磷酸化状态,低磷酸化的 RB 使得细胞不能通过 G_1/S 期检查点。只有在细胞增殖信号通过依赖于 cyclinD1 的激酶 CDK4 的活化导致 RB 磷酸化后,高磷酸化的 RB 才能允许细胞跨过 G_1/S 期检查点,细胞周期进入下一步运转。

7. **D**。TP53 基因是迄今发现在人类肿瘤中发生突变最广泛的抑癌基因,50% ~ 60% 的人类各系统肿瘤中发现有 TP53 基因突变。人的 TP53 基因编码蛋白为 p53,具有转录因子活性,TP53 基因是目前发现与人类肿瘤相关性最高的基因。正常情况下,细胞中 p53 蛋白含量很低,当细胞受电离辐射或化学试剂等作用导致 DNA 损伤时,p53 表达水平迅速升高,同时 p53 蛋白中包含的一些丝氨酸残基被磷酸化修饰而被活化,活化的 p53 从细胞质移位至细胞核内,调控大量下游靶基因的转录而发挥其生物学功能。

8. **A**。二次打击学说可用于解释肿瘤遗传学。其以视网膜母细胞瘤为模型,统计发现,散发性单侧视网膜母细胞瘤的发病需要抑癌基因(RB 基因)的两次体细胞突变。而遗传性的视网膜母细胞瘤中,第一次突变发生于生殖细胞,在含有第一次突变的子代体细胞中发生第二次突变。

9. **C**。抑癌基因失活在肿瘤发生中具有重要作用,抑癌基因的作用往往是隐形的。有一些抑癌基因只失活其等位基因中的一个拷贝就会引起肿瘤发生,即一个正常的等位基因拷贝不足以完全发挥其抑癌功能,称为单倍体不足型抑癌基因。抑癌基因失活的方式常见以下三种:基因突变导致抑癌基因编码的蛋白质功能丧失或降低、杂合性丢失导致抑癌基因彻底失活、启动子区甲基化导致抑癌基因表达抑制。

10. **A**。目前普遍认为,肿瘤的发生发展是多个原癌基因和抑癌基因突变累积的结果,经过起始、启动、促进和癌变几个阶段逐步演化而产生。在基因水平上,或通过外界致癌因素，或由于细胞内环境的恶化，突变基因数目增多，基因组变异逐步扩大；在细胞水平上则要经过永生化、分化逆转、转化等多个阶段，细胞周期失控细胞的生长特性逐步得到强化。肿瘤细胞的最基本特征是细胞的失控性增殖，而失控性增殖的根本原因就是细胞周期调控机制的破坏，包括驱动机制和监控机制的破坏。监制机制的破坏可发生在损伤感应、生长停滞、DNA 修复和凋亡机制的任何一个环节上。近年来的研究也发现，一些非编码 RNA，如 miRNA 在肿瘤发生过程中也具有重要作用。

【X 型题】

1. **ABDE**。1975 年，Bishop、Varmus 等科学家从 RSV 中分离得到第一个癌基因全序列 v - Src 基因，该基因被命名为病毒癌基因；1976 年，在脊椎动物正常细胞中发现了与病毒癌基因同源序列，命名为细胞癌基因。病毒癌基因分为 RNA 病毒癌基因和 DNA 病毒癌基因，其中，RNA 病毒癌基因是逆转录病毒，且在宿主基因组中存在同源序列，即细胞癌基因；而 DNA 病毒癌基因是病毒自身的基因，在细胞基因组中无同源序列。

2. **ABCD**。原癌基因激活机制包括基因突变、基因扩增和基因重排，基因重排又包括原癌基因转录激活和融合基因产生。

3. **ADE**。抑癌基因失活的方式主要有三种，基因突变导致抑癌基因编码的蛋白质功能丧失或降低、杂合性丢失导致抑癌基因彻底失活、启动子区甲基化导致抑癌基因表达抑制。

4. **ABD**。*RB* 基因的失活不仅与视网膜母细胞瘤及骨肉瘤相关，在许多散发性肿瘤，如 50% ~85% 非小细胞肺癌、10% ~30% 乳腺癌、膀胱癌和前列腺癌中都有发现 *RB* 基因失活。RB 参与调节 E2F 等多种转录因子来控制细胞周期，影响细胞增殖和分化。RB 蛋白的活性调节：高磷酸化无活性型和非/低磷酸化活性型，由 Cyclin - CDK 来调节，被多种病毒蛋白结合抑制。G_0/G_1 前期：低磷酸化 RB 与转录因子 E2F - 1 结合→抑制转录因子 E2F - 1→抑制细胞分裂和增殖。G_1 晚期→S 期：Cyclin - CDK 表达，高磷酸化 RB 失活，与 E2F - 1 解离→ E2F - 1 调节相关基因表达→细胞增殖。

二、名词解释

1. 原癌基因：在正常的非肿瘤细胞中存在的、参与细胞生长分化并具有使细胞癌变潜能的基因。

2. 癌基因：一定条件下能够使正常细胞发生恶性转化的基因，称为癌基因。

3. 病毒癌基因：病毒中含有的能够使正常细胞发生转化的基因。RNA 病毒癌基因来源于细胞原癌基因；DNA 病毒癌基因为病毒自身基因，不来源于宿主细胞。

4. 细胞癌基因：细胞原癌基因是体内正常存在的基因，其编码的蛋白质对细胞的正常生长、个体的正常发育起着至关重要的作用。但其表达水平在正常机体中受到严密调控，保持在恰当的水平。当由于各种原因如点突变、DNA 断裂重排等导致原癌基因异常激活时，此时的原癌基因转变为癌基因，诱导易感细胞形成肿瘤。

5. 恶性转化：培养的正常细胞获得肿瘤特性称为恶性转化。

6. 功能获得突变：从正常的原癌基因转变为具有使细胞发生恶性转化的癌基因的过程，称为原癌基因的活化，这种转变属于功能获得突变。

7. 抑癌基因：存在于细胞基因组内能够抑制细胞恶性转化的基因。

8. 杂合性丢失：杂合性是指同源染色体在一个或一个以上基因座存在不同的等位基因的状态，杂合性丢失则是指一对杂合的等位基因变成纯合状态的现象。

三、简答题

1. 抑癌基因对细胞增殖起负性调控作用，其编码产物的功能有：抑制细胞增殖、抑制细胞周期进程、调控细胞周期检查点、促进凋亡、参与 DNA 损伤修复等。

2. 抑癌基因失活的机制常见以下三种：基因突变导致抑癌基因编码的蛋白质功能丧失或降低、杂合性丢失导致抑癌基因彻底失活、启动子区甲基化导致抑癌基因表达抑制。

3. 有一些抑癌基因只失活其等位基因中的一个拷贝就会引起肿瘤发生，即一个正常的等位基因拷贝不足以完全发挥其抑癌功能，称为单倍体不足型抑癌基因。有些抑癌基因，如 TP53 基因，当其一个等位基因突变失活后，其表达的 p53 突变蛋白则能抑制另一个正常等位基因产生的野生型即正常 p53 蛋白的功能，这种基因突变称为显性负突变。

4. 驱动突变：部分基因突变在肿瘤发生过程中赋予肿瘤细胞生长优势，使细胞利于经受进化过程的压力选择，这种基因突变可称为驱动突变。

5. 肿瘤转移相关因子主要有：

   (1) 细胞黏附分子，主要包括：整合素家族、免疫球蛋白超家族分子、钙黏蛋白家族、选择素家族。

   (2) 细胞外基质降解酶：基质金属蛋白酶类、纤维蛋白溶解酶及其活化因子。

   (3) 血管生成因子。

四、论述题

1. 癌基因是指一定条件下能够使正常细胞发生恶性转化的基因。按功能可将癌基因分为：

   (1) 细胞外生长因子：是细胞外的增殖信号，作用于膜受体，经各种信号通路引发一系列细胞增殖相关基因的转录激活。

   (2) 跨膜生长因子受体：接受细胞外的生长信号，并将其传入细胞内。

   (3) 细胞内信号转导分子：生长信号到达胞内后，借助一系列胞内信号转导体系，将接收到的生长信号由胞内传至核内，促进细胞生长。

（4）核内转录因子：通过与靶基因的顺式作用元件相结合，直接促进细胞增殖靶基因的转录。

（5）其他因子类，如凋亡调控因子，抑制细胞凋亡，促进持续增殖。

2. 原癌基因表达的异常激活主要通过以下三种机制：基因突变、基因扩增和基因重排。

（1）基因突变：基因上某一个核苷酸发生改变，其表达产物氨基酸组成或结构改变，导致蛋白质功能异常，肿瘤生成。包括点突变、碱基插入和缺失。

（2）基因扩增：一定条件下，某个基因的拷贝数显著增加，导致产物的量极大提高，细胞功能紊乱，引起肿瘤的发生。会引起细胞遗传学的改变。

（3）基因重排：染色体易位导致的基因重排，是原癌基因激活的一种重要方式。这个过程中，又分为原癌基因的转录激活和融合基因的产生。其中，原癌基因的转录激活是指基因重排将原癌基因移位到具有强活性的转录调控元件（启动子或增强子）附近，引起原癌基因的高表达，最终引起细胞的癌变。融合基因产生是指基因重排使两个不同基因片段顺序链接，读码框串联在一起，表达出"一个基因为头，另一个基因为尾"的融合产物。

（黄蔚）

第二十三章　DNA 重组和重组 DNA 技术

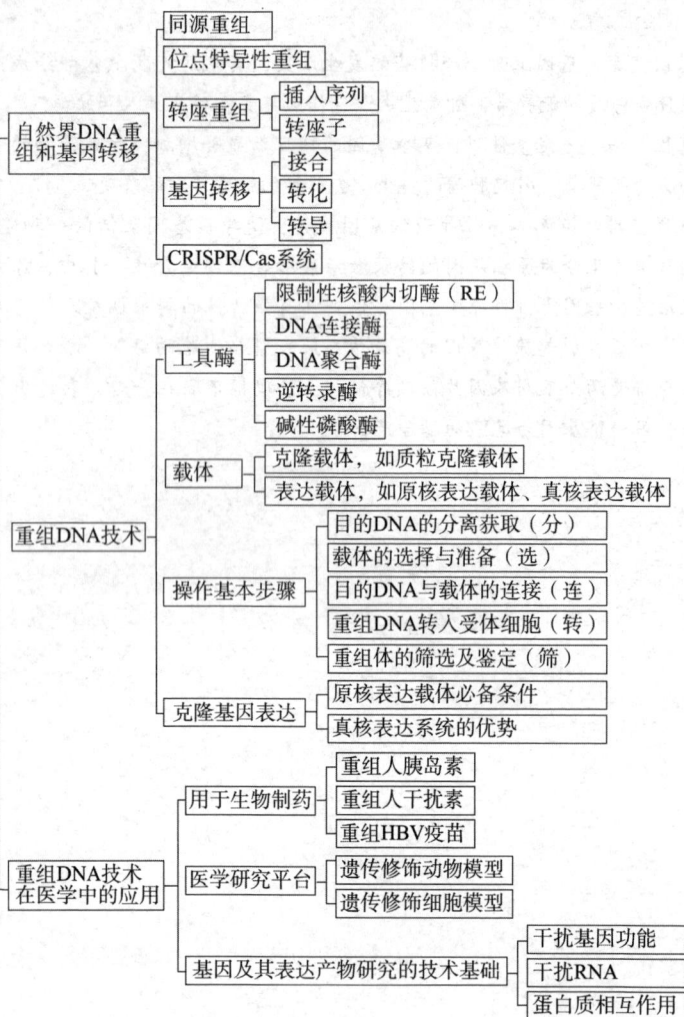

核心知识点纵览

一、DNA 重组的定义和自然界 DNA 重组方式

1. 定义　DNA 重组（DNA recombination）指不同 DNA 分子经过断裂和连接形成新 DNA 分子的过程。

2. 自然界 DNA 重组方式

（1）同源重组（homologous recombination）：又称基本重组（general recombination），是指发生在两个 DNA 分子同源序列之间的互换过程。

1）Holliday 模式是最经典的同源重组模式。

四个关键步骤：

①两个同源染色体 DNA 排列整齐。

②一个 DNA 的一条链断裂，并与另一个 DNA 对应的链连接，形成 Holliday 链接。

③通过分支移动（branch migration）产生异源双链（heteroduplex）DNA。

④Holliday 中间体切开并修复，形成两个双链重组体 DNA。

2）RecBCD 模式是大肠埃希菌的 Holliday 同源重组。

①RecBCD 复合物，三种酶活性：核酸外切酶活性、核酸内切酶活性、解旋酶活性。

②RecA 蛋白，可结合单链 DNA（ssDNA）。

③RuvC 蛋白，核酸内切酶活性，能专一性识别 Holliday 连接点。

（2）位点特异性重组：由整合酶催化完成。例如，鼠伤寒沙门菌 H 抗原编码基因中 H 片段重组就是一种位点特异性重组。

（3）转座重组或转座：指基因（或 DNA 序列）从一个位置移动到另一位置，这些可移动的 DNA 序列包括：

插入序列（insertion sequence，IS）：两端是反向重复序列（inverted repeat，IR），中间是一个转座酶（transposase）编码基因。

转座子（transposon，Tn）：与 IS 类似点——侧翼是反向重复序列，并有转座酶基因；与 IS 不同点——含有抗生素抗性等基因。

（4）原核细胞基因转移或重组的方式，真核细胞自然情况下极少采用这些方式：①接合，通过细胞接触所发生的基因转移。②转化，通过细胞自主摄取发生的 DNA 整合。③转导，病毒感染介导的 DNA 整合。

（5）CRISPR/Cas 系统：是噬菌体或质粒 DNA 与宿主菌基因组 DNA 之间发生整合的一种方式，并以此成为细菌防御病毒再次感染的获得性免疫机制。

二、重组 DNA 技术

1. 重组 DNA 技术概念　重组 DNA 技术（Recombination DNA Technology），又称分子克隆（molecular cloning）、DNA 克隆（DNA cloning）或基因工程（genetic engineering），是指通过体外操作将不同来源的两个或两个以上 DNA 分子重新组合，并在适当细胞中扩增形成新功能 DNA 分子的方法。

2. 重组 DNA 技术中常用的工具酶

（1）限制性核酸内切酶（restriction endonuclease，RE）：工具酶中最重要的是限制性核酸内切酶。Ⅱ型 RE 能在 DNA 双链内部的特异位点识别并切割，故其被广泛用作"分子剪刀"，对 DNA 进行精确切割，其特点如下：

1）识别位点通常为 6 或 4 个碱基序列，个别的 RE 识别 8 或 8 个以上碱基序列。

2）大多数 RE 的识别序列为回文结构（palindrome）。

3）有些 RE 所识别的序列虽然不完全相同，但切割 DNA 双链后可产生相同的黏端，这样的酶彼此互称同尾酶（isocaudamer）。

4）有些 RE 虽然来源不同，但能识别同一序列（切割位点可相同或不同），这样的两种酶成同裂酶（isoschizomer）。

（2）DNA 连接酶：催化 DNA 中相邻的 5′-磷酸基团和 3′-羟基末端之间形成磷酸二酯键。

（3）DNA 聚合酶I：具有 5′→3′ DNA 聚合酶活性，3′→5′核酸外切酶活性，5′→3′核酸外切酶活性。

（4）逆转录酶：以 RNA 为模版的 DNA 聚合酶。

（5）碱性磷酸酶：切除末端磷酸基团。

3. 重组 DNA 技术中常用的载体　载体（vector）是为携带目的外源 DNA 片段、实现外源 DNA 在受体细胞中无性繁殖或表达蛋白质所采用的一些 DNA 分子。载体最基本的特点是自主复制能力、单一酶切位点及筛选标志。按其功能可分为：

（1）克隆载体：用于外源 DNA 片段的克隆和在受体细胞中扩增的 DNA 分子。质粒克隆载体是重组 DNA 技术中最常用的载体，是细菌染色体外的、能自主复制和稳定遗传的双链环状 DNA 分子，具备作为克隆载体的基本特点。

（2）表达载体：用来在宿主细胞中表达外源基因的载体。表达载体是在克隆载体的基础上加上基因表达调控元件。依据其宿主细胞的不同可分为：

1）原核表达载体（prokaryotic expression vector）：除了具有克隆载体的基本特征外，还有供外源基因有效转录和翻译的原核表达调控序列，如启动子、核糖体结合位点即 SD 序列（Shine-Dalgarno sequence）、转录终止序列等。

2）真核表达载体（eukaryotic expression vector）：

①含有必不可少的原核序列，如复制起点、抗性基因、MCS 等。

②真核表达调控元件，如真核启动子、增强子、转录终止序列、poly A 加尾信号等。

③真核细胞复制起始序列。

④真核细胞药物抗性基因。

4. 重组 DNA 技术的操作步骤

（1）目的 DNA 的分离获取（分）：方法主要有以下几种。化学合成法、从基因组文库和 cDNA 文库中获取目的 DNA、PCR 法、也可采用酵母单杂交系统克隆 DNA 结合蛋白的编码基因，或用酵母双杂交系统克隆特异性相互作用蛋白质的编码基因。

（2）载体的选择与准备（选）：获取目的 DNA 片段，通常选用克隆载体；获取目的 DNA 片段所编码的蛋白质，选择表达载体。选择载体时还要考虑目的 DNA 的大小、受体细胞的种类和来源，以及注意载体内应有适宜的单一酶切位点或 MCS，以便根据目的 DNA 片段，对载体进行适当的酶切处理。

（3）目的 DNA 与载体的连接（连）：依据目的 DNA 和线性化载体末端的特点，连接策略分为黏端连接、平端连接和黏 – 平端连接。

（4）重组 DNA 转入受体细胞（转）

1）转化（transformation）：是指将外源 DNA 直接导入细菌、真菌的过程，受体细胞经过处理成为感受态细胞（competent cells）。

2）转染（transfection）：是指将外源 DNA 直接导入真核细胞（酵母除外）的过程，常用磷酸钙共沉淀法，脂质体融合法。

3）感染（infection）：是指以病毒颗粒作为外源 DNA 运载体导入宿主细胞的过程，如噬菌体、腺病毒等。

（5）重组体的筛选及鉴定（筛）：重组 DNA 分子导入宿主细胞后，可通过载体携带的选择标记或目的 DNA 片段的序列特征进行筛选和鉴定，从而获得含重组 DNA 分子的宿主细胞。筛选和鉴定方法主要有：

1）遗传标志筛选法：最常用的是抗性筛选：将含有某种抗生素抗性基因的重组载体转化宿主细胞，然后在含相应抗生素的培养液中培养此细胞，若细胞能在这种条件下生长，则说明细胞中至少应含有导入的载体，但是否是插入目的 DNA 的载体，还需要进一步鉴定。若细胞中没有载体，则被抗生素杀死。最有特色的是蓝白斑筛选。

2）序列特异性筛选法：根据序列特异性筛选的方法包括 RE 酶切法、PCR 法、核酸杂交法、DNA 测序法等。

3）亲和筛选法：亲和筛选法的前提是重组 DNA 进入宿主细胞后能够表达出其编码产物。常用的亲和筛选法的原理是基于抗原 – 抗体反应或配体 – 受体反应。

5. 克隆基因的表达　表达体系可笼统地分为：

（1）原核表达体系：*E. coli* 是当前应用最多的原核表达体系。

（2）真核表达体系：如酵母、昆虫、哺乳细胞等。

典型题突破

一、选择题

【A 型题】

1. 重组 DNA 技术中能识别差异序列，切割 DNA 的酶是
   - A. 逆转录酶
   - B. Ⅱ型 RE
   - C. DNA 连接酶
   - D. DNA 聚合酶
   - E. 碱性磷酸酶

2. BamH Ⅰ、Bgl Ⅱ 的识别位点分别是：G↓GATCC、A↓GATCT，用这两种酶分别切割载体 DNA 和目的基因，下列说法正确的是
   - A. 不能产生相同的黏性末端，两种酶为异源同工酶
   - B. 不能产生相同的黏性末端，两种酶为同切点酶
   - C. 不能产生相同的黏性末端，两种酶互为限制性核酸内切酶
   - D. 能产生相同的黏性末端，两种酶互为同裂酶
   - E. 能产生相同的黏性末端，两种酶互为同尾酶

3. 重组 DNA 技术中可以将目的基因与载体 DNA 拼接的酶是
   - A. Ⅰ型 RE
   - B. Ⅱ型 RE
   - C. DNA 连接酶
   - D. DNA 聚合酶
   - E. 碱性磷酸酶

4. 重组 DNA 技术中的许多载体质粒都有抗生素基因，用途是
   - A. 便于外源基因插入质粒
   - B. 促进质粒转化
   - C. 方便带有目的基因的宿主菌的筛选
   - D. 利于宿主菌的生物繁殖
   - E. 协助目的基因的表达

5. 关于蓝白斑筛选法的原理，下面哪种说法不正确
   - A. 噬斑颜色变化
   - B. lacZ 基因表达活性的变化
   - C. IPTG 的分解与否
   - D. X‐gal 的分解与否
   - E. lacZ 是否有外源基因插入

6. 不属于真核表达体系的是：
   - A. MCF‐7 细胞
   - B. Sf9 细胞
   - C. *E. coli* 细胞
   - D. U2OS 细胞
   - E. SH‐SY5Y 细胞

7. RecBCD 复合物具有下列哪种酶活性
   - A. DNA 连接酶活性
   - B. 异构酶活性
   - C. 整合酶活性
   - D. 核酸内切酶活性
   - E. 聚合酶活性

8. 以下属于位点特异性重组的是
   - A. 鼠伤寒沙门菌 H 抗原编码基因中 H 片段重组
   - B. *E. coli* 的 RecBCD 同源重组
   - C. 转座重组
   - D. Holliday 模型
   - E. CRISPR‐CAS9 介导的同源重组

9. 利用重组 DNA 技术生产的世界上第一个基因工程产品是
   - A. 胰岛素
   - B. 生长激素

C. 白细胞介素　　D. 重组 HPV 疫苗

E. 干扰素

10. Ⅱ 型限制性核酸内切酶的作用机制是

A. 识别单链 DNA 分子

B. 识别的碱基序列具有回文结构

C. 识别的碱基序列不具有倒转的重复顺序

D. 在特定位点切割 DNA 内部的氢键

E. 对双链 DNA 与单链 DNA 一视同仁

11. 重组 DNA 技术中，以下不可用做基因载体的是

A. cDNA

B. 噬菌体 DNA

C. 酵母人工染色体

D. 细菌人工染色体

E. 质粒 DNA

12. 以下哪个元件不是质粒克隆载体必须具备的

A. 启动子

B. 复制起点

C. 多克隆酶切位点

D. 选择标志

E. 以上都需要

13. 不属于基因工程应用的是

A. 建立遗传修饰细胞模型

B. 基因治疗

C. 基因编辑

D. 生物制药

E. DNA 测序

14. 将重组 DNA 分子导入感受态细菌的方法是

A. 转导　　　　　B. 转座

C. 转化　　　　　D. 接合

E. 转染

15. 重组 DNA 技术中可以用来切除末端磷酸基团的酶是

A. Ⅰ 型 RE　　　B. Ⅱ 型 RE

C. DNA 连接酶　D. DNA 聚合酶

E. 碱性磷酸酶

【X 型题】

1. 关于重组 DNA 技术的叙述，错误的是

A. 只有质粒、噬菌体可作为载体

B. 限制性内切酶是主要工具酶之一

C. 重组 DNA 由载体 DNA 和目标 DNA 组成

D. 重组 DNA 分子经转化或转染可进入宿主细胞

E. 进入细胞内的重组 DNA 均可表达目标蛋白

2. 常用质粒载体的特点是

A. 环型单链 DNA 分子

B. 线性双链 DNA 分子

C. 具有自我复制能力

D. 有适宜的 RE 单一切点

E. 至少有一个筛选标志

3. 基因工程中目的基因的来源，包括

A. 基因组 DNA 文库

B. cDNA 文库

C. PCR 法扩增的 DNA 片段

D. 酵母双杂交系统克隆 DNA 结合蛋白基因

E. 化学合成法获得 DNA 片段

4. DNA 重组的步骤包括

A. 目的 DNA 的分离获取

B. 目的 DNA 与载体的连接

C. 载体的选择与准备

D. 筛选含重组体克隆

E. 重组 DNA 转入受体细胞

5. 重组体的筛选、鉴定方法包括

A. 抗药性标志选择

B. DNA 测序法

C. PCR 法

D. 标志补救筛选法

E. 蓝白斑法

二、名词解释

1. DNA 重组

2. 重组 DNA 技术

3. 限制性核酸内切酶

4. 同源重组

5. CRISPR/Cas 系统

三、简答题

1. 质粒载体的基本特征有哪些?

2. Holliday 模式是最经典的同源重组模式,简述四个关键步骤。

3. 重组 DNA 技术中目的基因的获取方式有哪些?

4. 简述蓝白斑筛选的基本含义。

5. 简述载体的基本特点及分类。

四、论述题

1. 利用基因工程技术,让 LSD1 蛋白在乳腺癌细胞系 MDA - 231 中表达,来探讨 LSD1 在乳腺癌细胞中的作用。实验室有 cDNA 文库,可以合成针对编码 LSD1 的基因(*LSD1*)的探针和引物;有 pcDNA3 的质粒载体(载体全长 5.4 Kb,多克隆位点包含 *BamH* Ⅰ、*EcoR* Ⅰ、*Hind* Ⅲ、*Kpn* Ⅰ 等酶切位点,含 Amp^r 基因)如图 23 - 1,各种限制性内切酶,各种 DNA 聚合酶、连接酶,有感受态细菌 DH5α,有各种抗生素;也完全有条件对重组子进行测序;可以培养 MDA - 231 细胞,也有脂质体;做 Western blot 所需也一应俱全,LSD1 的抗体也有。

该怎么利用分子克隆的方法让 LSD1 在 MDA - 231 细胞中表达,并检测是否表达成功?

2. 自然界 DNA 重组的方式有哪些?

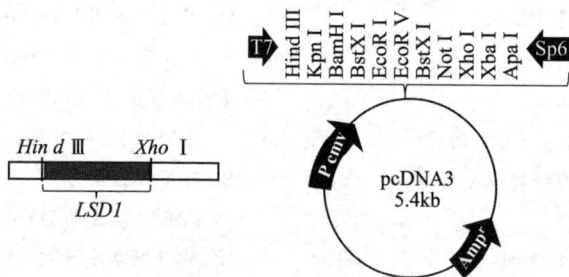

图 23 - 1 的基因及克隆载体示意图

参考答案

一、选择题

【A 型题】

1. **B**。限制性核酸内切酶 II 型酶能在 DNA 双链内部的特异位点识别并切割，故其被广泛用作"分子剪刀"，对 DNA 进行精确切割。

2. **E**。BamH I 切后产生的末端为 CCTAG，Bgl II 切后产生的末端为 TCTAG，产生相同黏性末端。识别的序列虽然不完全相同，但切割 DNA 双链后可产生相同的黏端，这样的酶彼此互称同尾酶。

3. **C**。DNA 连接酶催化 DNA 链一个碱基 3′–OH 末端和它相邻碱基的 5′–P 末端形成磷酸二酯键，从而把两个相邻的碱基连接起来。

4. **C**。克隆载体的基本特点之一是至少有一个选择标志，从而区分含有载体和不含有载体的细胞，如抗生素抗性基因、β–半乳糖苷酶基因（lacZ）、营养缺陷型受基因等。

5. **C**。IPTG 是强诱导剂，不被细菌代谢，十分稳定。

6. **C**。*E. coli* 是当前应用最多的原核表达体系，Sf9 为昆虫细胞系，U2OS、MCF–7 和 SH–SY5Y 均为哺乳动物细胞系。

7. **D**。RecBCD 复合物，三种酶活性：核酸外切酶、核酸内切酶、解旋酶活性。

8. **A**。鼠伤寒沙门菌 H 抗原编码基因中 H 片段重组是基因片段倒位属于细菌位点特异性重组的一种方式。*E. coli* 的 RecBCD 同源重组和 Holliday 模型属于同源重组。转座重组是指由插入序列和转座子介导的基因移位或重排。

9. **A**。重组人胰岛素是利用重组 DNA 技术生产的世界上第一个基因工程产品。

10. **B**。限制性核酸内切酶（RE）简称为限制性内切酶或限制酶，是一类核酸内切酶，能识别双链 DNA 分子内部的特异序列并裂解磷酸二酯键。II 型酶能在 DNA 双链内部的特异位点识别并切割，故其被广泛用作"分子剪刀"，对 DNA 进行精确切割。因此，重组 DNA 技术中所说的 RE 通常指 II 型酶。大多数 RE 的识别序列为回文序列。

11. **A**。载体是为携带目的外源 DNA 片段、实现外源 DNA 在受体细胞中无性繁殖或表达蛋白质所采用的一些 DNA 分子。cDNA 不具备上述功能。

12. **A**。克隆载体只需满足目的 DNA 的扩增即可，启动子是基因表达时所需的元件，并不是克隆载体所必需的。

13. **E**。基因工程广泛应用于生命科学和医学研究、基因编辑、基因治疗、法医学鉴定、物种修饰与改造、生物制药等诸多领域。

14. **C**。将重组 DNA 分子导入受体细胞的方法包括：转化、转染、感染。其中转化是指将外源 DNA 直接导入细菌、真菌的过程，即此题干所问；转染是指将外源 DNA 直接导入真核细胞（酵母除外）的过程。

15. **E**。碱性磷酸酶催化切除末端磷酸基团。

【X 型题】

1. **AE**。人工染色体也可以作为载体。克隆载体上的重组 DNA 只能扩增目的片段，不能表达蛋白。

2. **CDE**。载体最基本的特点是自主复制能力、单一酶切位点及筛选标志。质粒克隆载体是重组 DNA 技术中最常用的载体，是细菌染色体外的、能自主复制和稳定遗传的双链环状 DNA 分子，具备作为克隆载体的基本特点。

3. **ABCDE**。分离获取目的 DNA 的方法主要有以下几种：化学合成法、从基因组 DNA 文库和 cDNA 文库中获取目的 DNA、PCR 法、酵母双杂交系统克隆 DNA 结合蛋白基因等。目前最常用的方法是 PCR 法。

4. **ABCDE**。一个完整的 DNA 克隆过程包括五大步骤：①目的 DNA 的分离获取（分）；②载体的选择与准备（选）；③目的 DNA 与载体的连接（连）；④重组 DNA 转入受体细胞（转）；⑤重组体的筛选及鉴定（筛）。

5. **ABCDE**。重组 DNA 筛选和鉴定方法主要有三种：①遗传标志筛选法：包括抗生素抗性筛选、插入失活/插入表达筛选、利用标志补救筛选（如蓝白斑筛选）、利用噬菌体的包装特性筛选；②序列特异性筛选：如核酸杂交法、DNA 测序法、PCR 法；③亲和筛选法。

二、名词解释

1. DNA 重组：不同 DNA 分子经过断裂和连接形成新 DNA 分子的过程。

2. 重组 DNA 技术：又称分子克隆、DNA 克隆或基因工程，是指通过体外操作将不同来源的两个或两个以上 DNA 分子重新组合，并在适当细胞中扩增形成新功能 DNA 分子的方法。

3. 限制性核酸内切酶：简称为限制性内切酶或限制酶，是一类核酸内切酶，能识别双链 DNA 分子内部的特异序列并裂解磷酸二酯键。

4. 同源重组：是指发生在两个相似或相同 DNA 分子之间核苷酸序列互换的过程，又称基本重组。

5. CRISPR/Cas 系统：是指由 *Cas* 基因编码的 Cas 蛋白催化 CRISPR 形成，以及 CRISPR 转录产物与 Cas 蛋白相配合介导入侵 DNA 切割的机制，并成为细菌抵抗病毒感染的一种获得性免疫机制。

三、简答题

1. 质粒载体的基本特征是双链环状 DNA 分子，至少有一个复制起点使载体能在宿主细胞中自主复制，并能使克隆的外源 DNA 片段得到同步扩增；至少有一个选择标志，从而区分含有载体和不含有载体的细胞；有适宜的 RE 单一切点，可供外源基因插入载体。

2. Holliday 模式是最经典的同源重组模式，四个关键步骤：①两个同源染色体 DNA 排列整齐；②一个 DNA 的一条链断裂，并与另一个 DNA 对应的链连接；③通过分支移动产生异源双链 DNA；④Holliday 中间体切开并修复，形成两个双链重组体 DNA。

3. 重组 DNA 技术中，分离获取目的 DNA 的方法主要有以下几种：化学合成法、从基因组 DNA 文库和 cDNA 文库中获取目的 DNA、PCR 法、酵母双杂交系统克隆 DNA 结合蛋白基因等。目前最常用的方法是 PCR 法。

4. 当外源基因的插入位点设计在 lacZ 基因内部时，外源基因的插入则会干扰 lacZ 的表达，利用 lacZ⁻ 菌株为宿主细胞，在含 lacZ 底物 X – gal 和诱导剂 IPTG 的培养基上生长时会出现白色菌落；如果在 lacZ 基因内无外源基因插入，则有 lacZ 表达，转化菌在同样条件下呈蓝色菌落，这就是蓝白筛选。

5. 载体最基本的特点是自主复制能力、单一酶切位点及筛选标志。按其功能可分为克隆载体和表达载体。表达载体是在克隆载体的基础上加上基因表达调控元件。依据其宿主细胞的不同分为原核表达载体和真核表达载体。

四、论述题

1. 主要步骤为：

（1）合成引物，利用 cDNA 文库，PCR 扩增 *LSD1*。

（2）利用 *Hind*Ⅲ和 *Xho* Ⅰ两种限制性内切酶，分别切 PCR 产物和 pcDNA3 的质粒载体。

（3）上述酶切后的两种 DNA 混合后，加 T4 DNA 连接酶，链接 DNA 片段。

（4）链接产物导入感受态细菌 DH5α 中，转化、涂板。

（5）氨苄霉素筛选阳性克隆。

（6）阳性重组 DNA 提取后，转染进乳腺癌细胞 MDA – 231 中，Western blot 检测 LSD1 表达与否。

2. 自然界 DNA 重组方式有以下几种：

（1）同源重组，又称基本重组，是指发生在两个 DNA 分子同源序列之间的互换过程。Holliday 模式是最经典的同源重组模式。

（2）位点特异性重组，是指发生在至少拥有一定程度序列同源性片段间 DNA 链的互换过程，也称保守的位点特异性重组，由整合酶催化完成，如，鼠伤寒沙门菌 H 抗原编码基因中 H 片段重组就是一种位点特异性重组。

（3）转座重组或转座，指基因（或 DNA 序列）从一个位置移动到另一位置，这些可移动的 DNA 序列包括：插入序列、转座子。

（4）原核细胞（如细菌）可通过细胞间直接接触（接合作用）、细胞主动摄取（转化作用）或噬菌体传递（转导作用）等方式进行基因转移或重组。

（5）CRISPR/Cas 系统，是噬菌体或质粒 DNA 与宿主菌基因组 DNA 之间发生整合的一种方式，并以此成为细菌防御病毒再次感染的获得性免疫机制。

（刘舒萌）

第二十四章 常用分子生物学技术的原理及其应用

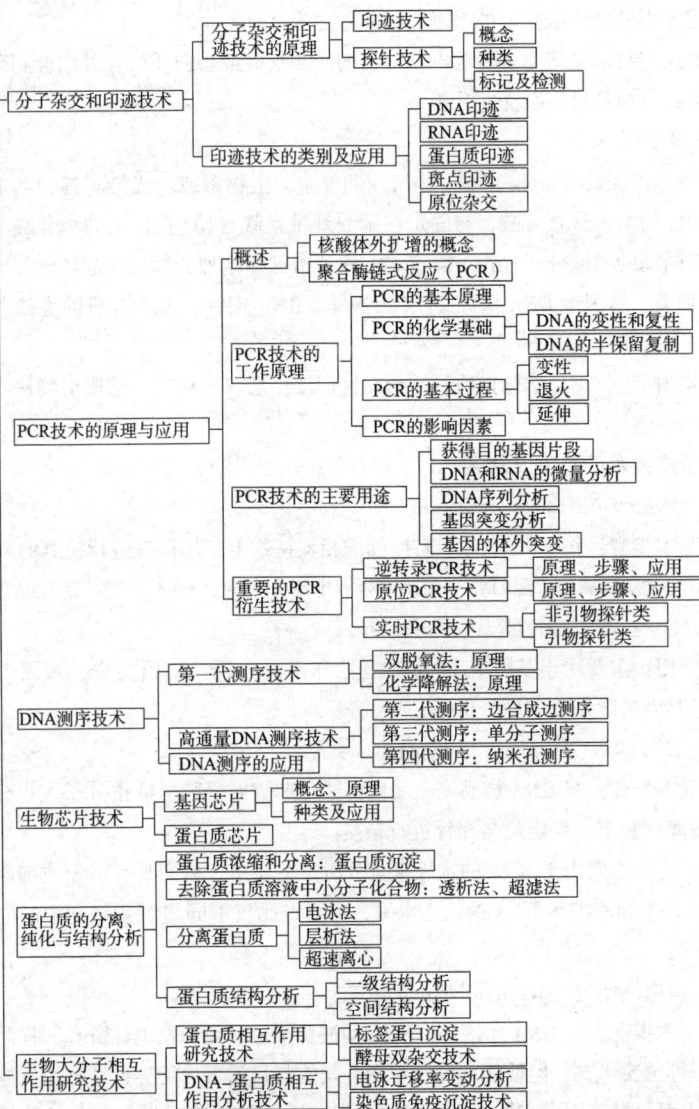

核心知识点纵览

一、分子杂交和印迹技术

1. 分子杂交和印迹技术的原理

（1）印迹技术：印迹指将凝胶中的待测核酸或蛋白质转移到固相膜上，这一技术类似于用吸墨纸吸收纸张上的墨迹，因此称之为"blotting"。

印迹杂交技术是将通过凝胶电泳分离的待测核酸或蛋白质转移并结合到固相支持物上，然后与探针进行杂交并分析。

（2）探针技术

1）概念：探针（probe）是一小段用同位素、生物素或荧光染料标记其末端或全链的已知序列的多聚核苷酸，与固定在硝酸纤维素膜（NC膜）上的核苷酸结合，判断是否有同源的核酸分子存在。简言之，探针指已知序列的标记核酸片段。

2）种类：基因组DNA探针、cDNA探针、RNA探针、人工合成的寡核苷酸探针（ASO）。

探针的标记：①化学标记法；②酶促标记法：切口平移法、随机引物法、末端标记、PCR标记法。

2. 印迹技术的类别及应用

（1）DNA印迹（Southern blotting）

1）基本步骤：将DNA电泳、转印到固相支持物上，用探针进行检测的方法。

限制性内切酶切待测DNA→琼脂糖凝胶电泳分离待测DNA片段→使DNA变性→中和→预杂交→杂交→放射自显影→结果分析。

2）应用：主要用于基因组DNA的定性和定量分析、基因突变、基因多态性分析、克隆基因的限制酶图谱分析等。

（2）RNA印迹（Northern blotting）

1）基本步骤：将RNA样品完全变性，通过琼脂糖凝胶电泳按分子大小分离，然后转移到固相膜上，固定后与探针进行杂交。

2）应用：主要用于RNA的定性定量分析。主要用于检测某一组织或细胞中已知的特异mRNA和非编码RNA的表达水平，也可以比较不同组织和细胞中的同一基因的表达情况。

（3）蛋白质印迹（Western blotting）

1）基本步骤：与DNA印迹法、RNA印迹法类似，也包括电泳分离、样品转印和检测分析等主要步骤，但使用的探针不同，是能与目的蛋白特异性结合的抗体。

2）应用：主要用于定性和半定量分析蛋白质样品，以及蛋白质分子的相互作用研究等。

（4）斑点印迹（dot blotting）

1）基本步骤：可以不经电泳分离，直接将样品点在 NC 膜上用于核酸杂交分析。

2）应用：主要用于基因缺失或拷贝数改变的检测。

（5）原位杂交（*in situ* hybridization，ISH）：将标记的核酸探针与固定在细胞或组织中的核酸进行杂交，对核酸进行定性、定位和相对定量分析的方法。

二、PCR 技术的原理与应用

1. 概述

（1）核酸体外扩增：通过无细胞体系的化学反应实现目的 DNA 的扩增。

（2）1983 年，K. Mullis 发明了聚合酶链式反应（Polymerase chain reaction，PCR）技术。

2. PCR 技术的工作原理

（1）PCR 的基本原理：以拟扩增的 DNA 分子为模板，以一对分别与模板 5′－端和 3′－端相互补的寡核苷酸片段作为引物，在 DNA 聚合酶的作用下，按照半保留复制的机制沿着模板链延伸直至完成两条新链的合成。

（2）PCR 的化学基础：①DNA 的变性和复性；②DNA 的半保留复制。

（3）PCR 的基本过程

1）变性（denature）：模板 DNA 在 94℃左右的高温条件下双螺旋的氢键断裂，双链 DNA 解链成为单链 DNA 并游离于反应液中。

2）退火（annealing）：人工合成的两条寡核苷酸引物在适当温度下分别与模板 DNA 扩增区域的两端按碱基互补配对结合，此时，DNA 聚合酶便可开始合成新链。

3）延伸（extension）：在 4 种 dNTP 底物及 Mg^{2+} 存在的条件下，DNA 聚合酶在最适作用温度下将单核苷酸按碱基互补配对原则从引物的 3′－端掺入，使引物沿 5′→3′方向延伸合成新链 DNA。

（4）PCR 反应体系，基本成分包括模板 DNA、特异引物、耐热性 DNA 聚合酶、dNTP、含有 Mg^{2+} 的缓冲液。

（5）PCR 的影响因素：反应初期时靶序列 DNA 片段是呈指数形式增加，随着 PCR 产物的积累，靶序列 DNA 片段不再呈指数增加，进入线性增长期或静止期，该现象被称为"平台效应"。平台效应出现的时间取决于起始模板的拷贝数、DNA 聚合酶的活性、底物 dNTP 的浓度等多种因素。

3. PCR 技术的主要用途　①获得目的基因片段；②DNA 和 RNA 的微量分析；③DNA 序列分析；④基因突变分析；⑤基因的体外突变。

4. 重要的 PCR 衍生技术

（1）逆转录 PCR 技术

1）基本步骤：以 RNA 为模版，在逆转录酶的作用下逆转录为 cDNA，再以 cDNA

为模版通过 PCR 反应来扩增目的基因。

2）应用：直接从总 RNA 或 mRNA 分离获取目的基因；对已知序列的 RNA 进行定性和半定量分析；合成 cDNA 探针；构建 RNA 高效转录系统；检测 RNA 病毒等。

（2）原位 PCR 技术

1）基本步骤：利用完整的细胞作为一个微小的反应体系来扩增细胞内的目的基因片段。PCR 反应是在甲醛溶液固定、石蜡包埋的组织切片或细胞涂片上的单个细胞内进行。

2）应用：分辨鉴定带有靶序列的细胞；对靶序列进行细胞定位等。

（3）实时 PCR 技术

1）定义：通过动态监测反应过程中的产物量，消除了产物堆积对定量分析的干扰，亦被称为定量 PCR。

2）基本原理：在 PCR 反应体系中加入荧光基团，利用荧光信号积累实时监测整个 PCR 进程，最后通过扩增曲线对未知模板进行定量分析的方法。

3）分类

①非引物探针类实时 PCR：加入能与双链 DNA 结合的荧光染料。常用染料为能结合到 DNA 双螺旋小沟区域的荧光染料 SYBR Green。

②引物探针类实时 PCR：通过使用荧光标记的引物作为探针来产生荧光信号。

4）应用：在肿瘤领域的应用；用于多态性分析；用于病原体检测等。

三、DNA 测序技术

1. 第一代测序技术

（1）双脱氧测序法：即 Sanger 测序，亦称为链终止法。

1）基本原理：通过合成与单链 DNA 互补的多核苷酸链，在反应体系中加入双脱氧核苷酸，由于其缺少 $3'$ – 羟基端，会使聚合反应终止，因此合成的互补链可在不同位置随机终止反应，产生只差一个核苷酸的 DNA 分子，从而来读取待测 DNA 分子的顺序。

2）应用：四色荧光分析测序技术，与双脱氧终止法测序原理相同，只是用不同的荧光色彩标记 ddNTP，而简化为由 1 个泳道同时判读 4 种碱基。在电泳过程中，用激光激发电泳的片断产生荧光，被荧光感受器接受，最终转换成电信号，被计算机读出，或打印出来。

（2）化学降解法

基本原理：在选定的核苷酸碱基中引入化学基团，再用化合物处理，使 DNA 分子在被修饰的位置降解。

2. 高通量测序技术 即第二代、第三代、第四代测序技术。

（1）第二代测序技术

1）特点：边合成边测序，即通过捕捉新合成的末端的标记来确定 DNA 的序列。

2）常用测序技术及原理

① 454 基因组测序仪：利用在同一反应体系中，由四种酶所催化的酶级联化学发光反应，即焦磷酸测序，检测 DNA 合成过程产生的焦磷酸。

② Solexa/Illumina 测序仪：采用桥式 PCR，检测 DNA 合成反应中掺入的荧光标记单核苷酸。

③ SOLiD 测序仪：基于四色荧光标记的寡核苷酸，进行多次的连接合成。

三个高通量测序仪器在原理上很多的共同之处：将目标 DNA 剪切为小片段、单个小片段 DNA 分子结合到固相表面、单分子独立扩增、每次只复制一个碱基（A、C、T、G）并检测信号、高分辨率的成像系统。

（2）第三代测序技术

1）特点：以单分子测序为主要特征，无需对核酸片段进行 PCR 扩增，测序成本降低；数据读取速度更快；测序读长可达几千个碱基，测序通量进一步提高。

2）常用测序技术：HeliScope 测序分析技术、单分子实时技术（SMRT）、基于荧光共振能量传递（FRET）测序技术、半导体测序技术。

（3）第四代测序技术

1）特点：纳米孔测序技术，直接读取 DNA 序列信息。

2）常用测序技术：MinION 纳米孔测序仪。

3. DNA 测序的应用

（1）通过人群大样本分析，确定单基因遗传病和多基因变异相关疾病的 SNP 位点、基因结构变异、基因拷贝数变异等。

（2）检测肿瘤组织的染色体畸变、癌基因和抑癌基因突变位点、融合基因等。

（3）个人基因组分析，建立 SNP 位点与疾病易感性、药物敏感性等联系。

（4）用于病原微生物检测，确定分子分型。

四、生物芯片技术

1. 基因芯片　将许多特定的 DNA 片段有规律地紧密排列固定于单位面积的支持物上，然后与待测的荧光标记样品进行杂交，杂交后用荧光检测系统等对芯片进行扫描，通过计算机系统对每一位点的荧光信号作出检测、比较和分析，从而迅速得出定性和定量的结果。也称为 DNA 微阵列（DNA microarray）。

2. 蛋白质芯片　将高度密集排列的蛋白质分子作为探针点阵固定在固相支持物上，当与待测蛋白质样品反应时，可捕获样品中的靶蛋白质，再经检测系统对靶蛋白质进行定性和定量分析的一种技术。

五、蛋白质的分离、纯化与结构分析

1. 蛋白质沉淀用于蛋白质浓缩和分离

（1）有机溶剂沉淀法：丙酮、乙醇等有机溶液可以使蛋白质沉淀，再将其溶解在小体积溶剂中即可获得浓缩的蛋白质溶液。

（2）盐析分离法：盐析是将硫酸铵、硫酸钠或氯化钠加入蛋白质溶液，使蛋白质表面电荷被中和以及水化膜被破坏，导致蛋白质在水溶液中的稳定性因素去除而沉淀。

（3）免疫沉淀分离法：利用特异抗体识别相应抗原并形成抗原抗体复合物的性质，可从蛋白质混合液中分离获得抗原蛋白。

2. 去除蛋白质溶液中小分子化合物

（1）透析法：利用透析袋将大分子蛋白质与小分子化合物分开的方法。

（2）超滤法：常用。应用正压或离心力使蛋白质溶液透过一定截留分子量的超滤膜，达到浓缩蛋白质溶液的目的。

3. 分离蛋白质

（1）电泳法：①SDS - 聚丙烯酰胺凝胶电泳；②等电聚焦电泳；③双向凝胶电泳。

（2）层析法：①离子交换层析；②凝胶过滤，又称分子筛层析；③亲和层析。

（3）超速离心法：蛋白质在高达 500000g 的重力作用下，在溶液中逐渐沉降，直至其浮力与离心所产生的力相等时，沉降停止。

4. 蛋白质结构分析

（1）蛋白质一级结构分析

1）离子交换层析分析蛋白质的氨基酸组分。

2）测定多肽链的氨基端和羧基端的氨基酸残基。

3）肽链序列的测定。

（2）蛋白质空间结构分析

1）圆二色光谱法测定蛋白质二级结构。

2）X 射线衍射和核磁共振进行蛋白质三维空间结构解析。

3）生物信息学预测蛋白质空间结构。

六、生物大分子相互作用研究技术

1. 蛋白质相互作用研究技术

（1）标签蛋白沉淀：最常用的标签为谷胱甘肽 S - 转移酶（GST）。

（2）酵母双杂交技术：分析细胞内位置蛋白质相互作用的主要手段之一。

2. DNA - 蛋白质相互作用分析技术

（1）电泳迁移率变动：研究转录因子的经典方法。

（2）染色质免疫沉淀：目前研究体内 DNA 与蛋白质相互作用的主要方法。

典型题突破

一、选择题

【A 型题】

1. 在一定的条件下，来源不同的两条单链核酸分子，通过碱基互补形成异源双链的过程是
   A. 复性　　　　　　 B. 杂交
   C. 变性　　　　　　 D. DNA 印迹
   E. RNA 印迹

2. 用同位素、生物素或荧光染料等标记已知序列的末端或全链的多聚核苷酸，称为
   A. 引物　　　　　　 B. 杂交
   C. 抗原　　　　　　 D. 探针
   E. 印迹

3. 关于 Southern 印迹，正确的是
   A. 用于分析 RNA 的技术
   B. 只能用于基因多态性分析
   C. 用于 DNA 定性、定量研究
   D. 不需要使用探针
   E. 属于液相杂交

4. 关于 Northern 印迹，不正确的是
   A. 先电泳再进行核酸变性
   B. 先对核酸变性再进行电泳
   C. 转移前无需进行限制性内切酶切割
   D. 需要使用探针
   E. 用于分析 RNA 的技术

5. 当要检测的目的序列是 DNA 时，应选用哪一项技术
   A. 复性　　　　　　 B. Western 印迹
   C. Eastern 印迹　　　 D. Northern 印迹

   E. Southern 印迹

6. 斑点印迹杂交技术中，以下实验步骤可以省略的是
   A. 电泳
   B. 样品点在 NC 膜上
   C. 杂交
   D. 标记探针
   E. 结果检测

7. 聚合酶链式反应是分子生物学的常用技术，以下说法不正确的是
   A. 其化学基础是 DNA 的变性、复性
   B. 是在体外模拟 DNA 复制的过程
   C. Tag DNA 聚合酶具有 $3'\rightarrow5'$ 方向外切酶活性
   D. 可以用于基因突变分析
   E. 实时定量 PCR 是其衍生技术

8. 有关 PCR 描述正确的是
   A. 只有退火和延伸两个步骤
   B. 需要 DNA 限制性核酸内切酶
   C. PCR 的引物碱基 GC 含量越高越好
   D. PCR 的产物与循环数呈 3 的指数倍增长
   E. DNA 片段可以作为 PCR 扩增的模板

9. 在逆转录 PCR 技术中，不正确的是
   A. RNA 作为模版直接扩增目的基因
   B. 关键步骤是 RNA 的提取
   C. 可以检测低拷贝数的 RNA
   D. 可以用于合成 cDNA 探针
   E. 必须使用逆转录酶

10. 实时定量 PCR 是重要的 PCR 衍生技术，说法正确的是
    A. 只能进行半定量分析
    B. 需在反应体系中加入荧光基团
    C. SYBR Green 是特异性的荧光探针
    D. TaqMan 探针可以结合到 DNA 双螺旋小沟区域
    E. 只能定性检测病原体

11. 在 Sanger 测序中，正确的是
    A. 反应基础是 RNA 链的合成
    B. 反应体系中加入 dNTP 和 NTP
    C. 借助了碱基的修饰和降解
    D. 由于 ddNTP 使延伸终止
    E. 利用高温反应使延伸终止

12. 关于化学降解法 DNA 测序，正确的是
    A. 由于加入了 ddNTP 使延伸终止
    B. DNA 片段的每个碱基都需进行标记
    C. 利用化学试剂对 mRNA 进行降解
    D. 利用放射性标记和化学试剂对 DNA 片段降解
    E. 利用高温反应使延伸终止

13. 关于生物芯片，正确的是
    A. 只能用于检测核酸
    B. 只能用于定性检测
    C. 基因芯片是利用核酸分子杂交实现的
    D. 基因芯片的本质是聚合酶链式反应
    E. 蛋白质芯片常用探针是 cDNA

14. 分离蛋白质时，正确的是
    A. 有机溶剂沉淀蛋白质后无需分离溶剂
    B. 分离等电点相近但分子量相差较大的两种蛋白质首选离子交换层析法
    C. SDS - 聚丙烯酰胺凝胶电泳按照蛋白质等电点分离
    D. 等电聚焦电泳的迁移率与分子量有关
    E. 二维凝胶电泳先以蛋白质的电荷量差异分离，再以分子量差异分离

15. SDS - 聚丙烯酰胺凝胶电泳是一种常用分离蛋白质的方法，关于其原理说法不正确的是
    A. 支撑物是聚丙烯酰胺凝胶
    B. SDS 是一种阳离子去污剂
    C. 蛋白质在电场中的泳动只与蛋白质分子量大小相关
    D. 蛋白质在电场中的泳动与其电荷量无关
    E. SDS 与蛋白质结合后使蛋白质获得负电荷

【X 型题】

1. 可以用于标记探针的是
   A. 放射性核素　　B. 生物素
   C. 地高辛　　　　D. 荧光物质
   E. 激素

2. 常用的探针标记方法有
   A. 切口平移法
   B. 随机引物法
   C. Klenow 片段末端标记法
   D. T4 DNA 聚合酶标记法
   E. PCR 标记法

3. 关于印迹技术，说法正确的是
   A. 可以对核酸进行检测
   B. 可以对蛋白质进行检测

C. 斑点杂交时不经电泳分离

D. 可以对组织和细胞样品进行分析

E. 核酸分子杂交需先电泳后变性

4. 下列关于 Western blotting 的说法，正确的是

A. 是用于进行蛋白质分析的印迹技术

B. 可用于研究蛋白质分子间相互作用

C. 使用抗体作为探针

D. 无需进行电泳

E. 可采用放射自显影检测杂交结果

5. 聚合酶链式反应是

A. 在体外扩增 DNA 的技术

B. 反应的产物会持续以指数形式累积

C. 包括变性、退火、延伸三个基本过程

D. 引物提供 $5'-OH$ 末端

E. 反应体系包含模板 DNA、引物、DNA 聚合酶、ddNTP、含 Mg^{2+} 的缓冲液

6. DNA 测序技术中

A. 双脱氧测序法的原理与化学降解法一致

B. 第一个人类基因组草图采用 Sanger 法绘制

C. 第一代测序的读长不超过 100bp，且准确率低

D. 二代测序主要采用边合成边测序

E. DNA 测序可以检测 SNP 位点

7. 研究蛋白质间的相互作用，可以采用

A. 电泳迁移率变动分析

B. 酵母双杂交

C. 标签蛋白沉淀

D. 染色质免疫沉淀

E. 免疫共沉淀

二、名词解释

1. 核酸分子杂交

2. 探针

3. 印迹杂交技术

4. 免疫印迹

5. 平台效应

6. 荧光实时定量 PCR

7. 基因芯片

三、简答题

1. 简述 DNA 印迹技术的基本步骤。

2. 简述 PCR 技术的基本原理。

3. 列举 *Taq* DNA 聚合酶的特点。

4. 简述 PCR 反应的基本步骤。

5. 简述双脱氧测序法的原理。

四、论述题

1. 列表比较 Southern、Northern、Western 印迹技术的不同点。

2. 什么是聚合酶链式反应技术？请叙述其基本原理、步骤、反应体系和影响因素。

3. 试述实时荧光定量 PCR 的概念和分类，并各举一例说明其基本原理。

4. 试述第一代测序技术的方法和基本原理。

参考答案

一、选择题

【A 型题】

1. B。在一定的条件下，来源不同的两条单链核酸分子，通过碱基互补形成异源双链

的过程称为核酸分子杂交。

2. **D**。探针是一小段用同位素、生物素或荧光染料标记其末端或全链的已知序列的多聚核苷酸，与固定在 NC 膜上的核苷酸结合，判断是否有同源的核酸分子存在。引物是一小段单链 DNA 或 RNA，可作为 DNA 复制开始时，DNA 聚合酶的结合位点。

3. **C**。Southern 印迹是将 DNA 电泳、转印到固相支持物上，用探针进行检测的方法。属于固相杂交。主要用于基因组 DNA 的定性和定量分析、基因突变、基因多态性分析、克隆基因的限制酶图谱分析等。

4. **A**。Northern 印迹是将 RNA 样品完全变性，通过琼脂糖凝胶电泳按分子大小分离，然后转移到固相膜上，固定后与探针进行杂交。主要用于 RNA 的定性定量分析。

5. **E**。当要检测的目的序列是 DNA 时，应选用 Southern 印迹杂交技术。Western 印迹和 Eastern 印迹主要用于分析蛋白质样品。Northern 印迹主要用于分析 RNA 样品。

6. **A**。斑点印迹杂交技术可以不经电泳分离，直接将样品点在 NC 膜上用于核酸杂交分析。

7. **C**。聚合酶链式反应，即 PCR 技术的基本工作原理是在体外模拟体内 DNA 复制的过程，其化学基础是 DNA 的变性和复性、DNA 的半保留复制。反应体系中需加入耐热性 DNA 聚合酶，常用的有 *Taq* DNA 聚合酶、Pfu DNA 聚合酶等。其中，*Taq* DNA 聚合酶具有 $5' \rightarrow 3'$ 方向的聚合酶活性及 $5' \rightarrow 3'$ 方向的外切酶活性，其缺乏 $3' \rightarrow 5'$ 方向的外切酶活性，无校正功能。PCR 技术可用于获得目的基因片段、DNA 和 RNA 的微量分析、DNA 序列分析、基因突变分析、基因的体外突变等。PCR 技术的发展形成了多种衍生技术，如逆转录 PCR、原位 PCR、实时 PCR 等。

8. **E**。PCR 是在体外模拟体内 DNA 复制的过程，主要有变性、退火、延伸三个基本步骤；特异性引物决定了 PCR 扩增产物的特异性和长度，引物碱基尽可能随机分布，GC 含量以 40% ~ 60% 为宜；PCR 的产物与循环数呈 2 的指数倍增长。

9. **A**。逆转录 PCR 技术是 PCR 的衍生技术，是将 RNA 的逆转录反应和 PCR 反应联合应用的一种技术，关键步骤是 RNA 的提取。首先以 RNA 为模版，在逆转录酶的作用下合成 cDNA，再以 cDNA 为模版通过 PCR 反应来扩增目的基因。该技术可以检测到单细胞中少于 10 个拷贝的特异的 RNA。

10. **B**。实时 PCR 的基本原理是在 PCR 反应体系中加入荧光基团，利用荧光信号积累实时监控整个 PCR 进程。定量 PCR 技术可以准确地确定起始 DNA 拷贝数，从而对样品的浓度进行精确定量。实时荧光定量 PCR 的化学原理包括引物探针类和非引物探针类，非引物探针类实时 PCR 最常用的是能结合到 DNA 双螺旋小沟区域的荧光染料 SYBR Green；常用的引物探针类实时 PCR 包括 TaqMan 探针法、分子信标探针法和荧光共振能量转移探针法等。实时 PCR 的应用广泛，如在肿瘤领域的应用、多态性分析、病原体检测等。

11. **D**。Sanger 测序是通过合成与单链 DNA 互补的多核苷酸链，在反应体系中加入双脱氧核苷酸（ddNTP），由于其缺少 3′ – 羟基端，会使聚合反应终止，因此合成的互补链可在不同位置随机终止反应，产生只差一个核苷酸的 DNA 分子，从而来读取待测 DNA 分子的顺序。

12. **D**。化学降解法测序是在选定的核苷酸碱基中引入化学基团，即对待测序的 DNA 片段末端进行放射性核素标记，再用化合物处理，使 DNA 分子在被修饰的位置降解。A 中加入 ddNTP 使延伸终止是 Sanger 测序技术。

13. **C**。生物芯片包括基因芯片、蛋白质芯片。基因芯片是将许多特定的 DNA 片段有规律地紧密排列固定于单位面积的支持物上，然后与待测的荧光标记样品进行杂交，杂交后用荧光检测系统等对芯片进行扫描，通过计算机系统对每一位点的荧光信号作出检测、比较和分析，从而迅速得出定性和定量的结果。蛋白质芯片具常用的探针是抗体。

14. **E**。当使用有机溶剂沉淀蛋白质，为保持蛋白质的结构和生物活性，需要在 0℃ ~ 4℃低温下进行丙酮或乙醇沉淀，沉淀后应立即分离，否则蛋白质会发生变性。分离等电点相近但分子量相差较大的两种蛋白质首选分子筛层析法。SDS – 聚丙烯酰胺凝胶电泳中，蛋白质的泳动速率仅与蛋白质颗粒大小相关；等电聚焦电泳是通过蛋白质等电点的差异对蛋白质进行分离。

15. **B**。SDS – 聚丙烯酰胺凝胶系统中加入带负电荷较多的十二烷基硫酸钠（SDS），使蛋白质分子间的电荷差异消失。

【X 型题】

1. **ABCD**。可以用于探针标记的物质有放射性核素、生物素、地高辛、荧光物质等。

2. **ABCDE**。常用的探针标记方法有切口平移法、随机引物法、末端标记法、PCR 标记法。其中，末端标记法有 Klenow 片段末端标记法、T4 DNA 聚合酶标记法。

3. **ABCD**。核酸分子杂交技术中，Northern 印迹是将 RNA 样品完全变性，通过琼脂糖凝胶电泳按分子大小分离。

4. **ABCE**。Western blotting 免疫印迹需先将混合蛋白质用聚丙烯酰胺凝胶电泳将分子大小分开，再将蛋白质转移到 NC 膜或其他膜上。

5. **AC**。聚合酶链式反应是在体外模拟体内 DNA 复制的过程，有变性、退火、延伸三个基本步骤，反应初期时靶序列 DNA 片段是呈指数形式增加，随着 PCR 产物的积累，靶序列 DNA 片段不再呈指数增加，进入线性增长期或静止期。反应体系包含模板 DNA、引物、DNA 聚合酶、dNTP、含 Mg^{2+} 的缓冲液，其中引物分别在拟扩增片段的 DNA 两侧与模板 DNA 链互补结合，提供供 3′ – OH 末端。

6. **BDE**。Sanger 测序是通过合成与单链 DNA 互补的多核苷酸链，在反应体系中加入双脱氧核苷酸，由于其缺少 3′ – 羟基端，会使聚合反应终止，因此合成的互补链可在不同位置随机终止反应，产生只差一个核苷酸的 DNA 分子，从而来读取待测 DNA 分子的顺序。而化学降解法测序是在选定的核苷酸碱基中引入化学基团，再用化合物处理，使 DNA 分子在被修饰的位置降解。第一代测序技术的读长可以超过 1000bp，原始数据的准确率可高达 99.99%。

7. **BCE**。目前常用的研究蛋白质间的相互作用技术包括酵母双杂交、各种亲和分离分析（亲和色谱、免疫共沉淀、标签蛋白沉淀等）、FRET 效应分析、噬菌体显示系统筛选等。A 和 D 主要用于研究 DNA 与蛋白质相互作用。

二、名词解释

1. 核酸分子杂交：是来源不同的两条单链核酸分子，在一定的条件下，通过碱基互补形成异源双链的过程。

2. 探针：是一小段用同位素、生物素或荧光染料标记其末端或全链的已知序列的多聚核苷酸，与固定在 NC 膜上的核苷酸结合，判断是否有同源的核酸分子存在。简言之，探针指已知序列的标记核酸片段。

3. 印迹杂交技术：是将通过凝胶电泳分离的待测核酸或蛋白质转移并结合到固相支持物上，然后与探针进行杂交并分析。

4. 免疫印迹：蛋白质在电泳后从胶中转移并固定到模型材料上，再依靠与溶液中相应的蛋白质分子相互结合来进行定性定量分析，常用抗体来进行检测，也称为 Western blotting。

5. 平台效应：PCR 反应初期时靶序列 DNA 片段是呈指数形式增加，随着 PCR 产物的积累，靶序列 DNA 片段不再呈指数增加，进入线性增长期或静止期，该现象被称为"平台效应"。

6. 荧光实时定量 PCR：在 PCR 反应体系中加入荧光基团，利用荧光信号积累实时动态监测整个 PCR 反应过程中的产物量，消除了产物堆积对定量分析的干扰，最后通过标准曲线对未知模板进行定量分析的方法。

7. 基因芯片：是将许多特定的 DNA 片段有规律地紧密排列固定于单位面积的支持物上，然后与待测的荧光标记样品进行杂交，杂交后用荧光检测系统等对芯片进行扫描，通过计算机系统对每一位点的荧光信号作出检测、比较和分析，从而迅速得出定性和定量的结果。也称为 DNA 微阵列。

三、简答题

1. ①使用限制性内切酶消化，获得 DNA 片段；②琼脂糖凝胶/丙烯酰胺凝胶电泳；③DNA 碱变性，转印到带正电的膜上；④用同位素、荧光染料或酶进行探针标记；⑤探针与膜杂交，洗涤；⑥同位素放射自显影/荧光/显色。

2. 以拟扩增的 DNA 分子为模板，以一对分别与模板 5′-端和 3′-端相互补的寡核苷酸片段为引物，在 DNA 聚合酶的作用下，按照半保留复制的机制沿着模板链延伸完成新的 DNA 合成。

3. *Tag* DNA 聚合酶特点：①有较好的热稳定性。②具有 5′→3′方向的聚合活性。③具有 5′→3′方向的外切核酸酶活性。④具有逆转录酶活性。⑤缺乏 3′→5′方向的外切核酸酶活性，无校正功能。⑥有类似末端转移酶活性。

4. PCR 反应的基本步骤主要有变性、退火、延伸。

（1）变性：模板 DNA 在 94℃左右的高温条件下双螺旋的氢键断裂，双链 DNA 解链成为单链 DNA 并游离于反应液中。

（2）退火：人工合成的两条寡核苷酸引物在适当温度下分别与模板 DNA 扩增区域的两端按碱基互补配对结合，此时，DNA 聚合酶便可开始合成新链。

（3）延伸：在 4 种 dNTP 底物及 Mg^{2+} 存在的条件下，DNA 聚合酶在最适作用温度下将单核苷酸按碱基互补配对原则从引物的 3′- 端掺入，使引物沿 5′→3′方向延伸合成新链 DNA。

5. 双脱氧测序法，即 Sanger 测序法。通过合成与单链 DNA 互补的多核苷酸链，在反应体系中加入双脱氧核苷酸，由于其缺少 3′- 羟基端，会使聚合反应终止，因此合成的互补链可在不同位置随机终止反应，产生系列只差一个核苷酸的 DNA 分子，从而来读取待测 DNA 分子的顺序。

四、论述题

1. Southern、Northern、Western 印迹技术的不同点如下表所示：

项目	Southern 印迹	Northern 印迹	Western 印迹
目标物	DNA	RNA	蛋白质
凝胶	琼脂糖凝胶	琼脂糖凝胶	SDS - 聚丙烯酰胺凝胶
变性及电泳方法	非变性琼脂糖凝胶电泳后使用 NaOH 处理变性	电泳前用甲醛、DM-SO 等变性	变性或非变性的聚丙烯酰胺电泳
探针	单链 DNA	单链 RNA	特异性抗体
应用	基因组 DNA 的定性和定量分析、基因突变、基因多态性分析、克隆基因的限制酶图谱分析等	RNA 的定性定量分析。主要用于检测某一组织或细胞中已知的特异 mRNA 的表达水平，也可以比较不同组织和细胞中的同一基因的表达情况	定性和半定量分析蛋白质样品

2. 聚合酶链式反应技术，即 PCR 技术，它是一种在体外模拟细胞内 DNA 复制扩增的过程。

(1) 基本原理是以拟扩增的 DNA 分子为模板，以一对分别与模板 5′-端和 3′-端相互补的寡核苷酸片段为引物，在 DNA 聚合酶的作用下，按照半保留复制的机制沿着模板链延伸完成新的 DNA 合成。

(2) 基本步骤主要有变性、退火、延伸。

1) 变性：模板 DNA 在 94℃左右的高温条件下双螺旋的氢键断裂，双链 DNA 解链成为单链 DNA 并游离于反应液中。

2) 退火：人工合成的两条寡核苷酸引物在适当温度下分别与模板 DNA 扩增区域的两端按碱基互补配对结合，此时，DNA 聚合酶便可开始合成新链。

3) 延伸：在 4 种 dNTP 底物及 Mg^{2+} 存在的条件下，DNA 聚合酶在最适作用温度下将单核苷酸按碱基互补配对原则从引物的 3′-端掺入，使引物沿 5′→3′方向延伸合成新链 DNA。

(3) 反应体系基本成分包括模板 DNA、特异引物、耐热性 DNA 聚合酶、dNTP、含有 Mg^{2+} 的缓冲液。

(4) 影响因素：反应初期时靶序列 DNA 片段是呈指数形式增加，随着 PCR 产物的积累，靶序列 DNA 片段不再呈指数增加，进入线性增长期或静止期，该现象被称为"平台效应"。平台效应出现的时间取决于起始模板的拷贝数，DNA 聚合酶的活性，底物 dNTP 的浓度等多种因素。

3. 实时荧光定量 PCR 是指在 PCR 反应体系中加入荧光基团，利用荧光信号积累实时动态监测整个 PCR 反应过程中的产物量，消除了产物堆积对定量分析的干扰，最后通过标准曲线对未知模板进行定量分析的方法。实时定量 PCR 按照化学原理主要分为引物探针类和非引物探针类两种，原理简述如下：

(1) 非引物探针类实时 PCR：加入能与双链 DNA 结合的荧光染料，来实现对 PCR 过程中产物量的全程监测。常用染料为能结合到 DNA 双螺旋小沟区域的荧光染料 SYBR Green。在 PCR 反应体系中，加入过量 SYBR 荧光染料，SYBR 荧光染料非特异性地掺入 DNA 双链后，发射荧光信号，而不掺入链中的 SYBR 染料分子不会发射任何荧光信号，从而保证荧光信号的增加与 PCR 产物的增加完全同步。SYBR 仅与双链 DNA 进行结合，因此可以通过溶解曲线，确定 PCR 反应是否特异。

(2) 引物探针类实时 PCR：通过使用荧光标记的引物作为探针来产生荧光信号。探针除了可以产生荧光信号，还能与模版 DNA 待扩增区域结合，提高 PCR 的特异性。常用的探针法包括 TaqMan 探针法、分子信标探针法和荧光共振能量转移探针法。TaqMan 荧光探针法原理：PCR 扩增时在加入一对引物的同时加入一个特异性的荧光探针，该探针为寡核苷酸，在其两端分别标记一个报告荧光基团和一个淬灭荧光基团。探针完整时，报告基团发射的荧光信号被淬灭基团吸收；当 PCR 扩增时，Taq 酶的 5′→3′ 外切酶活性将探针酶切降解，使报告荧光基团和淬灭荧光基团分离，从而荧光监测系统可接收到荧光信号，即每扩增一条 DNA 链，就有一个荧光分子形成，实现了荧光信号的累积与 PCR 产物形成完全同步。

4. 第一代测序技术主要采用两种方法，双脱氧终止法和化学降解法。

(1) 双脱氧终止法，其主要原理是用特异单引物在 DNA 聚合酶作用下进行延伸反应，在反应体系中加入双脱氧核苷酸 ddNTP，由于 ddNTP 缺少 3′ - 羟基端，不能同后续的 ddNTP 或 dNTP 的 5′ - 磷酸基团形成磷酸二酯键会使聚合反应终止，因此合成的互补链可在不同位置随机终止反应，产生系列只差一个核苷酸的 DNA 分子，从而来读取待测 DNA 分子的顺序。

(2) 化学降解法，其主要原理是某些化学试剂可以使 DNA 链在特定碱基（或特定类型的碱基）处发生碱基修饰，随后发生碱基脱落或取代，最后发生特异性的断裂。不同分子在不同位点断裂，从而可获得一系列大小不同的 DNA 片段，将这些片段经凝胶电泳进行分离。分析前，用同位素标记 DNA 的 5′ - 末端，经放射自显影即可在 X 胶片上读出 DNA 链的核苷酸序列。

（黄蔚）

第二十五章　基因结构功能分析和疾病相关基因鉴定克隆

📖 知识框架

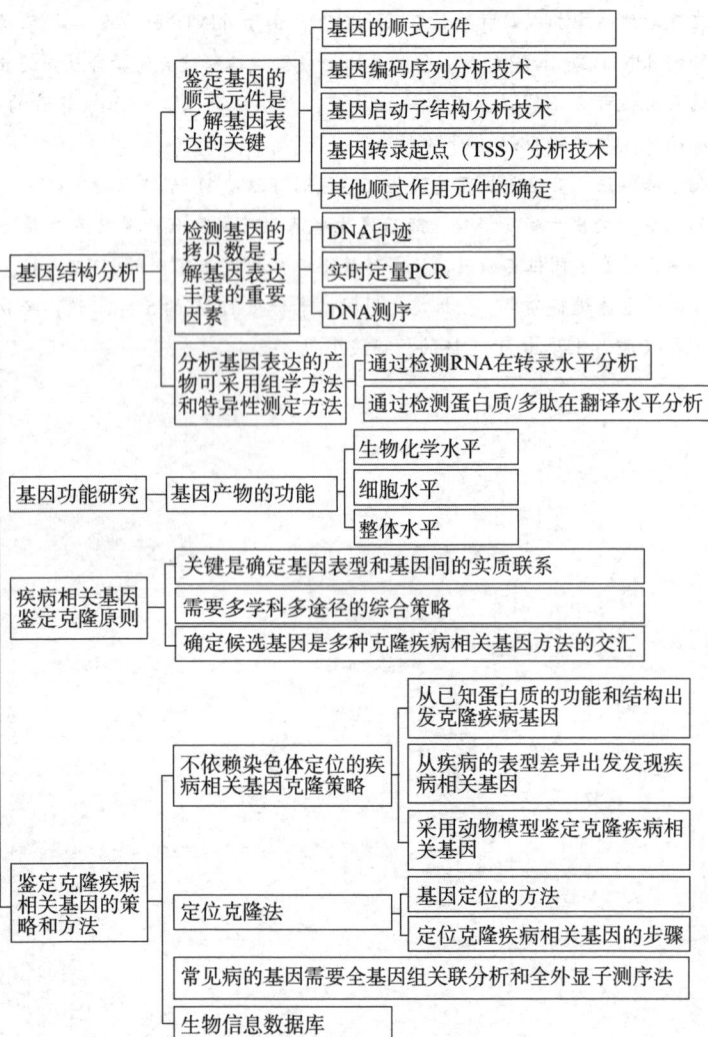

基因结构分析
- 鉴定基因的顺式元件是了解基因表达的关键
  - 基因的顺式元件
  - 基因编码序列分析技术
  - 基因启动子结构分析技术
  - 基因转录起点（TSS）分析技术
  - 其他顺式作用元件的确定
- 检测基因的拷贝数是了解基因表达丰度的重要因素
  - DNA印迹
  - 实时定量PCR
  - DNA测序
- 分析基因表达的产物可采用组学方法和特异性测定方法
  - 通过检测RNA在转录水平分析
  - 通过检测蛋白质/多肽在翻译水平分析

基因功能研究
- 基因产物的功能
  - 生物化学水平
  - 细胞水平
  - 整体水平

疾病相关基因鉴定克隆原则
- 关键是确定基因表型和基因间的实质联系
- 需要多学科多途径的综合策略
- 确定候选基因是多种克隆疾病相关基因方法的交汇

鉴定克隆疾病相关基因的策略和方法
- 不依赖染色体定位的疾病相关基因克隆策略
  - 从已知蛋白质的功能和结构出发克隆疾病基因
  - 从疾病的表型差异出发发现疾病相关基因
  - 采用动物模型鉴定克隆疾病相关基因
- 定位克隆法
  - 基因定位的方法
  - 定位克隆疾病相关基因的步骤
- 常见病的基因需要全基因组关联分析和全外显子测序法
- 生物信息数据库

核心知识点纵览

一、疾病相关基因

1. 致病基因　如果一种疾病的表型和一个基因型呈直接对应的因果关系，即该基因结构或表达的异常是导致该病发生的直接原因，那么该基因就属于致病基因，这类疾病主要为单基因病。

2. 疾病易感基因　单一基因变异增加对疾病的易感性可称之为疾病易感基因。

二、基因结构分析

1. 鉴定基因的功能区域（表 25 – 1）

表 25 – 1　鉴定基因功能区域的主要技术要点

编码序列	启动子	转录起始点（TSS）	其他顺式作用元件
主要技术： （1）数据库分析 （2）cDNA 文库法：cDNA 末端快速扩增（RACE）；核酸杂交法：可从 cDNA 文库中获得特定基因编码序列的 cDNA 克隆 （3）RNA 剪接分析法：①基于 DNA 芯片的分析法；②交联免疫沉淀法：通过分析蛋白质结合的 RNA 序列，确定 RNA 的剪切位点；③体外报告基因测定法	主要技术： （1）用生物信息学预测启动子 （2）用 PCR 结合测序技术分析启动子结构 （3）用核酸 – 蛋白质相互作用技术分析启动子结构：足迹法（footprinting）用于分析启动子中潜在的调节蛋白结合位点：①用核酸酶进行足迹分析；②用化学试剂进行足迹分析；③电泳迁移率变动分析；④染色质免疫沉淀	主要技术： （1）用数据库搜索 TSS （2）用 cDNA 克隆直接测序法鉴定 TSS （3）用 5′ – cDNA 末端快速扩增技术（5′ – RACE）鉴定 TSS：是一种基于 PCR 从低丰度的基因转录本中快速扩增 cDNA 5′ – 末端的有效方法	顺式作用元件包括： （1）启动子 （2）增强子：通过启动子增加转录，可位于 5′ – 端和 3′ – 端，还可位于内含子中 （3）沉默子：是基因的负调控元件，真核细胞中数量远少于增强子，与调控蛋白结合后阻断了转录起始复合物的形成和活化 （4）绝缘子：不同于增强子，其功能为阻止激活或阻遏作用在染色体上传递，限定染色体的活性范围 技术：染色质免疫共沉淀、染色体构象捕获等结合芯片或测序技术

2. 检测基因的拷贝数 对基因的定性和定量分析, 常用技术包括: DNA 印迹 (Southern 印迹), 实时定量 PCR 等。DNA 测序是最精确的鉴定基因拷贝数的方法。

3. 分析基因表达的产物 基因表达产物包括 RNA 和蛋白质/多肽。参见表 25 - 2。

表 25 - 2 分析基因表达产物的策略与方法

通过检测 RNA 在转录水平分析基因表达	(1) 用核酸杂交法检测 RNA 表达水平 ①RNA 印迹 ②核糖核酸酶保护实验分析 RNA 水平及其剪接 ③原位杂交: 通过设计与目标 RNA 碱基序列互补的寡核苷酸探针, 利用杂交原理在组织原位检测 RNA 的技术, 其可对细胞或组织中原位表达的 RNA 进行区域定位, 也可作为定量分析的补充 (2) PCR 技术: 包括逆转录 PCR 和实时定量 PCR (最快速, 最简便) (3) 基因芯片和高通量测序技术
通过检测蛋白质/多肽在翻译水平分析基因表达	(1) 蛋白质印迹检测蛋白质/多肽 (2) ELISA 分析蛋白质/多肽 (3) 免疫组化实验原位检测组织/细胞表达的蛋白质/多肽 (4) 流式细胞术分析表达特异蛋白质的阳性细胞 (5) 蛋白芯片分析蛋白质/多肽表达水平双向电泳高通量分析蛋白质表达谱 (6) 双向电泳高通量分析蛋白质表达谱

三、基因功能研究

包括生物化学水平、细胞水平、整体水平。

1. 生物信息学全面了解基因已知的结构和功能。

2. 基因发挥作用的本质是其编码产物的生物化学功能。

技术: 蛋白质相互作用 (亲和层析、免疫共沉淀、酵母双杂交)、噬菌体展示。

3. 利用工程细胞研究基因在细胞水平的功能: 基因重组、基因沉默、基因编辑。

4. 利用基因修饰动物研究基因在体功能

(1) 功能获得策略: 转基因技术和基因敲入技术。参见表 25 - 3。

表 25 – 3　转基因技术与基因敲除技术的比较

转基因技术（transgenic technology）	基因敲入技术（gene knock – in）
1）定义：将外源基因导入受精卵或胚胎干细胞（embryonic – stem cell），即 ES 细胞，通过随机重组使外源基因插入细胞染色体 DNA，随后将受精卵或 ES 细胞植入假孕受体动物的子宫，使得外源基因能够随细胞分裂遗传给后代 2）制备流程 ①事先构建含有目的 DNA 的载体 ②将可育雌鼠与绝育雄鼠进行交配，获得假孕母鼠 ③利用微吸管将携带目的 DNA 的载体直接注入原核期受精卵的雄性原核内 ④将携带目的 DNA 的受精卵植入假孕母鼠的输卵管内，待胚胎发育成熟直至妊娠结束 ⑤对出生的第一代小鼠进行鉴定 3）缺点 ①外源基因插入宿主基因组是随机的，可能产生插入突变，破坏宿主基因组功能 ②外源基因在宿主染色体上整合的拷贝数不等 ③整合的外源基因易丢失	1）定义：通过同源重组的方法，用某一基因替换另一基因，或将设计好的基因片段插入到基因组的特定位点，使之表达并发挥作用 2）制备流程 ①从小鼠囊胚分离出未分化的 ES 细胞 ②利用细胞内的染色体 DNA 与导入细胞的外源 DNA 在相同序列的区域内发生同源重组，用含有筛选标记的打靶载体，打靶 ES 细胞的特定基因 ③将"中靶"的 ES 细胞移植回小鼠囊胚 ④产生具有基因功能改变的嵌合鼠 3）基因打靶包括 ①基因敲入/敲除 ②点突变 ③缺失突变 ④染色体大片段删除等
二者区别：基因打靶能去除和（或）替换生物体内固有基因，而转基因技术则未去除或替换固有基因	

（2）功能失活策略：基因敲除和基因沉默技术。参见表 25 – 4。

表 25 – 4　基因敲除和基因沉默技术要点

基因敲除技术（gene knock – out）	基因沉默技术（genesilencing）
1）定义：利用重组的原理，在 ES 细胞中定点破坏内源基因，然后利用 ES 细胞发育的全能性，获得带有预定基因缺陷的杂合子，通过遗传育种最终获得目的基因缺陷的纯和个体 2）条件性基因敲除技术制备： ①构建两种小鼠：Cre 转基因小鼠；基因组中引入 loxP 位点的小鼠 ②将两种小鼠进行交配 ③Cre 重组酶表达，介导靶基因两侧 loxP 间发生切除反应，将一个 loxP 和靶基因敲除 3）优点：明确地在时间和空间上操作基因靶位，效果更精确 4）缺点：费用高，周期长；许多基因被敲除后，可能是这些基因的功能被其他基因代偿，并未产生明显的表型改变	1）定义：利用反义 RNA 技术，在转录或翻译水平特异性阻断某些基因的表达 2）常用技术 ①RNA 干扰：干扰小 RNA（siRNA）为双链小分子 RNA，可以在体内转录或体外化学合成，只能沉默单一基因 ②miRNA 技术：一个 miRNA 可沉默多个靶基因 ③核酶技术 ④反义 RNA 技术

（3）用随机突变筛选策略鉴定基因功能：由于生物体的代偿机制，使得基因敲除动物常常观察不到异常表型，并未产生明显的表型改变。基于"正向遗传学"的从异常表型到特定基因突变的随机突变筛选策略逐渐受到青睐。包括随机突变和基因捕获（genetrapping）技术。

（4）利用基因编辑技术鉴定基因功能

CRISPR/Cas9 系统：CRISPR 系统共分成 3 类，其中 Ⅰ 类和 Ⅲ 类需要多种 CRISPR 相关蛋白即 Cas 蛋白，共同发挥作用，而 Ⅱ 类系统只需要一种 Cas 蛋白即可，因此目前 CRISPR/Cas9 系统应用最广泛。Cas9 首先与 crRNA 和 tracrRNA 结合形成复合物，再通过 PAM 序列结合 DNA，形成 RNA – DNA 复合结构，进而对目的基因双链进行切割。优化后，CRISPR/Cas9 系统仅包含 Cas9 蛋白和 sgRNA 两个元素。

四、疾病相关基因鉴定和克隆的策略（表25-5）。

表 25-5 疾病相关基因鉴定和克隆的策略

不依赖染色体定位的克隆	定位克隆
（1）功能克隆 1）定义：在掌握或部分了解基因功能产物蛋白质的基础上，鉴定蛋白质编码基因的方法 2）具体策略 ①依据蛋白质的氨基酸序列信息鉴定克隆疾病相关基因：若蛋白表达丰富，可分离纯化得到足量蛋白质，再用质谱或化学方法进行氨基酸序列分析，获得氨基酸序列信息 注意：要考虑密码子简并性 ②用蛋白质的特异抗体鉴定疾病基因：若蛋白表达量低，可用少量蛋白质免疫动物获得特异性抗体，用以鉴定基因 （2）表型克隆 1）原理：基于对疾病表型和基因结构或基因表达差异的特征联系已经有所认识的基础上来分离鉴定疾病相关基因 2）策略 ①从疾病表型出发。比较病人基因组 DNA 与正常人基因组 DNA 的不同，直接对产生变异的 DNA 片段进行克隆，而不需要基因的染色体位置或基因产物的其他信息 ②针对已知基因。如果高度怀疑某种疾病是由于某个特殊的已知基因所致，可通过比较病人和正常对照间该基因表达的差异，来确定该基因是否为该疾病相关基因。常用分析方法有 Northern 印迹法、RNA 酶保护试验、RT-PCR 及实时定量 RT-PCR 等	（1）定义：仅根据基因在染色体上的大体位置，鉴定克隆疾病相关基因 （2）常用方法 1）体细胞杂交法通过融合细胞的筛查定位基因 2）染色体原位杂交是在细胞水平定位基因的常用方法 3）染色体异常时有时可提供疾病基因定位的替代方法 4）连锁分析是定位疾病未知基因的常用方法

续表

不依赖染色体定位的克隆	定位克隆
③针对未知基因。可通过比较疾病和正常组织中的所有 mRNA 的表达种类和含量间的差异，从而克隆疾病相关基因。常用的技术有 mRNA 差异显示（又称差异显示逆转录 PCR）、抑制消减杂交、基因表达系列分析（SAGE）、cDNA 微阵列和基因鉴定集成法等 （3）采用动物模型鉴定克隆疾病相关基因	（3）定位克隆的过程 1）尽可能缩小染色体上的候选区域 2）构建目的区域的基因列表 3）候选区域优先考虑基因的选择及突变检测

典型题突破

一、选择题

【A 型题】

1. 最精确的鉴定基因拷贝数的方法
   A. PCR 技术
   B. DNA 印迹
   C. DNA 测序
   D. Northern 印迹
   E. DNA 文库

2. 下列技术不是用于检测蛋白质/多肽表达水平的是
   A. Western blot
   B. Northern blot
   C. ELISA
   D. 流式细胞术
   E. 免疫组化

3. cDNA 末端快速扩增技术不能用于
   A. cDNA 文库
   B. 基因的拷贝数
   C. 筛选与人类 TNF – α 相似性很高的序列
   D. 扩增人肿瘤基因 C – MYC 5′-端序列
   E. 克隆 I 型干扰素的两个亚基

4. 不能用于测定启动子结构的方法是
   A. 电泳泳动变化分析
   B. PCR 结合测序技术
   C. 足迹法
   D. 序列同源性比对
   E. RNA 干扰

5. 分析启动子中潜在的调节蛋白结合位点的技术是
   A. 足迹法
   B. PCR
   C. RACE
   D. Northern 印迹
   E. DNA 芯片

6. 下列关于致病基因的说法，正确的是
   A. 常为多基因病
   B. 受环境影响大
   C. 单一基因变异增加对疾病的易感性
   D. 一种疾病的表型和一个基因型直接对应
   E. 不具有重要的生物功能

7. 下列对基因结构分析的策略，错误的是
   A. 分析基因编码序列
   B. 分析基因拷贝数

C. 分析基因非编码序列

D. 分析基因表达产物

E. 分析基因在染色体上的定位

8. DNA 芯片不能用于

   A. 筛选突变基因

   B. DNA 甲基化分析

   C. 检测基因多态性

   D. 检测特异蛋白

   E. 基因表达检测

9. 以下为基因打靶小鼠特点的是

   A. 外源基因随机插入基因组

   B. 更真实地再现基因表达所导致的结果

   C. 设计好的基因片段定点插入基因组

   D. 可能产生插入突变

   E. 外源基因在宿主染色体上整合的拷贝数不等

10. 由于生物体的代偿机制使基因修饰小鼠常常观察不到异常表型，可以采用何种方法应对

   A. 随机突变筛选

   B. 基因沉默技术

   C. Cre/loxP 系统条件敲除

   D. 转基因技术

   E. 基因打靶技术

11. CRISPR/Cas9 系统应用最广泛的是

   A. Ⅰ类   B. Ⅱ类

   C. Ⅲ类   D. Ⅳ类

   E. Ⅵ类

12. 定位克隆不包括

   A. 染色体原位杂交

   B. 体细胞杂交结合融合细胞筛查

   C. 检测染色体异常

   D. 连锁分析

E. 抑制消减杂交

13. 下列关于差异显示逆转录 PCR 技术的说法，错误的是

   A. 用 PCR 扩增正常人和患病个体的相应组织 cDNA

   B. 可同时显示多种生物性状的差异

   C. 用琼脂糖凝胶电泳分离扩增产物

   D. 所需 mRNA 量少

   E. 假阳性率高

14. 基因打靶需要利用的细胞类型为

   A. 体细胞   B. 生殖细胞

   C. ES 细胞   D. 受精卵细胞

   E. 肿瘤细胞

15. 分析基因表达产物不能采用的方法

   A. 原位杂交

   B. Northern 印迹

   C. RNA 酶保护实验

   D. ELISA

   E. Southern 印迹

【X 型题】

1. 基因编码序列测定的方法有

   A. 数据库分析

   B. 核酸 - 蛋白质相互作用分析

   C. 构建 cDNA 文库

   D. DNA 末端快速扩增技术

   E. RNA 剪接分析

2. 顺式作用元件包括

   A. 增强子   B. 启动子

   C. 绝缘子   D. 复制子

   E. 操纵子

3. 转录起始点（TSS）的确定可采用哪些方法

   A. 5′- RACE

   B. cDNA 克隆直接测序

C. 数据库检索

D. 实时定量 PCR

E. ELISA

4. 基因打靶技术包括

　　A. 缺失突变

　　B. 染色体大片段删除

　　C. RNA 干扰

　　D. 转基因

　　E. 基因敲入

5. 下列属于基因沉默技术的是

　　A. RNA 干扰　　B. miRNA 技术

　　C. RNA 印迹　　D. 核酶技术

　　E. 反义 RNA 技术

二、名词解释

1. 致病基因

2. 原位杂交

3. 转基因技术

4. 基因敲入

5. 表型克隆

三、简答题

1. 简述转基因小鼠的制备过程。

2. 简述基因沉默技术的种类及特点。

3. 简述镰状细胞贫血的基因克隆过程。

4. 简述 Cre/loxP 系统条件敲除的原理。

5. 简述定位克隆的方法。

四、论述题

1. 试述分析基因表达产物的思路及方法。

2. 探讨从疾病的表型差异出发发现疾病相关基因的策略及所用到的技术。

参考答案

一、选择题

【A 型题】

1. **C**。DNA 印迹可以准确地检测位于基因组不同位置上的相同拷贝基因，但如果基因的多个拷贝成簇地排列在基因组上，则应配合 DNA 测序进行分析；PCR 可以定量分析，但不如测序准确；Northern 印迹为 RNA 检测技术；DNA 文库用于定性基因序列。

2. **B**。Western blot 为蛋白质免疫印迹，ELISA 利用抗原抗体结合的机理检测蛋白质表达水平，流水细胞术分析表达特异蛋白质的阳性细胞。免疫组化实验原位检测组织/细胞表达的蛋白/多肽。Northern blot 为 RNA 印迹，与检测蛋白表达无关。

3. **B**。cDNA 末端快速扩增技术是一种应用通用引物和特异引物从低丰度转录本中快速扩增已知 cDNA 片段的 5′ – 末端和 3′ – 末端的简单方法，可用于 cDNA 文库的建立和筛选，扩增基因，克隆基因，筛选相似序列。基因拷贝数由 DNA 印迹等确定。

4. **E**。RNA 干扰为沉默特定基因的一种方法，其他选项均为测定启动子的方法。

5. **A**。足迹法用于分析启动子中潜在的调节蛋白结合位点，是研究核酸 – 蛋白质相互作用的方法。PCR 为定量的方法，RACE 为 cDNA 末端快速扩增法，用于分析基因序列，Northern 印迹是 RNA 印迹，用来检测基因在 RNA 水平的表达。

6. **D**。致病基因为单基因病，受环境影响不大、具备重要的生物功能、单一基因变异增加对疾病的易感性可称之为疾病易感基因。

7. **E**。基因结构的分析需要分析基因和非基因编码序列、分析基因拷贝数、分析基因表达产物。基因的定位不属于基因结构分析。

8. **D**。DNA 芯片只针对 DNA，不针对蛋白。可检测基因突变，分析基因多态性。甲基化芯片可以用于 DNA 甲基化分析，可检测并比较基因的表达水平。

9. **C**。只有 C 选项为基因打靶小鼠的特点－定点插入。其余为转基因小鼠的特点。

10. **A**。"由于生物体的代偿机制使基因修饰小鼠常常观察不到异常表型"，这是转基因、基因敲入/敲除、基因沉默等技术存在的局限性之一，因此，只应用"反向遗传学"不足以完成功能基因组学的任务，而基于"正向遗传学"的、从异常表型到特定基因突变的随机突变筛选策略逐渐受到青睐。

11. **B**。CRISPR 系统共分成 3 类，其中 Ⅰ 类和 Ⅲ 类需要多种 CRISPR 相关蛋白即 Cas 蛋白，共同发挥作用，而 Ⅱ 类系统只需要一种 Cas 蛋白即可，因此目前 CRISPR/Cas9 系统应用最广泛。

12. **E**。基因定位的方法有多种，包括：①体细胞杂交法通过融合细胞的筛查定位基因；②染色体原位杂交是在细胞水平定位基因的常用方法；③染色体异常时有时可提供疾病基因定位的替代方法；④连锁分析是定位疾病未知基因的常用方法。E 为不依赖染色体和定位克隆。

13. **C**。用聚丙烯酰胺凝胶电泳分离扩增产物。其他选项均为差异显示逆转录 PCR 的特点。

14. **C**。该技术的巧妙之处在于将 ES 细胞技术和 DNA 同源重组技术结合起来，实现对染色体上某一基因的定向修饰和改造。

15. **E**。基因表达产物分为 RNA 和蛋白质。Southern 印迹为 DNA 印迹，主要分析未知或已知 DNA 的序列及结构。其他均为分析基因表达产物的方法。原位杂交、Northern 印迹和 RNA 酶保护实验为在转录水平分析基因表达的方法；ELISA 为在翻译水平检测蛋白质/多肽的方法。

【X 型题】

1. **ABCDE**。编码序列的确定主要通过生物信息学、cDNA 文库和 RNA 剪接分析法，其中 cDNA 末端快速扩增法是高效获取未知基因编码序列的一种方法。分析 RNA 剪接的方法有三种：基于 DNA 芯片的方法；交联免疫沉淀法即用特异性抗体将蛋白质－RNA 复合物沉淀，分析蛋白质结合的 DNA 序列，确定剪接位点；体外报告基因测定法。

2. **ABC**。顺式作用元件为 DNA 上可与蛋白因子即反式作用因子相结合的保守序列，包括增强子、启动子、沉默子、绝缘子等。复制子为 DNA 复制单位，操纵子为

RNA 转录单位。

3. **ABC**。转录起始点的测定可采用生物信息学、直接克隆测序和 5′–RACE 法。实时定量 PCR 用于定量分析 RNA；ELISA 为在蛋白水平检测蛋白表达的方法。

4. **ABE**。基因打靶技术包括基因敲入/敲除，点突变，缺失突变、染色体大片段删除等。RNA 干扰仅让基因表达沉默，转基因并未去除或替换固有基因。

5. **ABDE**。基因沉默技术包括 RNA 干扰、miRNA 技术、核酶技术、反义 RNA 技术，RNA 印迹为分析基因表达产物的技术。

二、名词解释

1. 致病基因：如果一种疾病的表型和一个基因型呈直接对应的因果关系，即该基因结构或表达的异常是导致该病发生的直接原因，那么该基因就属于致病基因。

2. 原位杂交：通过设计与目标 RNA 碱基序列互补的寡核苷酸探针，利用杂交原理在组织原位检测 RNA 的技术，其可对细胞或组织中原位表达的 RNA 进行区域定位，同时也可作为定量分析的补充。

3. 转基因技术：是指将外源基因导入受精卵或胚胎干细胞，即 ES 细胞，通过随机重组使外源基因插入细胞染色体 DNA，随后将受精卵或 ES 细胞植入假孕受体动物的子宫，使得外源基因能够随细胞分裂遗传给后代。

4. 基因敲入：通过同源重组的方法，用某一基因替换另一基因，或将一个设计好的基因片段插入到基因组的特定位点，使之表达并发挥作用。

5. 表型克隆：是疾病相关基因克隆领域中一个新的策略。原理是基于对疾病表型和基因结构或基因表达的特征联系已经有所认识的基础上来分离鉴定疾病相关基因。

三、简答题

1. 构建目的 DNA 的载体；将可育雌鼠与绝育雄鼠交配，制备假孕母鼠；准备原核期受精卵；用微吸管将带有目的 DNA 的载体直接注入原核期受精卵的雄性原核内；将已注入目的 DNA 的受精卵植入假孕母鼠的输卵管内，使胚胎在母体内发育成熟直至妊娠结束；对第一代小鼠进行鉴定，找到有外源基因插入的小鼠。

2. 基因沉默技术包括：（1）RNA 干扰：外源的双链小 RNA（siRNA）进入宿主，可将宿主中同源靶基因表达沉默，简单，易操作，周期短；（2）miRNA：miRNA 与 siRNA 作用机制类似，但为内源发夹状小 RNA，1 个 miRNA 可沉默多个靶基因，siRNA 通常沉默单个基因；（3）反义 RNA 技术：通过反义 RNA（与 mRNA 互补的一段 RNA 序列）与细胞中 mRNA 特异结合，抑制相应 mRNA 翻译；（4）核酶技术：天然核酶通常为单一 RNA 分子，具有自我剪切作用。通过剪切靶 RNA 分子（即破坏靶 RNA 分子）而抑制基因的表达。

3. 首先，免疫电泳等方法已经显示出镰状细胞贫血患者的珠蛋白异常，获得部分氨基酸残基序列后，设计了简并寡核苷酸探针，筛选有核红细胞系的 cDNA 文库，得

到了 α‑珠蛋白基因的 cDNA，与正常人的 cDNA 比较，发现了 α‑珠蛋白基因变异。进而找出 cDNA 探针与染色体 DNA 序列间的同源互补关系，将人的 α‑珠蛋白基因定位于第 16 号染色体上，并在此基础上，提出了分子病的概念。

4. 这个系统最初来源于侵染大肠杆菌的 P1 噬菌体，其中 Cre 重组酶特异性地识别一段 34bp 的 DNA 序列，即 LoxP 位点，并使两个 LoxP 位点间发生同源重组，结果使位于其间的 DNA 序列被切除，留下一个 LoxP 位点。在哺乳动物细胞中 Cre 重组酶也同样能引起 LoxP 位点间的特异性重组。由于可以控制 Cre 重组酶在特定阶段、特定组织或细胞中表达，导致这些靶基因选择性被敲除。

5. 基因定位克隆的方法有多种，包括：①体细胞杂交法通过融合细胞的筛查定位基因；②染色体原位杂交是在细胞水平定位基因的常用方法；③染色体异常时有时可提供疾病基因定位的替代方法；④连锁分析是定位疾病未知基因的常用方法。

四、论述题

1. 基因表达产物包括 RNA 和蛋白质/多肽，因此分析基因表达可以从 RNA 和蛋白质/多肽上进行，并采用组学方法和特异性测定方法。

（1）通过检测 RNA 在转录水平分析基因表达：①用核酸杂交法检测 RNA 表达水平：用 RNA 印迹分析 RNA 表达；用核糖核酸酶保护实验分析 RNA 水平及其剪接情况；用原位杂交进行 RNA 区域定位。②用 PCR 技术检测 RNA 表达水平：用逆转录 PCR 进行 RNA 半定量分析；用实时定量 PCR 进行 RNA 的定量分析。③用基因芯片和高通量测序技术分析 RNA 表达水平：基因芯片分析基因表达谱；循环芯片测序技术高通量分析基因表达谱。

（2）通过检测蛋白质/多肽在翻译水平分析基因表达：包括蛋白质印迹检测蛋白质/多肽；用 ELISA 分析蛋白质/多肽；用免疫组化实验原位检测组织/细胞表达的蛋白质/多肽；用流式细胞术分析表达特异蛋白的阳性细胞；用蛋白质芯片分析蛋白质/多肽表达水平双向电泳高通量分析蛋白质表达谱。双向电泳高通量分析蛋白质表达谱。

2. 表型克隆是疾病相关基因克隆领域中一个新的策略。该策略的原理是基于对疾病表型和基因结构或基因表达的特征联系已经有所认识的基础上来分离鉴定疾病相关基因。依据 DNA 或 mRNA 的改变与疾病表型的关系，可有几种策略：
第一种策略是从疾病的表型出发，比较病人基因组 DNA 与正常人基因组 DNA 的不同，直接对产生变异的 DNA 片段进行克隆，而不需要基因的染色体位置或基因产物的其他信息。例如，在一些遗传性神经系统疾病中，病人基因组中含有的三联重复序列的拷贝数可发生改变，并随世代的传递而扩大，称为基因的动态突变。此时，采用基因组错配筛选、代表性差异分析等技术即可检测病人的 DNA 是否有三联重复序列的拷贝数增加，从而确定患病原因。

第二种策略是针对已知基因。如果高度怀疑某种疾病是由于某个特殊的已知基因所致，可通过比较病人和正常对照间该基因表达的差异，来确定该基因是否为该疾病相关基因。常用分析方法有 Northern 印迹法、RNA 酶保护试验、RT – PCR 及实时定量 RT – PCR 等。

第三种策略是针对未知基因的，可通过比较疾病和正常组织中的所有 mRNA 的表达种类和含量间的差异，从而克隆疾病相关基因。这种差异可能源于基因结构改变，也可能源于表达调控机制的改变。常用的技术有 mRNA 差异显示、抑制消减杂交、基因表达系列分析（SAGE）、cDNA 微阵列和基因鉴定集成法等。

（周妍）

第二十六章　基因诊断和基因治疗

```
                    ┌ 定义
                    │         ┌ 核酸分子杂交技术
                    │         │ PCR技术
                    ├ 基本技术 ┤ DNA序列分析
                    │         └ 基因芯片技术
        ┌ 基因诊断 ┤
        │           │         ┌ 遗传筛查和产前诊断
        │           │         │ 多基因常见病的预测性诊断
        │           └ 医学应用 ┤ 传染病病原体检测
        │                     │ 疾病的疗效评价和用药指导
        │                     └ DNA指纹
        │
        │           ┌ 定义
        │           │         ┌ 缺陷基因精确的原位修复
        │           │         │ 基因增补（基因添加）
        │           ├ 基本策略 ┤ 基因干预
        │           │         └ 自杀基因
        └ 基因治疗 ┤
                    │         ┌ 选择治疗基因
                    │         │ 选择携带治疗基因的载体
                    ├ 基本程序 ┤ 选择基因治疗的靶细胞
                    │         │ 在细胞和整体水平导入治疗基因
                    │         └ 治疗基因表达的检测
                    │         ┌ 单基因遗传病
                    └ 医学应用 ┤
                              └ 多基因遗传病
```

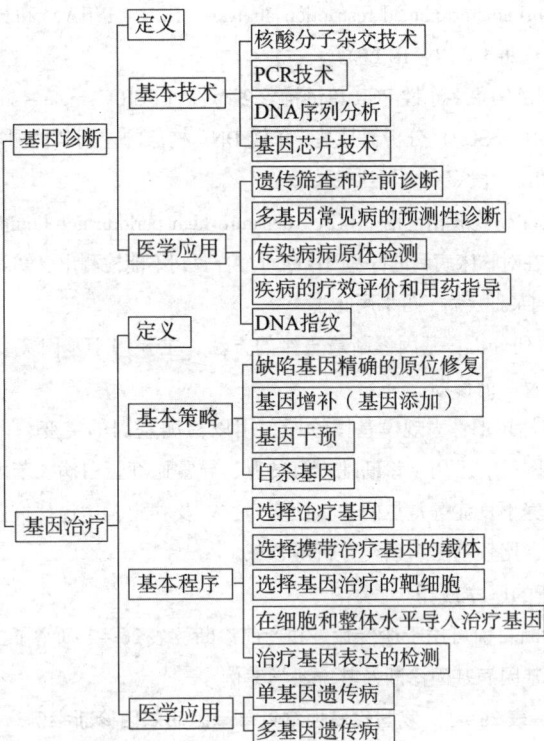

1. 基因诊断定义　是指利用分子生物学技术和方法直接检测基因结构及其表达水平是否正常，从而对疾病作出诊断的方法。

2. 基因诊断基本技术

（1）核酸分子杂交技术：基因诊断的基本方法，包括：Southern 印迹法、Northern 印迹法、斑点杂交、原位杂交、荧光原位杂交。

（2）PCR 技术：特异、快速的基因诊断方法，包括：

1）直接采用 PCR 技术进行基因诊断。如，裂口 PCR（gap – PCR）、多重 PCR。

2）PCR - 等位基因特异性寡核苷酸（allele specific oligonucleotide，ASO）分子杂交——检测点突变的有效技术；反向点杂交（reverse dot blot，RDB）一次检测可以同时筛查多种突变。

3）PCR - 限制性片段长度多态性（restriction fragment length polymorphism，RFLP），快速、简便地对已知突变进行基因诊断。技术的延伸有引物介导的限制性分析 PCR（PCR - primer introduced restriction analysis，PCR - PIRA）和巢式 PCR - 限制性片段多态性（nested PCR - RFLP）。

4）PCR - 单链构象多态性 PCR 单链构象多态性（PCR - single - strand conformation polymorphism，PCR - SSCP）分析，是基于单链 DNA 构象的差别来检测基因点突变的方法。对于较小 DNA 片段突变分析比较灵敏。

5）PCR - 变性高效液相色谱（PCR - denature high performance liquid chromatography，PCR - DHPLC）。在对临床病例进行基因诊断时，若遇到不能检测出已知类型突变的情况，如果表型明确指向某种疾病，可采用此法。

（3）DNA 序列分析：基因诊断最直接的方法，主要用于基因突变类型已经明确的遗传病的诊断及产前诊断。

（4）基因芯片技术：大规模基因诊断，用以检测基因的突变、多态性、表达水平和基因文库作图等。已用于诊断地中海贫血、异常血红蛋白病、苯丙酮尿症、血友病、迪迈内肌营养不良症等常见的遗传性疾病，以及肿瘤表达谱研究、突变、SNP 检测、甲基化分析、比较基因组杂交分析等领域。

3. 基因诊断的医学应用

（1）基因诊断目前可用于遗传筛查和产前诊断，表 26 - 1 列举了在我国开展的一些代表性常见单基因病基因诊断及其方法学案例。

表 26 - 1   我国代表性常见单基因病基因诊断举例

疾病	致病基因	突变类型	诊断方法
α 地中海贫血	α - 珠蛋白	缺失为主	Gap - PCR、DNA 杂交、DHPLC
β 地中海贫血	β - 珠蛋白	点突变为主	反向点杂交、DHPLC
甲型血友病	凝血因子Ⅷ	点突变为主	PCR - RFLP
乙型血友病	凝血因子Ⅸ	点突变、缺失等	PCR - STR 连锁分析
苯丙酮尿症	苯丙氨酸羟化酶	点突变	PCR - STR 连锁分析、ASO 分子杂交
马方综合征	原纤蛋白	点突变、缺失	PCR - VNTR 连锁分析、DHPLC

（2）基因诊断可用于多基因常见病的预测性诊断，可为被测者提供某些疾病发生风险的评估意见。如乳腺癌易感基因（breast cancer susceptibility gene，*BRCA*）1（*BRCA*1）和2（*BRCA*2）的基因突变可提高个体的乳腺癌发病风险，其基因诊断已成为一些发达国家人群健康监测的项目之一。

（3）基因诊断可用于传染病病原体检测，适用于下列情况：①病原微生物的现场快速检测，确定感染源；②病毒或致病菌的快速分型，明确致病性或药物敏感性；③需要复杂分离培养条件，或目前尚不能体外培养的病原微生物的鉴定。

（4）基因诊断可用于疾病的疗效评价和用药指导。

（5）DNA指纹鉴定是法医学个体识别的核心技术。人与人之间的某些DNA序列特征具有高度的个体特异性和终生稳定性，正如人的指纹一般，故称为DNA指纹（DNA fingerprinting）。用于刑侦样品的鉴定、排查犯罪嫌疑人、亲子鉴定和确定个体间亲缘关系。

4. 基因治疗定义　是以改变人遗传物质为基础的生物医学治疗，即通过一定方式将人正常基因或有治疗作用的DNA片段导入人体靶细胞以矫正或置换致病基因的治疗方法。它针对的是疾病的根源，即异常的基因本身。

5. 基因治疗的基本策略

（1）缺陷基因精确的原位修复：基因治疗的理想方法，包括基因矫正（gene correction）和基因置换（gene replacement）。

（2）基因增补（基因添加）：临床上使用的主要基因治疗策略。如在血友病病人体内导入凝血因子Ⅹ基因，恢复其凝血功能；将编码干扰素和白介素－2等分子的基因导入恶性肿瘤病人体内，可以激活体内免疫细胞的活力，作为抗肿瘤治疗中的辅助治疗，也称为基因免疫治疗。

（3）基因失活（gene inactivation）或基因沉默（gene silencing），也称为基因干预（gene interference）：有些疾病是由于某一或某些基因的过度表达引起的，向病人体内导入有抑制基因表达作用的核酸，如反义RNA、核酶、干扰小RNA等，可降解相应的mRNA或抑制其翻译，阻断致病基因的异常表达，从而达到治疗疾病的目的。

（4）自杀基因应于清除肿瘤细胞。

6. 基因治疗的基本程序

（1）选择治疗基因。

（2）选择携带治疗基因的载体，分为病毒载体和非病毒载体，常用病毒有逆转录病毒（retrovirus）、腺病毒（adenovirus）、腺相关病毒（adeno－associated virus，AAV）、单纯疱疹病毒（herpes simplex virus，HSV）等。

（3）选择基因治疗的靶细胞，通常是体细胞，成功用于基因治疗的靶细胞主要有造血干细胞、淋巴细胞、成纤维细胞、肌细胞和肿瘤细胞等。

（4）在细胞和整体水平导入治疗基因。

（5）治疗基因表达的检测。检测方法有 PCR、RNA 印迹、蛋白印迹、ELISA、核酸杂交等。

典型题突破

一、选择题

【A 型题】

1. 以核酸分子杂交为基础的基因诊断方法有
   A. Northern 印迹
   B. PCR – RFLP
   C. 基因序列测定
   D. gap – PCR
   E. RNAi

2. 基因诊断的常用技术不包括
   A. Northern 印迹
   B. PCR – RFLP
   C. 基因序列测定
   D. gap – PCR
   E. RNAi

3. 关于基因诊断错误的叙述
   A. 基因诊断技术检测的目标分子包含核酸和蛋白质
   B. 基因诊断可用于亲子鉴定
   C. 基因诊断技术可以检测机体自身的基因，也可以检测致病微生物的特异性基因
   D. 基因诊断可用于某些重大疾病易感性判断
   E. 基因诊断有针对性强，特异性高，灵敏度高等特点

4. 在对临床病例进行基因诊断时，若遇到不能检测出已知类型突变的情况，如果表型明确指向某种疾病，适用的筛查技术是
   A. PCR – DHPLC
   B. PCR – SSCP
   C. nested PCR – RFLP
   D. PCR – PIRA
   E. PCR – ASO

5. 不是以核酸分子杂交为基础的基因诊断方法有
   A. Northern 印迹
   B. PCR – RFLP
   C. Southern 印迹
   D. PCR – ASO
   E. PCR – RDB

6. 不属于单基因病基因诊断的疾病是
   A. 血友病　　　　B. 乳腺癌
   C. 地中海贫血症　D. 苯丙酮尿症
   E. 马方综合征

7. 目前认为最为直接和确切的基因诊断方法是
   A. 核酸杂交
   B. DNA 序列分析
   C. PCR
   D. 基因芯片
   E. 蛋白印记

8. 基因治疗最理想的策略是
   A. 基因干预　　　B. 基因矫正
   C. 基因沉默　　　D. 基因增补

E. 导入"自杀基因"

【X 型题】

1. 属于基因诊断应用范围的有

    A. 产前诊断

    B. 肿瘤诊断

    C. 传染性流行病诊断

    D. 亲子鉴定

    E. 新冠病毒核酸检测

2. 基因诊断可以实现

    A. 检测乳腺癌患者 $BRCA1$ 基因突变位点

    B. 改变地中海贫血症患者 α - 珠蛋白基因突变位点

    C. 将自杀基因导入肿瘤细胞中

    D. 对比犯罪现场的血液样本与犯罪嫌疑人的血样 DNA

    E. 以上都可以

3. 目前可用于基因治疗的病毒载体有

    A. 逆转录病毒

    B. 腺病毒

    C. 腺相关病毒

    D. 单纯疱疹病毒

    E. 肝炎病毒

二、名词解释

1. 基因诊断

2. 基因治疗

3. 基因干预

三、简答题

1. 简述基因治疗的基本程序。

2. 简述基因治疗的基本策略。

3. 简述基因诊断的医学应用。

四、论述题

1. 试述基因诊断的基本技术。

参考答案

一、选择题

【A 型题】

1. **A**。基因诊断的基本方法核酸分子杂交技术，包括 Southern 印迹法、Northern 印迹法、斑点杂交、原位杂交、荧光原位杂交。

2. **E**。RNAi 是 RNA 干扰技术，主要用于沉默特定基因的表达，可用于基因治疗。

3. **A**。基因诊断是指利用分子生物学技术和方法直接检测基因结构及其表达水平是否正常，从而对疾病作出诊断的方法。检测对象是核酸分子。

4. **A**。在对临床病例进行基因诊断时，经常会遇到不能检测出已知类型突变的情况。如果表型明确指向某种疾病，可采用筛查点突变的技术对目的基因进行基因序列扫描，以期发现和确定新的或未知突变类型。PCR - 变性高效液相色谱（PCR - DHPLC）是这类技术的代表之一。

5. **B**。等位基因特异性寡核苷酸（ASO）分子杂交策略是首先使用 PCR 扩增受检者的目标 DNA 片段，然后用设计好的 ASO 探针进行杂交，检测受检者是否存在基因突变及基因突变是杂合子还是纯合子。反向点杂交（RDB）是将原来在 ASO 杂交体系中固定在膜上的 PCR 产物改为液相进行杂交。两者均涉及核酸分子杂交技术。

PCR-RFLP 是将 PCR 与限制性片段长度多态性（RFLP）结合起来的技术，策略是首先是将突变基因 PCR 扩增，然后经过相应的内切酶消化后，进行含有溴化乙锭的琼脂糖凝胶电泳分离，在紫外线灯下即可分辨各种限制性片段的大小或位置，或者将限制性酶切产物与核素标记探针进行杂交，进行放射自显影，从而区分各种片段，解读出目标样品之间 DNA 分子水平的实际差异，这种方法不涉及分子杂交。

6. **B**。乳腺癌发病机制复杂，遗传性乳腺癌的基因检测可提供发病的风险评估。

7. **B**。分离出病人的有关基因，测定其碱基排列顺序，找出变异所在是最为直接和确切的基因诊断方法。

8. **B**。对致病基因的突变碱基进行纠正的基因矫正和用正常基因通过重组原位替换致病基因的基因置换。这两种方法均属于对缺陷基因精确的原位修复，既不破坏整个基因组的结构，又可达到治疗疾病的目的，是最为理想的治疗方法。

【X 型题】

1. **ABCDE**。基因诊断目前可用于遗传筛查和产前诊断，多基因常见病的预测性诊断并提供某些疾病发生风险的评估意见，传染病病原体检测，疾病的疗效评价和用药指导以及 DNA 指纹鉴定等多个方面。

2. **AD**。基因诊断不能改变基因的碱基，基因的修复、增减或导入属于基因治疗策略。

3. **ABCD**。选择携带治疗基因的载体，分为病毒载体和非病毒载体，常用病毒有逆转录病毒、腺病毒、腺相关病毒、单纯疱疹病毒等。

二、名词解释

1. 基因诊断：是指利用分子生物学技术和方法直接检测基因结构及其表达水平是否正常，从而对疾病作出诊断的方法。

2. 基因治疗：是以改变人遗传物质为基础的生物医学治疗，即通过一定方式将人正常基因或有治疗作用的 DNA 片段导入人体靶细胞以矫正或置换致病基因的治疗方法。它针对的是疾病的根源，即异常的基因本身。

3. 基因干预：有些疾病是由于某一或某些基因的过度表达引起的，向病人体内导入有抑制基因表达作用的核酸，如反义 RNA、核酶、干扰小 RNA 等，可降解相应的 mRNA 或抑制其翻译，阻断致病基因的异常表达，从而达到治疗疾病的目的。这一策略称为基因干预。

三、简答题

1. 基因治疗的基本过程可分为 5 个步骤：①选择治疗基因；②选择携带治疗基因的载体；③选择基因治疗的靶细胞；④在细胞和整体水平导入治疗基因；⑤治疗基因表达的检测。

2. 基因治疗的基本策略包括：①缺陷基因精确的原位修复；②基因增补（基因添加）；③基因失活或基因沉默，也称为基因干预；④自杀基因应用于清除肿瘤细胞。

3. 基因诊断目前可用于遗传筛查和产前诊断，多基因常见病的预测性诊断并提供某些疾病发生风险的评估意见，传染病病原体检测，疾病的疗效评价和用药指导以及 DNA 指纹鉴定等多个方面。

四、论述题

1. 基因诊断基本技术包括：

（1）核酸分子杂交技术：基因诊断的基本方法，包括：Southern 印迹法、Northern 印迹法、斑点杂交、原位杂交、荧光原位杂交。

（2）PCR 技术：特异、快速的基因诊断方法，包括：

1）直接采用 PCR 技术进行基因诊断。如，裂口 PCR（gap-PCR）、多重 PCR。

2）PCR-等位基因特异性寡核苷酸（ASO）分子杂交：检测点突变的有效技术；反向点杂交（RDB）一次检测可以同时筛查多种突变。

3）PCR-限制性片段长度多态性（RFLP）：快速、简便地对已知突变进行基因诊断。技术的延伸有引物介导的限制性分析 PCR（PCR-PIRA）和巢式 PCR-限制性片段多态性（nested PCR-RFLP）。

4）PCR-单链构象多态性 PCR 单链构象多态性（PCR-SSCP）分析，是基于单链 DNA 构象的差别来检测基因点突变的方法。对于较小 DNA 片段突变分析比较灵敏。

5）PCR-变性高效液相色谱（PCR-DHPLC）：在对临床病例进行基因诊断时，若遇到不能检测出已知类型突变的情况，如果表型明确指向某种疾病，可采用此法。

（3）DNA 序列分析：基因诊断最直接的方法，主要用于基因突变类型已经明确的遗传病的诊断及产前诊断。

（4）基因芯片技术：大规模基因诊断，用以检测基因的突变、多态性、表达水平和基因文库作图等。已用于诊断地中海贫血、异常血红蛋白病、苯丙酮尿症、血友病、迪谢内肌营养不良症等常见的遗传性疾病，以及肿瘤表达谱研究、突变、SNP 检测、甲基化分析、比较基因组杂交分析等领域。

（刘舒萌）

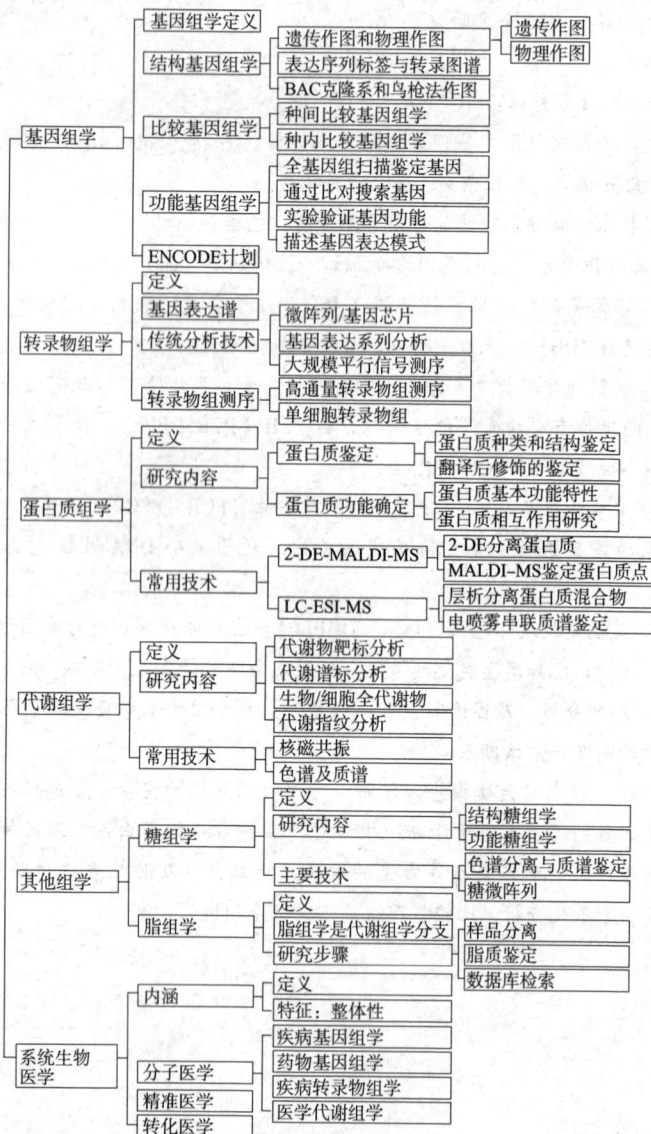

第二十七章　组学与系统生物医学

知识框架

基因组学
- 基因组学定义
- 结构基因组学
  - 遗传作图和物理作图
    - 遗传作图
    - 物理作图
  - 表达序列标签与转录图谱
  - BAC克隆系和鸟枪法作图
- 比较基因组学
  - 种间比较基因组学
  - 种内比较基因组学
- 功能基因组学
  - 全基因组扫描鉴定基因
  - 通过比对搜索基因
  - 实验验证基因功能
  - 描述基因表达模式
- ENCODE计划

转录物组学
- 定义
- 基因表达谱
- 传统分析技术
  - 微阵列/基因芯片
  - 基因表达系列分析
  - 大规模平行信号测序
- 转录物组测序
  - 高通量转录物组测序
  - 单细胞转录物组

蛋白质组学
- 定义
- 研究内容
  - 蛋白质鉴定
    - 蛋白质种类和结构鉴定
    - 翻译后修饰的鉴定
  - 蛋白质功能确定
    - 蛋白质基本功能特性
    - 蛋白质相互作用研究
- 常用技术
  - 2-DE-MALDI-MS
    - 2-DE分离蛋白质
    - MALDI-MS鉴定蛋白质点
  - LC-ESI-MS
    - 层析分离蛋白质混合物
    - 电喷雾串联质谱鉴定

代谢组学
- 定义
- 研究内容
  - 代谢物靶标分析
  - 代谢谱标分析
  - 生物/细胞全代谢物
  - 代谢指纹分析
- 常用技术
  - 核磁共振
  - 色谱及质谱

其他组学
- 糖组学
  - 定义
  - 研究内容
    - 结构糖组学
    - 功能糖组学
  - 主要技术
    - 色谱分离与质谱鉴定
    - 糖微阵列
- 脂组学
  - 定义
  - 脂组学是代谢组学分支
  - 研究步骤
    - 样品分离
    - 脂质鉴定
    - 数据库检索

系统生物医学
- 内涵
  - 定义
  - 特征：整体性
- 分子医学
  - 疾病基因组学
  - 药物基因组学
  - 疾病转录物组学
  - 医学代谢组学
- 精准医学
- 转化医学

核心知识点纵览

一、基因组学

1. 定义 基因组学是阐明整个基因组的结构、结构与功能的关系以及基因之间相互作用的科学。包括结构基因组学、比较基因组学、功能基因组学。

2. 结构基因组学揭示基因组序列信息

（1）通过遗传作图和物理作图绘制人类基因组草图

1）遗传作图：确定连锁的遗传标志位点在一条染色体上的排列顺序及它们之间的相对遗传距离，用厘摩尔根（cM）表示，当两个遗传标记之间的重组值为1%时，图距即为1cM。常用遗传学标记包括：限制性片段长度多态性 – RFLP、可变数目串联重复序列 – VNTR、单核苷酸的多态性 – SNP。

2）物理作图：以物理尺度（bp 或 kb）标示遗传标志在染色体上的实际位置和它们间的距离，是在遗传作图基础上绘制的更为详细的基因组图谱。常见物理作图包括荧光原位杂交图、限制性酶切图、连续克隆系图。

（2）通过 EST 文库绘制转录图谱：转录图谱又称为 cDNA 图或表达图，是一种以表达序列标签（expressed sequence tag，EST）为标记，根据转录顺序的位置和距离绘制的分子遗传图谱。EST 是指从 cDNA 文库中随机选取的某一克隆进行测序所获得的 cDNA 的 5′ – 或 3′ – 末端序列，每个 EST 长度一般在 300 ~ 500bp 之间就可以包含已表达的该基因的信息。

（3）通过 BAC 克隆系和鸟枪法测序等构建序列图谱。

3. 比较基因组学 比较基因组学是在基因组序列的基础上，通过与已知生物基因组的比较，鉴别基因组的相似性和差异性。其中，种间比较基因组学有助于阐明物种间基因组结构的异同；而种内比较基因组学可阐明群体内基因组结构的变异和多态性。

4. 功能基因组学系统阐述基因的活动规律 研究内容包括基因组的表达特征、基因组功能注释以及基因组表达调控网络和机制。

5. ENCODE 计划旨描绘人类基因组所有功能元件 DNA 元件百科全书（Encyclopedia of DNA Elements，ENCODE）计划旨在解析人类基因组中的所有功能性元件，内容包括编码基因、非编码基因、调控区域、染色体结构维持和调节染色体复制动力的 DNA 元件等。

二、转录组学

1. 定义 转录物组（transcriptome）指生命单元（通常是一种细胞）所能转录出来的全部转录本，包括 mRNA、rRNA、tRNA 和其他非编码 RNA 的总和；而转录物组学（transcriptomics）是在整体水平上研究细胞编码基因（编码 RNA 和蛋白质）转录情况及转录调控规律的科学。

2. 转录物组学全面分析生物体活细胞的基因表达谱　传统技术包括微阵列（microarray，基因芯片）、基因表达系列分析（serial analysis of gene expression，SAGE）、大规模平行信号测序系统（massively parallel signature sequencing，MPSS）等。

3. 转录物组学的核心任务　是转录物组测序（RNA - seq）和单细胞转录物组测序（sc RNA - seq）。两者均为高通量测序技术，发展迅速，已成转录物组学研究主流。

三、蛋白质组学

1. 定义　蛋白质组（proteome）是指细胞、组织或机体在特定时间和空间上表达的所有蛋白质。而蛋白质组学（proteomics）以所有这些蛋白质为研究对象，分析细胞内动态变化的蛋白质组成、表达水平与修饰状态，了解蛋白质之间的相互作用与联系，并在整体水平上阐明蛋白质调控的活动规律。

2. 任务　蛋白质鉴定是蛋白质组学基本任务，包括蛋白质种类和结构鉴定、蛋白质翻译后修饰的鉴定。

3. 目的　蛋白质组学根本目的是确定蛋白质功能，包括单独蛋白质功能的确定以及蛋白质之间的相互作用。

4. 蛋白质研究常用技术

（1）2 - DE - MALDI - MS：二维电泳（2 - DE）也叫双向电泳，是综合等电聚集电泳和 SDS - PAGE 电泳之优势，进行蛋白质分离的有效手段；基质辅助激光解吸附离子化质谱（MALDI - MS）用于鉴定 2 - DE 电泳分离得到的蛋白质点。

（2）LC - ESI - MS：利用液相色谱（liquid chromatography，LC）进行蛋白质分离，然后电喷串联质谱（ESI - MS）鉴定得到的蛋白质。

四、代谢组学

1. 定义　代谢组学（metabolomics）是测定一个生物/细胞中所有的小分子（Mr ≤1000）组成，描绘其动态变化规律，建立系统代谢图谱，并确定这些变化与生物过程的联系。旨在分析生物/细胞代谢产物的全貌。

2. 代谢组学的包括四个层次

（1）代谢物靶标分析：对某个或某几个特定组分进行分析。

（2）代谢谱分析：对一系列预先设定的目标代谢物进行定量分析。如某一类结构、性质相关的化合物或某一代谢途径中所有代谢物或一组由多条代谢途径共享的代谢物进行定量分析。

（3）代谢组学：对某一生物或细胞所有代谢物进行定性和定量分析。

（4）代谢指纹分析（metabolic fingerprinting analysis）：不分离鉴定具体单一组分，而是对代谢物整体进行高通量的定性分析。

3. 核磁共振、色谱及质谱是代谢组学的主要分析工具

五、其他组学

1. 糖组学　研究生命体聚糖多样性及其生物学功能。分为结构糖组学与功能糖组学两个分支；色谱分离/质谱鉴定和糖微阵列技术是糖组学研究的主要技术。

2. 脂组学　揭示生命体脂质多样性及其代谢调控，是代谢组学一个分支。其研究包括分离、鉴定和数据库检索三大步骤。脂组学促进脂质生物标志物的发现和疾病诊断。

六、系统生物医学

1. 系统生物学（systems biology）是系统性地研究一个生物系统中所有组成成分（基因、mRNA、蛋白质等）的构成以及在特定条件下这些组分间的相互关系，并分析生物系统在一定时间内的动力学过程。系统生物医学（systems biomedicine）应用系统生物学原理与方法研究人体（包括动物和细胞模型）生命活动的本质、规律以及疾病发生发展机制，实际上就是系统生物学的医学应用研究。

2. 系统生物医学从全方位、多层次（分子、细胞器、细胞、组织、器官、个体/基因型、环境因子、种群、生态系统）和整体性研究的角度，揭示一个机体所有组成成分（基因、mRNA、蛋白质等）的构成，以及在特定条件下这些组分间的相互关系及其效应。

3. 分子医学是从分子水平阐述疾病状态下基因组的结构、功能及其表达调控规律，并从中发展的现代高效预测、预防、诊断和治疗手段。包括：

（1）疾病基因组学阐明发病的分子基础。

（2）药物基因组学揭示遗传变异对药物效能和毒性的影响。

（3）疾病转录组学阐明疾病发生机制并推动新诊治方式的进步。

（4）疾病蛋白质组学发现和鉴别药物新靶点。

（5）医学代谢组学提供新的小分子疾病标志物。

4. 精准医学是实现个体化医学的重要手段。

5. 转化医学是加速基础研究实际应用的重要路径。

典型题突破

一、选择题

【A 型题】

1. 不属于人类基因组图谱的是

　　A. 遗传图谱　　　B. 转录图谱

　　C. 翻译图谱　　　D. 物理图谱

　　E. 序列图谱

2. 对人类来讲，1 厘摩尔根（cM）约等于

　　A. 1000kb　　　　B. 100kb

　　C. 10kb　　　　　D. 100Mb

　　E. 1000Mb

3. 与遗传作图概念无关的是
    A. 限制性片段长度多态性
    B. 可变数目串联重复序列
    C. 单核苷酸的多态性
    D. 荧光原位杂交图
    E. 遗传标志位点

4. 通过 EST 文库可以绘制
    A. 遗传图谱　　　B. 转录图谱
    C. 翻译图谱　　　D. 物理图谱
    E. 序列图谱

5. 不属于功能基因组学研究内容的是
    A. 基因组的表达
    B. 基因组功能注释
    C. 基因组表达调控网络
    D. 基因组表达调控机制
    E. 基因组序列图谱构建

6. 下列关于 ENCODE 计划重要阶段性成果描述错误的是
    A. 人类基因组大部分序列均为"垃圾" DNA
    B. RNA 的产生和加工与启动子结合的转录因子活性密切相关
    C. 非编码元件富含疾病相关 SNP
    D. 大部分疾病表型与转录因子相关
    E. 人类基因组含有数量远超已知基因数目的增强子区域

7. 下列不属于转录物组研究方法与技术的是
    A. 微阵列
    B. 基因表达系列分析
    C. RNA 测序
    D. 大规模平行信号测序系统
    E. 鸟枪法测序

8. 属于蛋白质组学研究技术的是

A. SAGE　　　　　B. LC – ESI – MS
C. MPSS　　　　　D. Microarray
E. RNA – seq

9. 二维（双向）电泳一般是指
    A. 先进行 SDS – PAGE 电泳，再进行等电聚集电泳
    B. 先进行琼脂糖电泳，再进行等电聚焦电泳
    C. 先进行琼脂糖电泳，再进行 SDS – PAGE 电泳
    D. 先进行等电聚集电泳，再进行 SDS – PAGE 电泳
    E. 先进行等电聚集电泳，再进行琼脂糖电泳

10. 不属于代谢组学主要分析工具的是
    A. 2 – DE 电泳　　B. NMR
    C. MS　　　　　　D. LC – MS
    E. GC – MS

11. 关于糖组学说法错误的是
    A. 包括结构糖组学和功能糖组学
    B. 研究内容包括糖 – 蛋白质相互作用
    C. 研究内容包括糖 – 脂相互作用
    D. 研究内容包括糖 – 糖相互作用
    E. 研究内容包括糖 – 核酸相互作用

12. 利用色谱分离和质谱鉴定技术进行糖组学研究时，用于糖肽分离的步骤是
    A. 凝集素亲和层析 – 1
    B. 凝集素亲和层析 – 2
    C. HPLC 纯化糖肽
    D. 蛋白质消化
    E. 序列分析

13. 按照遗传信息传递方向，将组学分

析进行排序，正确的是

A. 基因组学 – 蛋白质组学 – 转录物组学 – 代谢组学

B. 代谢组学 – 蛋白质组学 – 转录物组学 – 基因组学

C. 基因组学 – 蛋白质组学 – 代谢物组学 – 转录组学

D. 基因组学 – 转录物组学 – 蛋白质组学 – 代谢组学

E. 基因组学 – 代谢组学 – 转录组学 – 蛋白质组学

14. 脂质鉴定的主要技术组合是

A. 电泳分离 – 质谱鉴定

B. 凝集素亲和层析 – 质谱鉴定

C. 色谱分离 – 芯片鉴定

D. 电泳分离 – 芯片鉴定

E. 色谱分离 – 质谱鉴定

15. 精准医学短期目标主要针对哪种疾病进行治疗

A. 脑卒中　　　　B. 癌症

C. 先天性心脏病　D. 线粒体遗传病

E. 出生缺陷

【X 型题】

1. 下列属于分子医学研究内容的是

A. 疾病基因组学

B. 药物基因组学

C. 疾病转录组学

D. 疾病蛋白质组学

E. 医学代谢组学

2. 代谢组学常用的 NMR 谱是

A. $^1H - NMR$　　B. $^{13}C - NMR$

C. $^{32}P - NMR$　　D. $^{31}P - NMR$

E. $^{12}C - NMR$

3. 蛋白质组学研究中常用蛋白质分离鉴定技术包括

A. NMR

B. 2 – DE – MALDI – MS

C. LC – ESI – MS

D. MPSS

E. SAGE

4. 蛋白质组学的研究内容包括

A. 蛋白质种类鉴定

B. 蛋白质结构鉴定

C. 蛋白质翻译后修饰鉴定

D. 蛋白质基本功能鉴定

E. 蛋白质相互作用

5. ENCODE 计划研究对象包括

A. 蛋白质编码基因

B. RNA 编码序列

C. 转录调控组件

D. 介导染色质结构和动力学的组件

E. 所有 RNA 序列

二、名词解释

1. 系统生物医学

2. 蛋白质组学

3. ENCODE 计划

4. 精准医学

5. 遗传作图

三、简答题

1. 遗传作图过程中常用的遗传学标记有哪些？

2. 转录物组学研究常用的技术有哪些？

3. 代谢组学研究分哪些层次？

四、论述题

1. 实验室偶然克隆得到某蛋白质编码基因 A，经数据库查询，发现其生物学功能尚未见文献报道。请尝试利用所学知识进行研究设计，初步揭示该基因的生物学功能。

参考答案

一、选择题

【A 型题】

1. C。结构基因组学研究内容就是通过基因组作图和大规模序列测定等方法，构建人类基因组图谱，即遗传图谱、物理图谱、序列图谱和转录图谱。

2. A。遗传作图过程中，遗传标志的相对遗传距离用厘摩尔根表示，当两个遗传标记之间的重组值为 1% 时，图距即为 1cM，约为 1000kb。

3. D。遗传作图就是确定连锁的遗传标志位点在一条染色体上的排列顺序以及它们之间的相对距离。常用的遗传标志有限制性片段长度多态性 RFLP、可变数目串联重复序列 VNTR 和单核苷酸的多态性 SNP。荧光原位杂交图是物理作图的一种，是讲荧光标记探针预染色体杂交确定分子标记所在位置。

4. B。转录图谱又称为 cDNA 图或表达图，是一种以表达序列标签（EST）为标记，根据转录顺序的位置和距离绘制的分子遗传图谱。EST 是指从 cDNA 文库中随机选取的某一克隆进行测序所获得的 cDNA 的 $5'$ – 或 $3'$ – 末端序列，每个 EST 长度一般在 300 ~ 500bp 之间就可以包含已表达的该基因的信息。

5. E。功能基因组学的研究内容包括基因组的表达、基因组功能注释、基因组表达调控网络及机制等。基因组序列图谱构建属于结构基因组学内容。

6. A。ENCODE 计划已取得的重要阶段性成果包括人类基因组的大部分序列（80.4%）具有功能；人类基因组中有 399124 个区域具有增强子样特征，70292 个区域具有启动子样特征；RNA 的产生和加工与启动子结合的转录因子活性密切相关；非编码功能元件富含与疾病相关的 SNP，大部分疾病的表型与转录因子相关。

7. E。转录物组学全面分析生物体活细胞的基因表达谱。传统技术包括微阵列（microarray）、基因表达系列分析（SAGE）、大规模平行信号测序系统（MPSS）等。转录物组测序（RNA – seq）和单细胞转录物组测序（sc RNA – seq）技术迅猛发展，已成转录物组学研究主流。鸟枪法测序属于 DNA 测序技术。

8. B。SAGE、MPSS、Microarray、RNA – seq 均为转录物组学研究技术。LC – ESI – MS 是蛋白质组学研究进行蛋白质分离鉴定常用技术，利用液相色谱进行蛋白质分离，然后电喷串联质谱（ESI – MS）鉴定得到的蛋白质。

9. D。二维电泳（2 – DE）也叫双向电泳，是综合等电聚集电泳和 SDS – PAGE 电泳之优势，进行蛋白质分离的有效手段。先进行等电聚集电泳，再进行 SDS – PAGE 电泳。

10. A。核磁共振、色谱及色谱 – 质谱联用是代谢组学的主要分析工具。2 – DE 电泳是蛋白质组学研究中进行蛋白质分离的有效手段。

11. C。糖组学主要研究对象为聚糖，具体内容包括研究糖与糖之间、糖与蛋白质之间、糖与核酸之间的联系和相互作用。糖组学分为结构糖组学和功能糖组学两个分支。

12. B。色谱分离与质谱鉴定技术被广泛应用于糖蛋白系统分析。主要步骤如选项所示。其中凝集素亲和层析 – 1 用于糖蛋白分离，然后将糖蛋白利用蛋白酶 I 进行消化，再利用凝集素亲和层析 – 2 进行糖肽分离，接着利用 HPLC 纯化糖肽，最后进行序列分析。

13. D。根据中心法则中遗传信息的传递方向，DNA 转录生长 RNA，RNA 翻译成蛋白质，作为酶类的蛋白质可催化代谢物的生成。因此方向为：基因组学 – 转录物组学 – 蛋白质组学 – 代谢组学。

14. E。脂质分析方法主要通过色谱将脂质分离，再联用质谱技术进行种类鉴定。

15. B。精准医学的目的就是全面推动个体基因组研究，依据个人基因组信息"量体裁衣"式制定最佳的个性化治疗方案，以期达到疗效最大化和副作用最小化。短期目标只要针对癌症治疗，长期目标为健康管理。

【X 型题】

1. ABCDE。分子医学就是从分子水平阐述疾病状态下基因组的结构、功能及其表达调控规律，并从中发展的现代高效预测、预防、诊断和治疗手段。疾病基因组学阐明发病的分子基础、药物基因组学揭示遗传变异对药物效能和毒性的影响、疾病转录组学阐明疾病发生机制并推动新诊治方式的进步、疾病蛋白质组学发现和鉴别药物新靶点、医学代谢组学提供新的小分子疾病标志物。

2. ABD。NMR 是当前代谢组学研究中的主要技术。代谢组学中常用的 NMR 谱是氢谱（^{1}H – NMR）、碳谱（^{13}C – NMR）及磷谱（^{31}P – NMR）；

3. BC。蛋白质组研究主要有两条技术路线，即基于二维（双向）凝胶电泳（2 – DE）分离为核心的研究路线和基于液相色谱（LC）分离为核心的技术路线：2 – DE – MALDI – MS 根据等电点和分子量分离鉴定蛋白质；LC – ESI – MS 通过液相层析技术分离鉴定蛋白质。

4. ABCDE。蛋白质鉴定是蛋白质组学的基本任务。其中蛋白质种类和结构鉴定是蛋白质组研究的基础，翻译后修饰的鉴定有助于蛋白质功能的阐明。蛋白质功能确定是蛋白质组学的根本目的，各种蛋白质均需要鉴定其基本功能特性，同时蛋白质相互作用研究是认识蛋白质功能的重要内容。

5. ABCD。ENCODE 计划旨在解析人类基因组中的所有功能性元件，内容包括编码基因、非编码基因、调控区域、染色体结构维持和调节染色体复制动力的 DNA 元件等。

二、名词解释

1. 系统生物医学：系统生物医学应用系统生物学原理与方法研究人体（包括动物和细胞模型）生命活动的本质、规律以及疾病发生发展机制，实际上就是系统生物学的医学应用研究。而系统生物学是系统性地研究一个生物系统中所有组成成分（基因、mRNA、蛋白质等）的构成以及在特定条件下这些组分间的相互关系，并分析生物系统在一定时间内的动力学过程。

2. 蛋白质组学：蛋白质组学以所有这些蛋白质为研究对象，分析细胞内动态变化的蛋白质组成、表达水平与修饰状态，了解蛋白质之间的相互作用与联系，并在整体水平上阐明蛋白质调控的活动规律。

3. ENCODE 计划：DNA 元件百科全书（ENCODE）计划旨在解析人类基因组中的所有功能性元件，内容包括编码基因、非编码基因、调控区域、染色体结构维持和调节染色体复制动力的 DNA 元件等，是人类基因组计划 HGP 的延续与深入。

4. 精准医学：精准医学的目的就是全面推动个体基因组研究，依据个人基因组信息"量体裁衣"式制定最佳的个性化治疗方案，以期达到疗效最大化和副作用最小化。短期目标只要针对癌症治疗，长期目标为健康管理。

5. 遗传作图：遗传作图就是确定连锁的遗传标志位点在一条染色体上的排列顺序及它们之间的相对遗传距离。

三、简答题

1. 遗传作图就是确定连锁的遗传标志位点在一条染色体上的排列顺序以及它们之间的相对距离，用厘摩尔根（cM）表示，当两个遗传标记之间的重组值为 1% 时，图距即为 1cM。常用的遗传标志有限制性片段长度多态性 RFLP、可变数目串联重复序列 VNTR 和单核苷酸的多态性 SNP。

2. 转录物组学全面分析生物体活细胞的基因表达谱。传统技术包括微阵列、基因表达系列分析、大规模平行信号测序系统等。转录物组测序（RNA-seq）和单细胞转录物组测序（sc RNA-seq）技术迅猛发展，已成转录物组学研究主流。

3. 代谢组学就是测定一个生物/细胞中所有的小分子（Mr≤1000）组成，描绘其动态变化规律，建立系统代谢图谱，并确定这些变化与生物过程的联系。其研究可分为四个层次：①代谢物靶标分析：对某个或某几个特定组分进行分析；②代谢谱分析：对一系列预先设定的目标代谢物进行定量分析。如某一类结构、性质相关的化合物或某一代谢途径中所有代谢物或一组由多条代谢途径共享的代谢物进行定量分析；③代谢组学：对某一生物或细胞所有代谢物进行定性和定量分析；④代谢指纹分析：不分离鉴定具体单一组分，而是对代谢物整体进行高通量的定性分析。

四、论述题

1. 研究设计：

（1）基因组学相关研究：①通过 BLAST 等比对程序或软件，查找该基因的基因组定位，其外显子、内含子的数目、大小；②查找其有无同源基因，已知的同源基因功能等信息。

（2）转录物组学相关研究：①利用 Northern blot 对其在不同组织、细胞的转录本进行检测，明确研究对象的组织分布，并设计引物，检测其在常见组织、细胞中的表达水平；②在基因 A 表达的细胞中利用特异 siRNA 对基因 A 进行敲减/过表达，然后收取对照组细胞和实验组细胞的 RNA，然后进行 RNA - seq。在明确基因 A 敲减/过表达的基础上，富集差异表达基因，再利用 KEEG、GSEA、GO 等工具进行生物信息学分析，观察 A 基因表达变化主要影响哪些已知的生物学过程。再针对这些生物学过程设计实验，通过敲减 A 或过表达 A，观察其对上述过程的影响。

（3）蛋白质组学相关研究：①生物信息学查询基因 A 编码蛋白（蛋白质 A）的基本信息，如估计的分子量、等电点、功能结构域等。②蛋白质 A 的亚细胞定位分析，构建蛋白质 A 与荧光蛋白如 EGFP 的融合蛋白，将其导入细胞，观察期亚细胞等位；或者设计生产针对蛋白质 A 的特异抗体，利用免疫荧光观察其亚细胞定位。③蛋白质 A 的相互作用蛋白的鉴定。利用蛋白质 A 与标签蛋白/肽的融合蛋白，免疫沉淀与蛋白质 A 相互作用的蛋白，然后利用质谱进行鉴定、验证。利用与之互作蛋白功能推断蛋白质 A 的功能，并进行验证。

（4）在转录物组学和蛋白质组学研究确定 A 的细胞生物学功能基础上，可在实验动物水平进行全身敲除或组织特异敲除基因 A，在体观察基因 A 在发育、疾病中的作用。

（张晨光）